JN209331

ここが知りたい
定位脳手術・
電気刺激療法

# Q&A

**伊達 勲** [編著]

岡山大学大学院医歯薬学総合研究科
脳神経外科教授

中外医学社

◆**編著** —————————————————————————————————

伊 達　　勲　岡山大学大学院 医歯薬学総合研究科 脳神経外科

◆**著者**（五十音順）—————————————————————————————

上 利　　崇　倉敷平成病院 倉敷ニューロモデュレーションセンター

岡﨑三保子　岡山赤十字病院 脳神経外科

亀 田 雅 博　岡山大学大学院 医歯薬学総合研究科 脳神経外科

貴 島 晴 彦　大阪大学大学院 医学系研究科 脳神経外科

金　　一 徹　岡山大学大学院 医歯薬学総合研究科 脳神経外科

桑 原　　研　岡山大学大学院 医歯薬学総合研究科 脳神経外科

近 藤 聡 彦　静岡てんかん・神経医療センター 脳神経外科

齋 藤 洋 一　大阪大学大学院 医学系研究科 脳神経機能再生学共同研究講座

佐々木達也　岡山大学大学院 医歯薬学総合研究科 脳神経外科

佐 々 田　晋　津山中央病院 脳神経外科

新 光 阿 以 子　姫路赤十字病院 脳神経外科

田 尻 直 輝　名古屋市立大学大学院 医学研究科・医学部 脳神経生理学

伊 達　　勲　岡山大学大学院 医歯薬学総合研究科 脳神経外科

橋 本 洋 章　大阪大学大学院 医学系研究科 脳神経外科

平 田 雅 之　大阪大学 国際医工情報センター 臨床神経医工学寄附研究部門

平 松 匡 文　岡山大学大学院 医歯薬学総合研究科 脳神経外科

細 本　　翔　岡山大学大学院 医歯薬学総合研究科 脳神経外科

守 本　　純　岡山大学大学院 医歯薬学総合研究科 脳神経外科

安 原 隆 雄　岡山大学大学院 医歯薬学総合研究科 脳神経外科

若 森 孝 彰　倉敷平成病院 臨床心理士

# はじめに

　脳神経外科には6つの大きなサブスペシャリティがある．そのうちの1つが機能的脳神経外科といわれる分野であり，不随意運動や痛みなどを伴う機能的疾患（パーキンソン病がその代表的疾患である）に対して，定位脳手術という手段を用いて，脳深部の小さな領域を細い針で凝固したり，電極で刺激したりすることによって治療が行われてきた．岡山大学脳神経外科はこの分野に50年以上前から取り組み，教室の重要なテーマの1つとして基礎・臨床の両面から業績をあげてきた．電極を脳内に埋め込み，胸部の皮下に設置したパルス発生器のスイッチを入れることによって脳の局所を刺激する脳深部刺激療法（Deep Brain Stimulation: DBS）が行われるようになったこの20年で，この治療法は世界中に広まることとなった．

　定位脳手術を中心とする機能的脳神経外科に興味をもつ若手脳神経外科医が増えている．それは，MRIが高性能になり電気刺激の電極を埋め込む位置が術前にきわめて正確に同定できるようになったことや，デバイスの発達のため，より効果の上がる術後調整が可能となって治療成績が向上していることなどが大きな要因と思われる．また，他のサブスペシャリティでは無症候の患者（未破裂脳動脈瘤，一部の良性脳腫瘍など）に治療を行う場合も多いが，機能的脳神経外科においては，症候性の患者に治療することがほとんどであり，その症候が術後改善することによる，患者の，そして施術した医師の喜びがきわめて大きいことも取り組む若手医師が増えている理由の1つであろう．

　本書は，定位脳手術・電気刺激療法について関心があり，この分野に取り組んでみようという脳神経外科医に，Q & A方式で情報を提供し，この分野への参画を期待するものである．もちろんすでに定位脳手術を行っている脳神経外科医，あるいはこれから脳神経外科専門医をめざす医師にも知識の整理，あるいは蓄積に大いに役立つものと期待する．岡山大学脳神経外科で50年以上にわたって取り組んできたノウハウをできるかぎり盛り込むように努力したが，すべての分野をカバーできるわけではなく，他施設に執筆を協力していただいた部分もある．執筆者全員に深く御礼を申し上げる．

　　2019年4月

伊達　　勲

# 目　次

## Ⅲ. 定位脳手術のターゲット部位

## Ⅳ. パーキンソン病に対する治療の実際

## XIII. 定位脳手術の未来

# 定位脳手術の最近の動向

 **A** 定位脳手術の歴史

1

## 岡山大学ではいつ頃からパーキンソン病に対する定位脳手術を開始しましたか？　そしてどのような発展をとげてきましたか？

 **1960年頃から定位脳手術が開始され，時代とともに洗練された手術方法に発展してきました.**

　岡山大学脳神経外科が開講し，初代教授の西本詮が就任したのは，1966年（昭和41年）である．その3年前（1963年）に西本は「簡易定位脳手術装置の考案」という論文を「手術」誌に発表している[1]．それまでの定位脳手術装置は順天堂大学の楢林博太郎先生が開発したような，頭を固定し，目標に向かって針をいれるまでにあらかじめ計測しておく方法が一般的であった．西本の方法は，pneumotaxic法とよばれ，脳室造影をしながら脳室の位置関係に応じてターゲットを決定していく方法である　図1 ．岡山大学ではこの方法で多くのパーキンソン病患者の振戦を治療し，さらにブラジルでの初めての定位脳手術をこの装置を用いて西本が指導した[2]．

　1966年以降，岡山大学脳神経外科では多くの定位脳手術が行われてきた．その手術件数を年毎にグラフにしたのが，　図2 　である．最初の頃はもっぱらパーキンソン病の振戦に対する視床凝固術が行われていた．その後，内服薬としてのL-dopaの普及により，定位脳手術は治療困難な振戦症例に行われることがほとんどで，件数も年間1桁のこともあった．

　パーキンソン病に対する定位脳手術の件数を増加させるきっかけは，Laitinenの論文がJournal of Neurosurgeryに1992年に掲載されたことである[3]．Laitinenらは，pallidotomy（後腹側淡蒼球凝固術）がパーキンソン病の無動に有効であることを示した．それまではパーキンソン病の陽性徴候（主に振戦）に対して定位脳手術（視床凝固術）が行われてきたが，Laitinenらはパーキンソン病の陰性徴候である無動に対してpallidotomyが有効であることを示したのである．パーキンソン病は進行性の疾患であり，多くの患者は陰性徴候である無動に悩まされる．内服療法しかなかった陰性徴候に対して外科療法という選択肢を追加できたことに大きな意義があった．

　岡山大学でもLaitinenのpallidotomy発表後，無動に対する定位脳手術の件数が増えた．そして1994年にはBenabidらがSTN-DBS（視床下核刺激療法）を発表し[4]，この治療法がパーキンソン病の定位脳手術のなかで最も多く行われる治療法となった．　図2 　に示されるとおり，岡山大学でもその後定位脳手術件数は右肩上がりで増えているが，その大部分はSTN-DBSである．なお，この

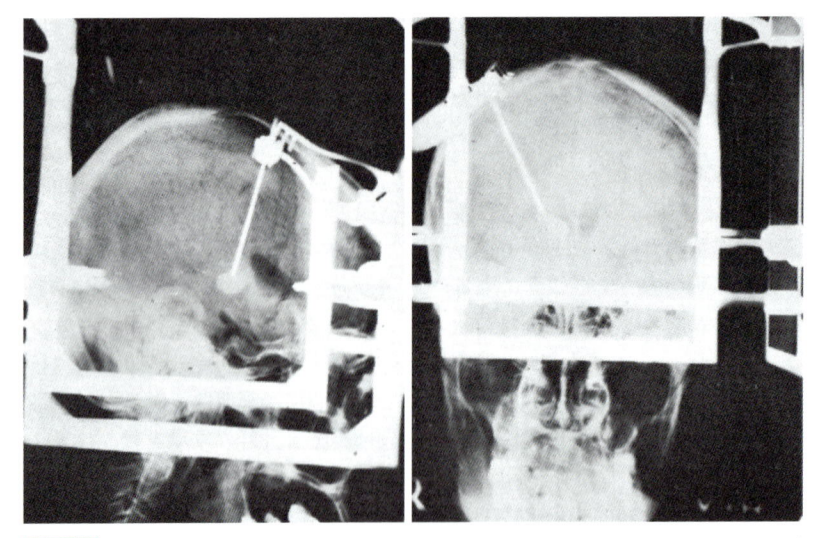

図1 西本の開発した pneumotaxic 法 (西本 詮. 手術. 1963; 17: 391-4)[1]

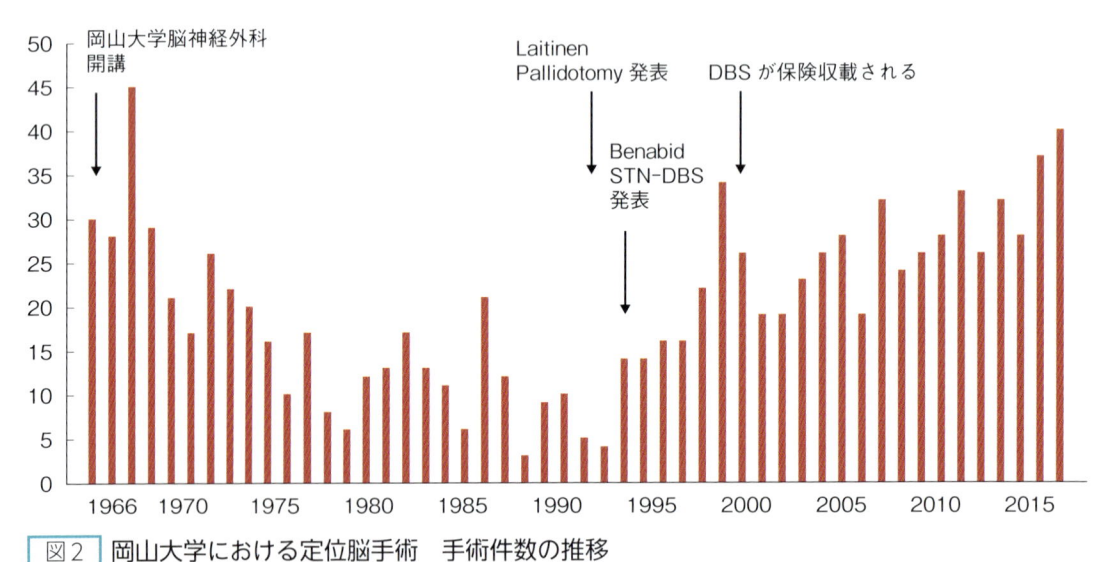

図2 岡山大学における定位脳手術 手術件数の推移
1966 年〜2016 年，合計手術数 1013 件

手術法は 2000 年に保険収載された．現在は，長期の抗パーキンソン病薬内服による wearing off 現象の患者や，抗パーキンソン病薬に関する副作用のため内服ができない患者を主な対象として，STN-DBS を多く施行している．

### 文献

1) 西本 詮. 簡易定位脳手術装置の考案. 手術. 1963; 17: 391-4.
2) 西本 詮, 伊達 勲. 私の手術論. 脳神経外科速報. 2005; 15: 805-12.
3) Laitinen LV, Bergenheim AT, Hariz MI. Leksell's posteroventral pallitodomy in the treatment of Parkinson's disease. J Neurosurg. 1992; 76: 53-61.
4) Benabid AL, Pollak P, Gross C, et al. Acute and long-term effects of subthalamic nucleus stimulation in Parkinson's disease. Sterotact Funct Neurosurg. 1994; 62: 76-84.

〈伊達 勲〉

**A** 定位脳手術の歴史

**2**

# どのような疾患に定位脳手術が行われて いますか？

一般的に，パーキンソン病，ジストニア，本態性振戦などの不随意運動に対して行われています．

## パーキンソン病

最も古くから定位脳手術が行われてきた疾患がパーキンソン病である．長らく振戦を標的とする視床凝固術が主流であったが 1992 年以降（Laitinen 1992），無動に対する pallidotomy が行われるようになり，さらに DBS のシステムの開発とともに，STN-DBS（視床下核刺激術）あるいは GPi-DBS（淡蒼球内節刺激術）が一般的になり，現在に至っている．パーキンソン病に対する定位脳手術の歴史については，前項を参考にされたい．

## ジストニア

不随意の持続性筋収縮による症候群がジストニアである．定位脳手術を検討するに際しては分類が重要で，一次性（そのなかでも DYT1 ジストニアという遺伝的要因をもつものかどうか，その他には Meige 症候群，書痙，痙性斜頸など）と二次性（器質的脳疾患に続発するもの，遅発性ジストニアや脳性麻痺など）を区別する必要がある．DYT1 ジストニアは最も淡蒼球刺激術（GPi-DBS）が有効な疾患とされ，Coubes らは，90%以上の症状改善率であったと報告している[1]．頸部ジストニア（いわゆる痙性斜頸）や遅発性ジストニア（抗精神病薬使用に続発するもの）にも GPi-DBS が有効である．職業的動作の反復に起因する局所性ジストニアの代表が書痙である．この疾患には視床凝固術あるいは視床刺激術が有効なことが多く，視床の中では Vo 核（視床腹吻側核）をターゲットとすることが一般的である．

## 本態性振戦

高齢化が進み本態性振戦の患者が増加している．パーキンソン病では通常，安静時振戦がみられ，固縮を伴うが，本態性振戦では動作時の振戦が主体で，固縮はみられないことが多い．本態性振戦に対する定位脳手術のターゲットとしては通常，視床 Vim 核（視床腹側中間核）が選択され，凝固術ないし電気刺激療法が行われる．なお，日本では保険収載されていないが，MR ガイド下集束超音波治療（magnetic-resonance-guided focused ultrasound: MRgFUS）という頭蓋外から超音波でターゲットを熱凝固する方法も試みられつつある[2]．

## 精神疾患

日本では歴史的経緯もあり，精神疾患に対する定位脳手術は行われていない．一方，諸外国（欧米，韓国など）では，難治性の強迫性障害[3]に対して定位脳手術による内包前脚 DBS が施行され，その治療効果が報告されている．日本国内での施行にはまだハードルがかなりあるが，本疾患が薬物療法だけではコントロール困難な場合が多いことや，精神科疾患の治療が脳の局所療法に移ってきているこ

とから，脳神経外科と精神科の連携のもとに検討を進めていく必要がある．

### 🔲 文献

1) Coubes P, Roubertie A, Vayssiere N, et al. Treatment of DYT1-generalized dystonia by stimulation of the internal globus pallidus. Lancet. 2000; 55: 2220-1.
2) Chang JW, Park CK, Lipsman N, et al. A prospective trial of magnetic resonance-guided focused ultrasound thalamotomy for essential tremor: Results at the 2-year follow-up. Ann Neurol. 2018; 83: 107-14.
3) D'Astous M, Cottin S, Roy M, et al. Bilateral stereotactic anterior capsulotomy for obsessive-compulsive disorder: long-term follow-up. J Neurol Neurosurg Psychiatry. 2013; 84: 1208-13.

〈伊達 勲〉

 A 定位脳手術の歴史

# 定位脳手術の手術方法の変遷について教えてください.

術式としては凝固術から脳深部刺激療法へと主体がシフトし,定位手術方法としては気脳写・脳室造影からMRIによるターゲッティングへと推移しています.

定位脳手術におけるターゲットは,気脳写あるいは脳室造影を行い,脳アトラスに基づいて前交連-後交連を結んだ線(AC-PC line)からXYZ軸の方向への距離で決定していた 図1 . 近年のMRIによる画像診断の発達で,視床下核などの位置が正確に描出されるようになり 図2 ,MRIで直接ターゲットを決定することが多くなっている.

ターゲットに対する外科的処置として,凝固術が長い間行われてきたが,脳深部刺激療法(DBS)の開発により,多くの手術ではDBSが採用されるようになっている.凝固術は不可逆性の手技であるが,DBSは可逆性のある方法であり,また,刺激電流の変化,あるいは刺激電極の部位の変更などによって埋め込み後も治療効果を調整可能である.また,凝固術では両側の手術は副作用(歩行障害や構語障害)のため避けるべきと考えられているが,DBSの場合は両側手術による副作用の出現は限定的である.

現在日本ではまだ保険適応になっていないが,ターゲットに対して,ガンマナイフなどの定位放射

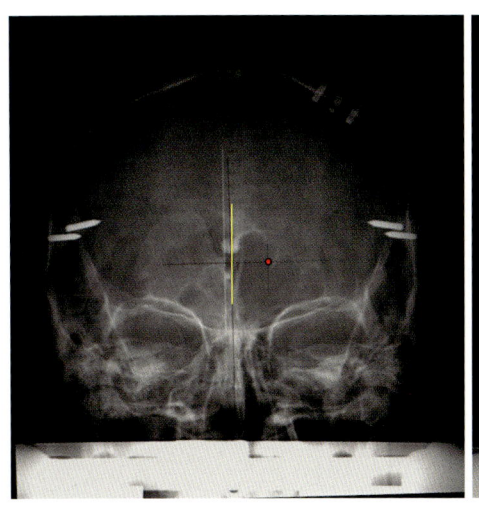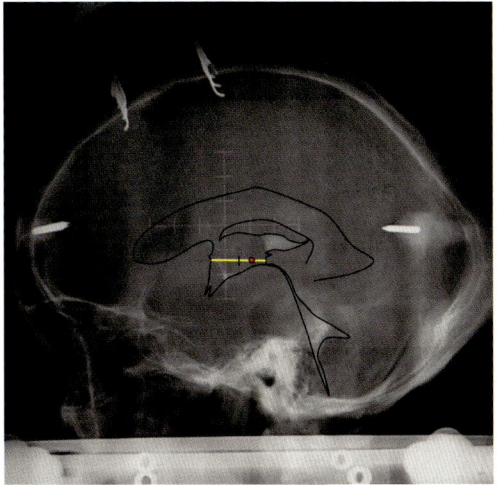

図1 脳室造影からAC-PC lineを描き,それを指標にしてターゲットを決める

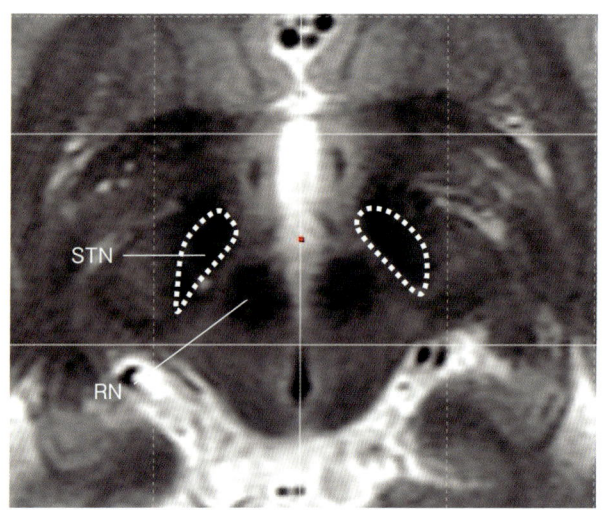

図2 3T-MRI では視床下核や赤核が直接鮮明に描出され，それをもとに直接ターゲットを決めることができる（T2-WI）

STN: 視床下核，RN: 赤核

線療法や MR ガイド下集束超音波治療（MRgFUS）を行うなどの試みも施行されつつある．

〈伊達 勲〉

JCOPY 498-32834

**A** 定位脳手術の歴史

**4**

# 代表的な大規模試験について教えてください.

> 手術治療と最善の薬物治療（best medical therapy: BMT）を比較した randomized controlled trial（RCT）は 3 報出ています[1-3]. その詳細について 表1 に示しました.

　いずれの研究でも，手術群は BMT 群と比較して，off 時の運動症状の改善，減薬，ADL，QOL の面で有意に優れていた．ときに重篤となりうる手術合併症の存在は重要だが，安全で精確な手術を行えば，多くの場合，症状の改善を得ることができる．STN-DBS と GPi-DBS を比較した大規模臨床試験については別項（Q28）で述べる.

表1 パーキンソン病における DBS と BMT を比較した研究

| | Weaver FM, 2009, JAMA | Williams A, 2010, Lancet Neurol | Schuepbach WM, 2013, N Engl J Med |
|---|---|---|---|
| 研究デザイン | RCT | RCT | RCT |
| 手術 | STN-DBS （n=60）<br>GPi-DBS （n=61）<br>BMT （n=134） | STN-DBS （n=174）<br>GPi-DBS （n=4）<br>BMT （n=183） | STN-DBS （n=124）<br>BMT （n=127） |
| 年齢（手術群） | 62.4 歳 | 59 歳 | 52.9 歳（60 歳以下） |
| 期間 | 6 カ月 | 1 年 | 2 年 |
| 結果<br>（手術群が BMT 群と比較して優位性を示すもの） | 有害なジスキネジアのない on 時間の増加<br>UPDRS part II<br>減薬 | UPDRS part II （off）<br>UPDRS part III （on）<br>UPDRS part III （off）<br>減薬 | UPDRS part II （off）<br>UPDRS part III （on）<br>UPDRS part III （off）<br>UPDRS part IV<br>有害なジスキネジアのない on 時間の増加<br>off 時間の減少<br>減薬 |
| | QOL の改善 | QOL の改善（mobility, ADL, bodily discomfort） | QOL の改善（mobility, ADL, emotional well-being, stigma, bodily discomfort, cognition） |
| （手術群が BMT 群と比較して低下したもの） | 神経心理学テストの低下（ワーキングメモリ, 処理速度, 音韻流暢性, 遅延再生） | | |

## 🔲 文献

1) Schuepbach WM, Rau J, Knudsen K, et al. Neurostimulation for Parkinson's disease with early motor complications. N Engl J Med. 2013; 368: 610-22.
2) Weaver FM, Follett K, Stern M, et al. Bilateral deep brain stimulation vs best medical therapy for patients with advanced Parkinson disease: a randomized controlled trial. JAMA. 2009; 301: 63-73.
3) Williams A, Gill S, Varma T, et al. Deep brain stimulation plus best medical therapy versus best medical therapy alone for advanced Parkinson's disease (PD SURG trial): a randomised, open-label trial. Lancet Neurol. 2010; 9: 581-91.

〈佐々木達也〉

**JCOPY** 498-32834

5

# パーキンソン病以外で DBS が有効な疾患について教えてください.

**本態性振戦・全身性ジストニアについては薬物治療に勝る効果を期待できます.**

　DBS は全身性ジストニア,局所ジストニアの代表である痙性斜頸,書痙や本態性振戦に有効である.本邦における DBS の手術件数は年々増加しており,疾患もパーキンソン病に対する割合が低下している(　図1　参照:日本定位・機能神経外科学会事務局より提供).その他にも海外では強迫性障害,うつ病,難治性てんかん,トゥレット症候群,アルツハイマー型認知症などにも新たな治療として注目され,実際に行われている.

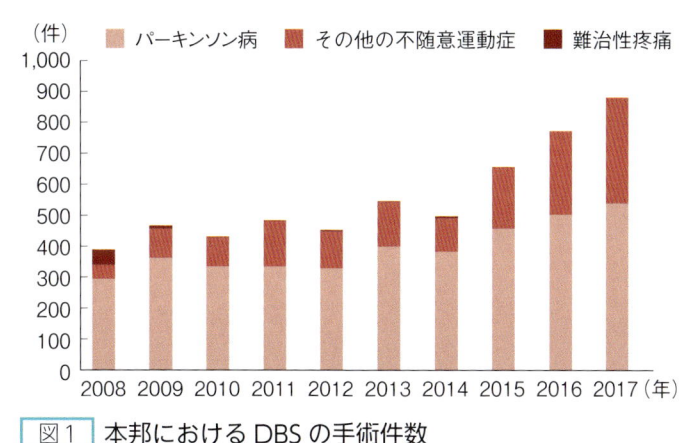

図1 本邦における DBS の手術件数

〈佐々木達也〉

> 最近 Focused ultrasound という方法で，振戦を有する患者の一側の視床を熱凝固する方法が発表されています．現況を教えてください．

 **MR ガイド下集束超音波治療**（magnetic resonance guided focused ultrasound; MRgFUS）**のことです．**

多数の圧電素子によって発せられた超音波エネルギーを1点に集中させることにより，標的組織を熱凝固に導く治療法である．切開や穿頭，電離放射線照射などを必要としない非侵襲性が特徴である．術中計画や観察のために，MRI をリアルタイムかつ覚醒下で使用することができ，精度や安全性の面でも優れている．超音波は骨を通過しづらく，経頭蓋治療のためには，1,000 個以上の圧電素子を半球面上に配置し，超音波を頭蓋に誘導するための音響カップリング媒体として，水などを充填する必要がある．患者に装着する装置一体は MRI コンパチブルとする必要があり，ヘルメット状のフェーズドアレイ・トランスデューサーと呼ばれる 図1 ．本邦では 2019 年2月現在保険収載されていない．

### 方法

事前に撮像された CT 画像と MRI を重ね合わせ，標的位置の計画，周辺組織との関連，頭蓋骨の CT 値分布，石灰化部分のマーキングなどのスクリーニング作業を行う．患者は全剃髪後，頭部を定位フレーム・MRI クレードルに固定され，頭部周囲を水で充填する．水は頭蓋に蓄積する熱を拡散させるために，冷却，循環させており，さらに超音波による気泡発生を抑制するために，脱気を行う必

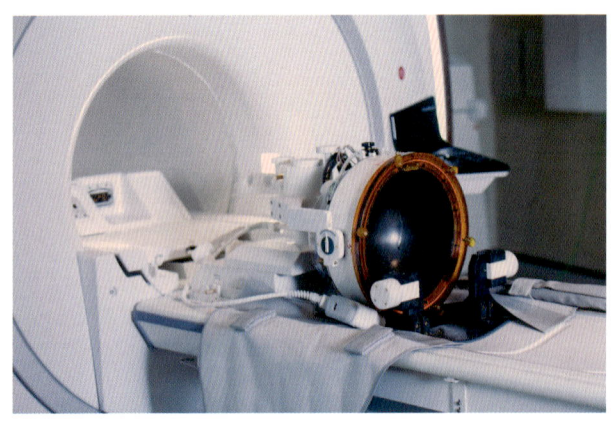
図1 フェーズドアレイ・トランスデューサー
（INSIGHTEC 社より提供）

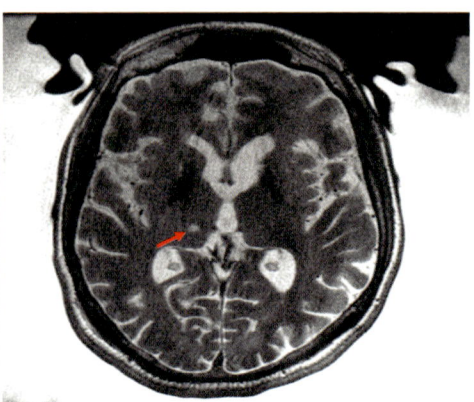
図2 超音波照射直後の MRI T2 強調像
（赤矢印：破壊巣）

要がある．この状態で MRI を撮像し，事前の画像と重ね合わせ，最終的に標的を決定する．超音波照射は，標的と周辺の組織との関連を確認しながら，段階的にエネルギーを上げていく．MRI による 3 次元的な温度分布監視はリアルタイムに行われ，異常が認められればただちに標的の位置の修正，分布の補正，緊急停止が可能である．本態性振戦の場合は，Vim 核を標的とし，50℃以下で症状の一過性改善を覚醒下で確認し，最終的に 54℃以上の永久破壊を行う．

### 効果

加熱された標的組織は，MRI における T2 強調画像にて，治療中に即時に観察可能である 図2 ．標的サイズはおおむね 2〜5 mm 程度であり，体軸方向に長く，左右方向にやや長い楕円状を呈する．術翌日は浮腫が増大し，それに伴い一過性のふらつきや，しびれが増していく傾向があるが，数日から 1 カ月後には縮小する．多施設臨床試験により，本態性振戦の治療効果は 76 名の患者において検証され，1 年後の clinical rating scale for tremor（CRST）スコアは平均 7.2 ポイント（40%）改善され[1]，2 年にわたるフォローアップスタディも行われている[2]．副作用として，9% の歩行障害関連，14% の感覚異常かしびれなどが報告されている．

### 文献

1) Elias WJ, Lipsman N, Ondo WG, et al. A randomized trial of focused ultrasound thalamotomy for essential tremor. N Engl J Med. 2016; 375: 730-9.
2) Wintermark M, Druzgal J, Huss DS, et al. Imaging findings in MR imaging-guided focused ultrasound treatment for patients with essential tremor. AJNR Am J Neuroradiol. 2014; 35: 891-6.

〈佐々木達也〉

# MRgFUS と同様にガンマナイフという方法もある と聞きました.

**本邦で保険収載はされていませんが定位的放射線治療の可能性もあります.**

定位的放射線治療（stereotactic radiosurgery: SRS）は難治性振戦に対して有効な治療であり，多くの報告はガンマナイフ放射線治療が行われている．34個の論文をシステマティックレビューした報告では，130〜150 Gy の線量を視床腹中間核に照射することで，約82%の症例で改善が期待でき，効果発現までの平均期間は4.8カ月であった．副作用は0〜100%（平均17.4%，中央値2%）で出現し，その程度には大きな差があるが，まれで一過性のものが多い[1]．エビデンスレベルは高くないが，定位放射線治療は難治性振戦に対して有効である可能性がある[1]．

## 文献

1) Martinez-Moreno NE, Sahgal A, De Salles A, et al. Stereotactic radiosurgery for tremor: systematic review. J Neurosurg. 2018: 1-12.

〈佐々木達也〉

JCOPY 498-32834

# 最近進行期パーキンソン病に対して，胃瘻を用いた治療法があると聞きました．教えてください．

**胃瘻から持続的に L-dopa 製剤を注入することで，パーキンソン病症状を安定化する治療法です．**

　L-dopa・カルビドパ水和物配合経腸溶液（levodopa-carbidopa intestinal gel: LCIG）を用いた治療は，2016 年 9 月に本邦で販売開始されたパーキンソン病の治療法であり[1-3]，ゲル状の薬剤を胃瘻から空腸に直接投与し薬剤の持続的で安定した吸収を可能にする 図1 ．日中，専用ポンプから持続投与を行うことにより，off 時間を改善する．急な off 症状に対して，追加投与が可能であるが，夜間は機械を off にする必要がある．ただし，この治療は治療承認を得たパーキンソン病治療に精通した医師と内視鏡医のもとで適切に行う必要がある．進行期パーキンソン病の治療選択肢の 1 つとして重要な方法であるが，適応については，DBS のそれと重なる点が多く，DBS を行うか LCIG 投与を行うか，判断の分かれるところである．DBS と LCIG の特徴については，表1, 2 に示した[4]．いずれにしても，両者の治療に精通した医師，パーキンソン病診療チームにより判断し，適切な治療法を選択する必要がある．

- 効能・効果：L-dopa 含有製剤を含む既存の薬物療法で十分な効果が得られないパーキンソン病症状の日内変動の改善
- 適応外：L-dopa 反応性がない，患者および介護者がデバイスを扱えない，腹部外科が行えない場合などである．

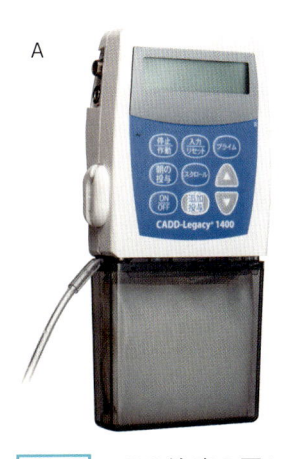
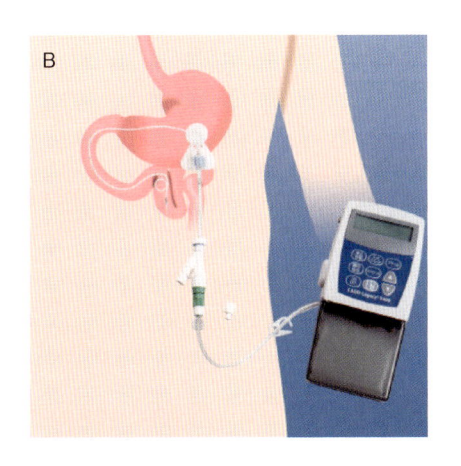
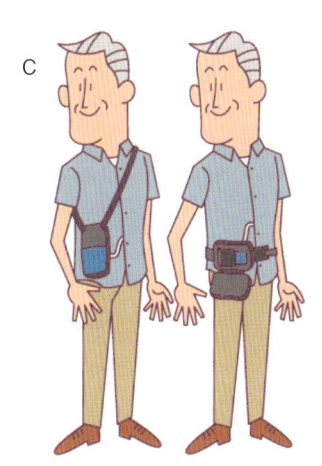

図1　LCIG 治療の図（アッヴィ株式会社から提供）
A：デュオドーパ® 専用ポンプ，B：胃瘻チューブとつなげた状態，C：ウエストバッグに身につけ行動する

**表1** DBS と LCIG 治療　それぞれの特徴

| | DBS | LCIG |
|---|---|---|
| 適応 | やや限定的 | 広い |
| 装置の扱い | 容易 | 煩わしさあり |
| 薬剤減量 | ◎* | × |
| MRI | △ | ○△ |
| 調節性 | ○ | △ |
| 侵襲性 | × | △ |
| その他の特徴 | 左右それぞれで調節可 夜間の on の維持 | 細胞移植治療も紹介可 |

*STN-DBS の場合

**表2** パーキンソン病の臨床症状に対する DBS と LCIG 治療の選択

| 症状 | DBS | LCIG |
|---|---|---|
| ジスキネジア | ◎ | ○ |
| 軽度の進行中の幻覚 | ○× | ○× |
| 薬剤関連の幻覚・妄想の既往 | ○ | ○ |
| 著しい進行中の幻覚・せん妄 | × | ○× |
| 衝動制御障害 | ○ | ○ |
| 持続する不眠 | ○ | ○ |
| 中等度の認知機能障害 | ○× | ○ |
| 認知症 | × | ○× |
| 治療抵抗性の抑うつ | × | ○ |
| 非運動症状の日内変動 | ○ | ○ |
| L-dopa に反応しない姿勢・歩行障害・転倒 | × | ○× |

◎：その治療の選択が強く望ましい，○：その治療の選択が望ましい，
○×：検討が必要，×：適さない
(Olanow CW, et al. Lancet Neurol. 2014; 13: 141-9[3]より一部抜粋)

### 文献

1) Antonini A, Poewe W, Chaudhuri KR, et al. Levodopa-carbidopa intestinal gel in advanced Parkinson's: Final results of the GLORIA registry. Parkinsonism Relat Disord. 2017: 45: 13-20.
2) Nyholm D. Duodopa(R) treatment for advanced Parkinson's disease: a review of efficacy and safety. Parkinsonism Relat Disord. 2012; 18: 916-29.
3) Olanow CW, Kieburtz K, Odin P, et al. Continuous intrajejunal infusion of levodopa-carbidopa intestinal gel for patients with advanced Parkinson's disease: a randomised, controlled, double-blind, double-dummy study. Lancet Neurol. 2014; 13: 141-9.
4) Odin P, Ray Chaudhuri K, Slevin JT, et al. Collective physician perspectives on non-oral medication approaches for the management of clinically relevant unresolved issues in Parkinson's disease: Consensus from an international survey and discussion program. Parkinsonism Relat Disord. 2015; 21: 1133-44.

〈佐々木達也〉

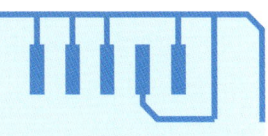
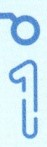

## パーキンソン病の運動症状以外の症状ついて

近年，パーキンソン病長期治療と寿命の延長から非運動症状の存在はより重要視されており，自律神経障害をはじめとして，認知機能障害，精神症状，感覚障害など多岐にわたる．これら非運動症状は，パーキンソン病の進行期の症状のみならず，ごく病初期の段階から認知・情動・行動面を含めた非運動系の機能にも問題がみられることが報告されており，予防医学的な観点からも非運動症状の早期発見，早期診断は重要であるとされる．以下に主な非運動症状について記載する．

### 自律神経障害

パーキンソン病では自律神経障害をきたすことが知られており，このうち便秘，頻尿，特に夜間頻尿などの排尿障害，皮膚が脂ぎる脂漏性顔貌などが多い．特に便秘は初発症状のこともあり，全経過を通じればほぼ必発である．これらの自律神経障害は，運動症状の進行とともに出現・増悪することが多い．またパーキンソン病の70％で低酸素換気応答が低下しており，起立性低血圧も15〜20％で認められ，これは抗パーキンソン病薬による治療に誘発されることが多い．このような呼吸・循環系障害はパーキンソン病の予後に影響する可能性があり，消化器系障害は麻痺性イレウスをきたすこともある．

### うつ病・うつ状態

軽度のものまで含めると約50％にうつがみられる．パーキンソン病に伴ううつ状態は原疾患そのものの影響といった器質的な要因のほかに，原疾患罹患による反応性（心因性）の要因，原疾患に対する治療による要因，さらに，潜在した内因性うつ病が原疾患の直接的・間接的な影響で顕在化した状態など，多くの因子から成り立つと考えられている．その症状は自発性の低下や意欲の低下，不安，倦怠感などが中心となり，大うつ病の中核となる抑うつ気分や罪業感，自殺企図は少ないといった病状の違いも報告されている．またパーキンソン病に合併する，うつに類似した気分障害として，意欲の低下や無感情，感覚鈍麻を呈するアパシー（apathy）や喜びの感受性が低下した病態であるアンヘドニア（anhedonia）も認められる．アパシーやアンヘドニアは認知機能障害でも出現する．

### 不安障害

パーキンソン病患者の約40％が治療を要する不安障害（全般性不安障害，パニック障害，社交不安障害）を有するといわれている．将来に対する不安にとりつかれる，些細な症状も気になるといった症状を呈する．

### 認知障害

認知症までいくのは，全経過の頻度では80％に及ぶといわれるが，横断的

には15〜25％程度と推定される．パーキンソン病の知的障害の特徴は遂行能力の低下といわれ，計画だった行動を遂行することの障害，次から次へと異なった概念を思い浮かべることの障害，視空間を正しく認知することの障害などが主で，記憶障害は遅れて出現する．遂行能力の低下などは病初期から指摘することは可能であるが，一般的に認知障害が顕在してくるのは進行期からになる．

### 睡眠障害

睡眠障害の頻度は70〜100％と報告されるほど高頻度で，夜間頻回覚醒や入眠困難がみられる．夜間頻回覚醒の原因は，頻尿・失禁，夜間薬の効果が切れることや夜間無動症により寝返りが困難なことによる筋肉痛が多い．レム睡眠行動異常 REM-sleep behavior disorder（RBD）は，夢の内容が手足の行動に出る現象で，運動症状に先行してみられることが多い．薬物治療を始めると軽減する．むずむず脚症候群（restless legs syndrome: RLS）は，ふとんに入ると足がムズムズしてきて，動かさずにはいられなくなる現象で，入眠困難の原因となる．昼間の過度の眠気や睡眠発作は薬物治療の副作用やパーキンソン病自体の影響でも引き起こされるが，夜間の睡眠障害も影響している．

### 感覚障害

パーキンソン病ではしびれや痛みなどの感覚障害が出現することも少なくなく，運動症状に先行してみられることもある．痛みの治療は原因疾患を調べて対処するが，wearing off 現象の off 期および薬効消退期に起こる痛みにはパーキンソン病が関与しており，運動症状の強い場所に出やすい傾向にある．パーキンソン病では off 時に痛みの閾値が低下しており，off に伴う痛みにはL-dopa の調整が有効である．また視床下核 DBS も変動する痛みに有効であることが示されている．また嗅覚低下も高頻度にみられ（約80％），しびれや痛みと同様に運動症状に先行する場合もある．

1）「脳の科学」編集委員会，編集．パーキンソン病のすべて．脳の科学．26 巻増刊．東京: 星和書店; 2004.
2）水野美邦，編集．新しい診断と治療の ABC39/神経 4．パーキンソン病．大阪: 最新医学社; 2006.
3）平山惠造，監修．廣瀬源二郎，他編集．臨床神経内科学．改訂 6 版．東京: 南山堂; 2016.
4）水野美邦，編集．神経内科ハンドブック 鑑別診断と治療．第 5 版．東京: 医学書院; 2016.
5）Kaji Y, Hirata K. Depression and anxiety in Parkinson's disease. Brain Nerve. 2012; 64: 332-41.

〈守本 純〉

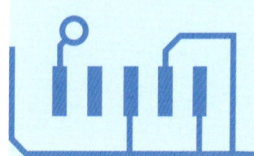

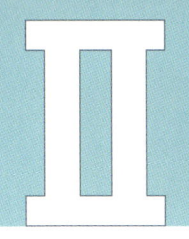

# Ⅱ 定位脳手術に必要な器材

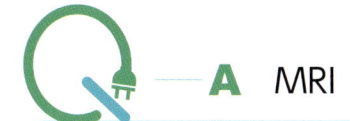

**Q ── A** MRI

**9**

## 3T-MRI は定位脳手術の精確性を劇的に変えたと聞きました．現況を教えてください．

**↯ 3T-MRI は定位脳手術の精確性を高めました．**

　MRI は定位脳手術において，最も重要な画像検査である．従来は 1.5T-MRI の画像をベースに仮標的を設定し，術中の微小電極記録による神経電気活動やテスト刺激による神経生理学的評価と合わせて，電極留置部位を決定してきた．STN や GPi などを設定する際に，赤核や MCP（mid-commissural point）などの解剖学的指標から割り出す間接的な設定方法（間接法）から，直接標的を視認し設定する直接法は 1.5T-MRI でも行われていたが[1]，解像度として不十分である[2]．3T-MRI により標的の視認性がさらに向上し，直接法の精度が向上したため，MRI の重要性は格段に増した[3]．現在のところ，我々の行っている定位脳手術で，3T-MRI は必須であり，さらに高磁場である 7T-MRI の有用性も報告されている[4]．

### ▤ 文献

1) Starr PA, Christine CW, Theodosopoulos PV, et al. Implantation of deep brain stimulators into the subthalamic nucleus: technical approach and magnetic resonance imaging-verified lead locations. J Neurosurg. 2002; 97: 370-87.
2) Cho ZH, Min HK, Oh SH, et al. Direct visualization of deep brain stimulation targets in Parkinson disease with the use of 7-tesla magnetic resonance imaging. J Neurosurg. 2010; 113: 639-47.
3) Slavin KV, Thulborn KR, Wess C, et al. Direct visualization of the human subthalamic nucleus with 3T MR imaging. AJNR Am J Neuroradiol. 2006; 27: 80-4.
4) van Laar PJ, Oterdoom DL, Ter Horst GJ, et al. Surgical accuracy of 3-tesla versus 7-tesla magnetic resonance imaging in deep brain stimulation for Parkinson disease. World Neurosurg. 2016; 93: 410-2.

〈佐々木達也〉

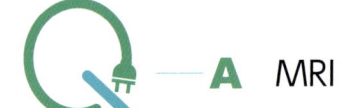 **A** MRI  ⑩

## 定位脳手術で必要なシークエンスについて教えてください.

 〰 **様々なシークエンスを用いて深部構造を視認します.**

　軸位断，冠状断の T2 強調画像を用いている報告が多いが，short inversion time inversion-recovery（STIR）法や susceptibility-weighted imaging（SWI）などでも深部の構造を比較的明瞭に視認できる[1-3] 図1 . また安全なトラクトの決定には造影 T1 強調画像が必要であり，脳表，脳室周囲，穿通血管などを避けるように設定する. 我々は通常 3T-MRI を用いて，造影 T1 強調画像（1 mm 厚），3 方向の T2 強調画像（2 mm 厚），SWI（0.69 mm 厚），STIR（2 mm 厚）の軸位断のスライスをそれぞれ撮影している. これらの撮像方法で深部構造は視認できるが，各々の画像を重ね合わせると STN の見え方などに若干のずれが生じるため，注意が必要である[4].

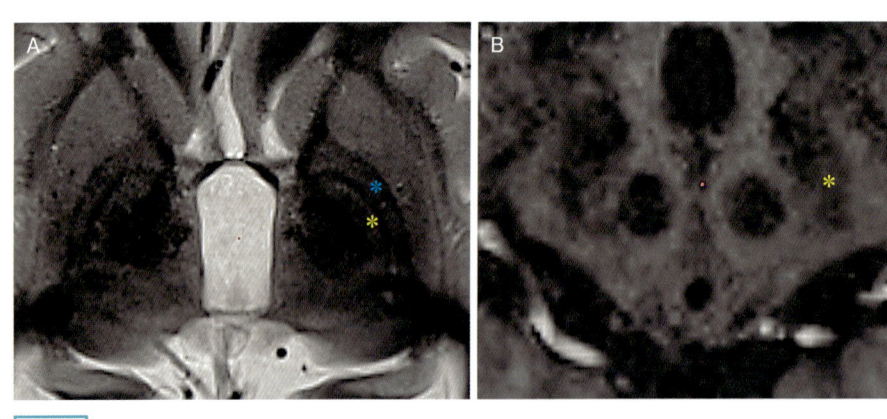

図1
A: STIR 軸位断. 黄色アステリスク: GPi，青色アステリスク: GPe
B: SWI 軸位断. 黄色アステリスク: STN

## 文献

1) Brunenberg EJ, Platel B, Hofman PA, et al. Magnetic resonance imaging techniques for visualization of the subthalamic nucleus. J Neurosurg. 2011; 115: 971-84.
2) Kitajima M, Korogi Y, Kakeda S, et al. Human subthalamic nucleus: evaluation with high-resolution MR imaging at 3.0 T. Neuroradiology. 2008; 50: 675-81.
3) Polanski WH, Martin KD, Engellandt K, et al. Accuracy of subthalamic nucleus targeting by T2, FLAIR and SWI-3-Tesla MRI confirmed by microelectrode recordings. Acta Neurochir (Wien). 2015; 157: 479-86.
4) Sasaki T, Agari T, Date I. [Devices and practices for improving the accuracy of deep brain stimulation]. No Shinkei Geka. 2018; 46: 751-62.

〈佐々木達也〉

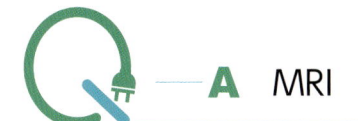 

**A** MRI

## 体動が激しい患者がいます．術前の MRI は どのように撮影したらいいでしょうか？

 患者ごとに必要な対応を行い，必ず静止した状態できれいな MRI を撮影します．

ブレのないきれいな MRI を撮影することは非常に重要である．ささいな動きでも motion artifact やブレが生じるため，必ず不随意運動がないように撮影を行う．ジスキネジアが激しい場合には検査前の L-dopa 内服を止める．また薬剤抵抗性の振戦がある場合にはミダゾラムなどで鎮静下に医師が管理を行いながら撮影を行う．撮影後必ず，画像をチェックし，ブレがある場合には，手術までに再度撮影を行う．

〈佐々木達也〉

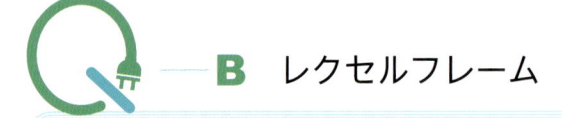 

## B レクセルフレーム

レクセルフレームの使い方について教えてください.

 Leksell Stereotactic System について，写真を示しながら説明します.

Leksell Stereotactic System は現在定位脳手術に用いられる最も主流な装置であり，この操作を習熟しておく必要がある．基本的な原理と設定方法について述べる．脳深部刺激術，凝固術，生検術などの目的ごとに様々なパーツ，オプション品を選択し，組み合わせて使用する 図1 ．頭部に装着するフレーム 図2A とマルチパーパスアーク 図2B がベースとなる．

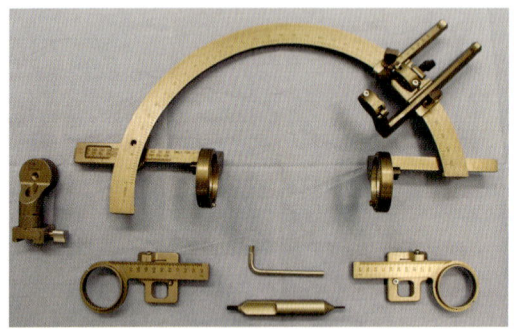 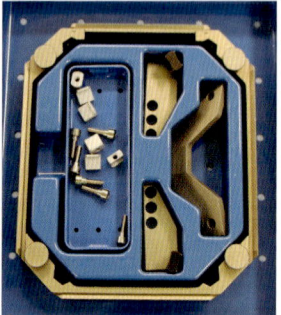 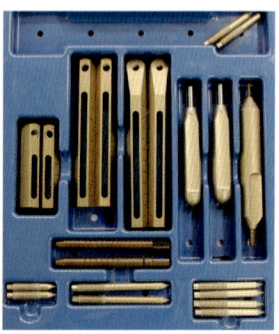

図1 Leksell stereotactic system の基本パーツ

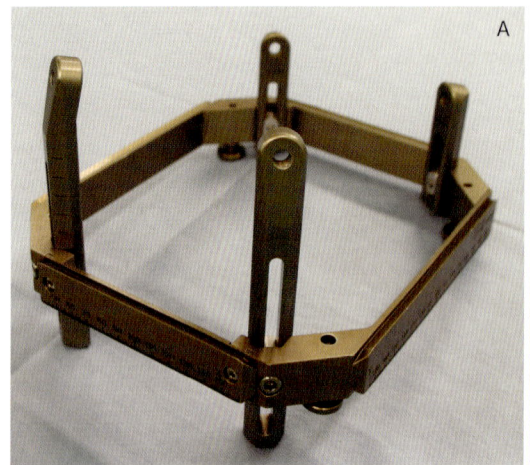 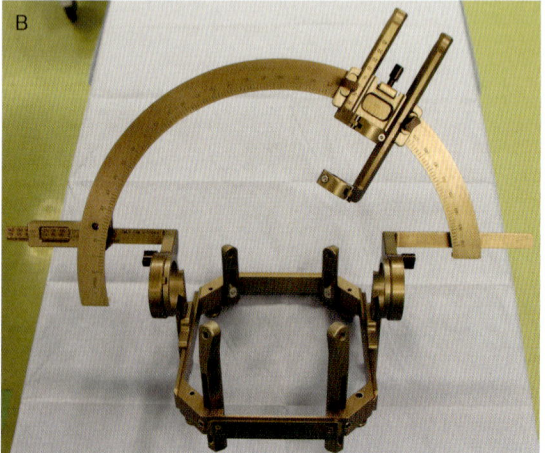

図2 頭部に装着するフレーム（左）とマルチパーパスアーク（右）

JCOPY 498-32834

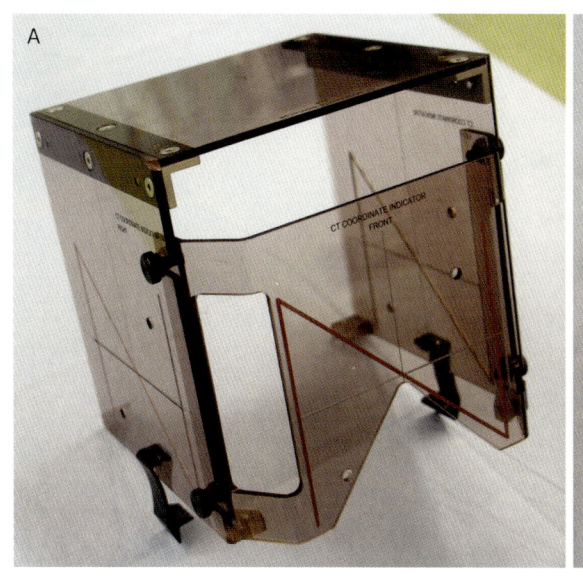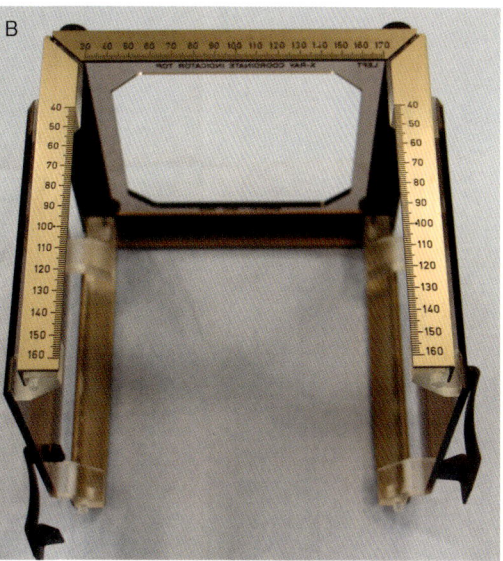

図3 CT用（左）とX線用（右）のインジケータ

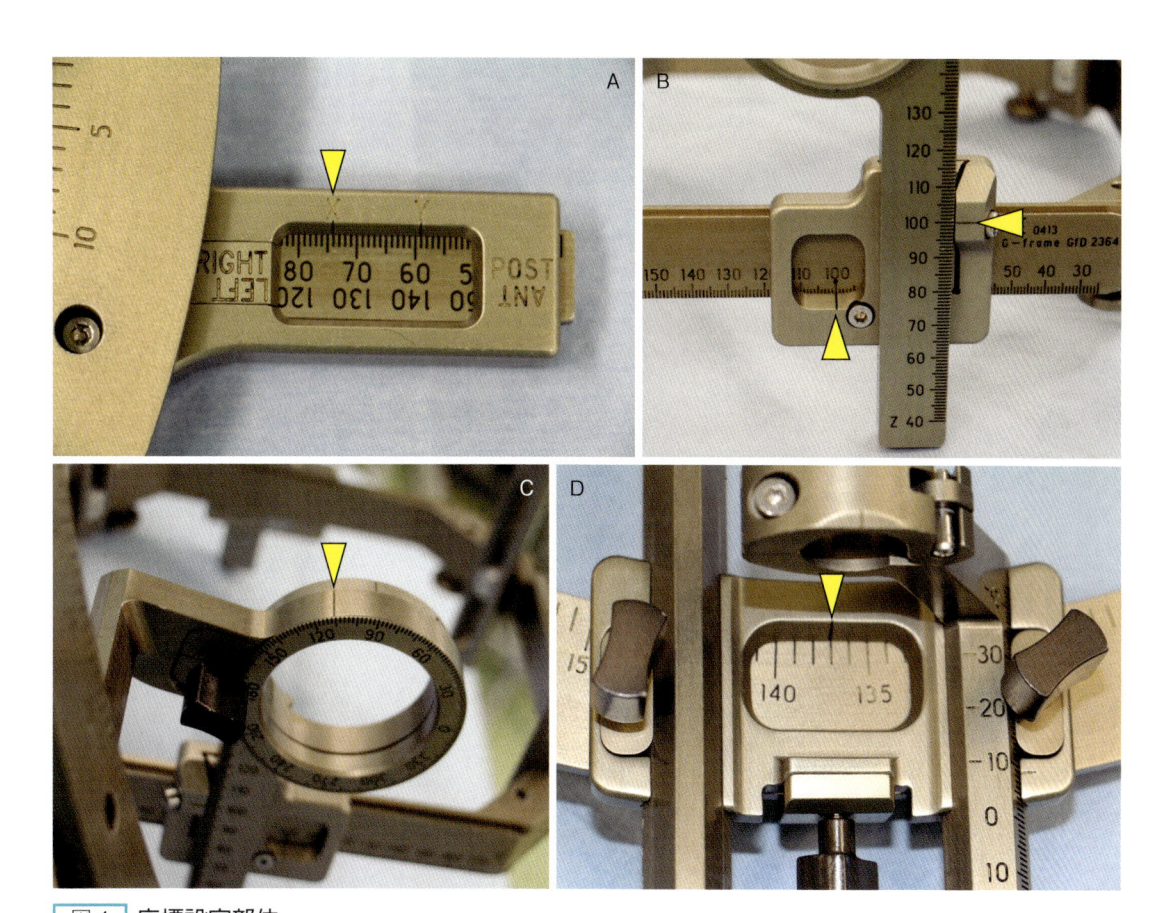

図4 座標設定部位

A: X軸，B: Y軸とZ軸，C: リング，D: アーク

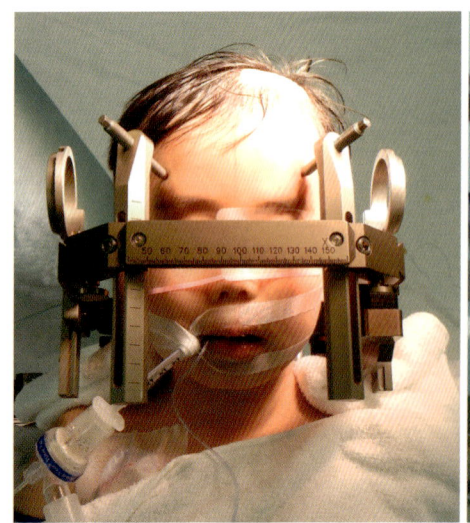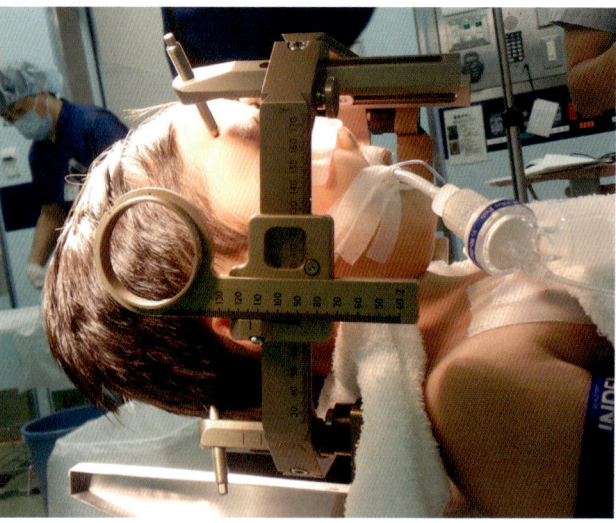

図5　6歳男児の脳腫瘍に対して，定位的脳生検を施行

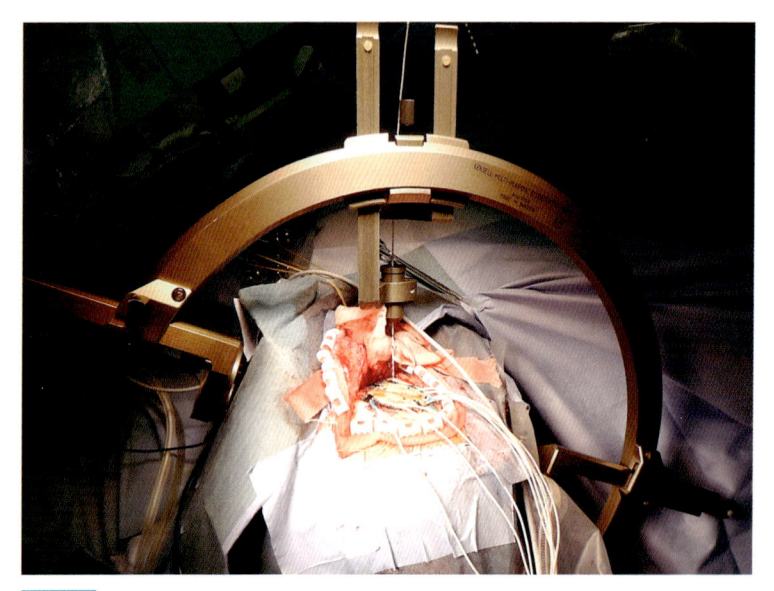

図6　側頭葉てんかんに対して，レクセルフレームを用いて海馬に
　　　深部電極を挿入

### 基本フレームの固定

　フレームに4つのフットを取り付ける．患者を座位または，臥位の状態にし，耳にイヤープラグを差し込み，仮固定を行う．スクリューで4点固定し，フレーム固定の終了である．

### CT・MRI の撮影と座標値の計算

　インジケータを装着した状態で CT または MRI を撮影する　図3A　．座標の原点はインジケータの右側・下方・頭頂部に X，Y，Z 方向すべての原点があり，中心が 100 となるように設計されている．撮影画像を専用のソフトウエアに読み込むと，標的の座標が示される．付属の X 線装置撮影のためには，専用のインジケータを使用する　図3B　．

JCOPY 498-32834

### マルチパスの装着

　座標が決定すると，マルチパスアーク，アークサポートにある X，Y，Z の座標をそれぞれ合わせて，フレームに装着する　図4A，B　．アークに取り付けたガイドホルダーの先端が穿頭部位に来るように，リングアークを任意の数値に調節すると　図4C，D　，設定は完了である．

　主に定位脳手術で用いているが，もちろん脳深部にある脳腫瘍の定位脳生検　図5　，てんかん手術による深部電極留置　図6　などもレクセルフレームを用いて行うことが可能である．

## POINT

- 💡 フレーム装着から患者への侵襲的な処置が始まる．十分な鎮痛を行い，患者を安心させることが重要である．
- 💡 フレーム装着，フレームとアークの固定などにわずかな隙間があると手術精度は低下する．1つ1つの精度を確認しながら行う．複数の目でダブルチェック・トリプルチェックを行うことが望ましい．

〈佐々木達也〉

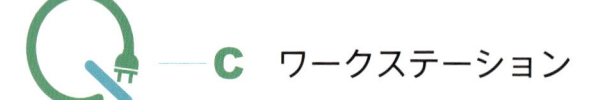

# 定位脳手術に使うワークステーションには どのようなものがありますか？

現在定位脳手術のワークステーションとしては Stealth Station® DBS（日本メドトロニック株式会社），Leksell SurgiPlan®（エレクタ株式会社），iPlan® Stereotaxy（ブレインラボ株式会社）などが主に使用されます.

　我々は Stealth DBS を使用している．各々のシークエンスを複数画面で同時に現すことが可能であり，この点が使用しやすい.

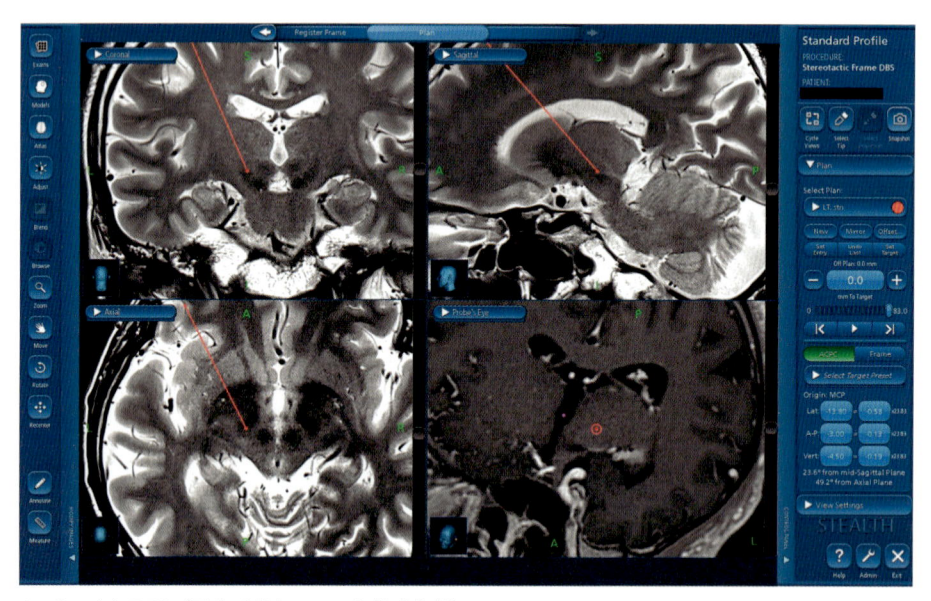

A：Stealth DBS（日本メドトロニック株式会社）

図1 様々なワークステーション

JCOPY 498-32834

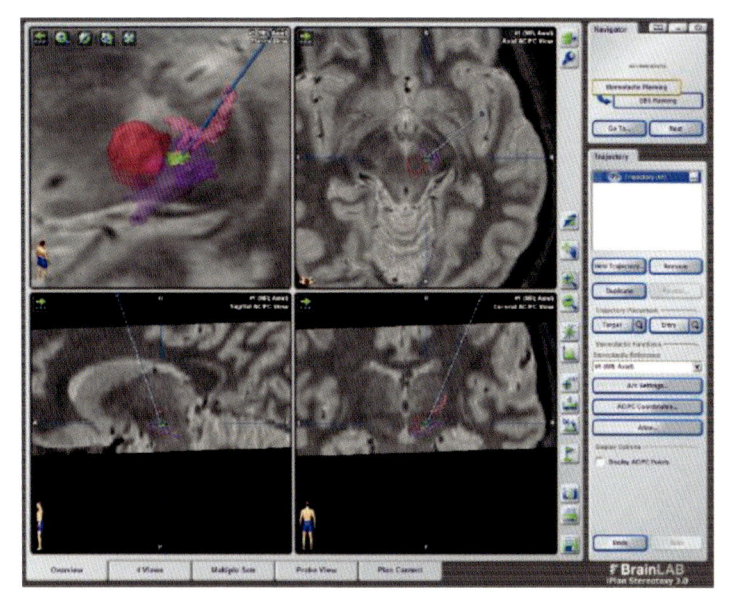

B：iPlan Stereotaxy（ブレインラボ株式会社）

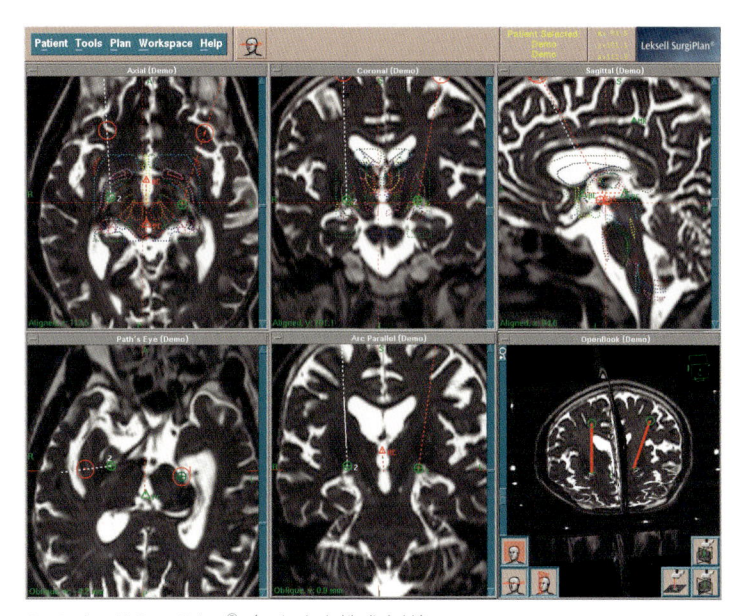

C：Leksell SurgiPlan®（エレクタ株式会社）

図1 様々なワークステーション（つづき）

〈佐々木達也〉

c ワークステーション

# 共通する基本的設定方法を教えてください.

定位脳手術で使用される目的（脳深部刺激療法，定位生検，てんかん外科手術における深部電極留置など）は様々だが，基本的設定方法は同じです.

　まずワークステーションにあらかじめ撮影していた画像情報を読み込む．シークエンスに決まりはないが，標的をしっかりと視認できる高解像度（3T 以上の）MRI が望ましい．例えば脳深部刺激術では，T2 強調画像や STIR 像，腫瘍性病変であれば，造影 T1 強調画像が主に使用される．

　前交連（anterior commissure: AC），後交連（posterior commissure: PC）のそれぞれ後端，前端を設定し，まず軸位断で左右のずれがないように，微調整する．次に，冠状断での脳の左右のずれを調整する．特に深部の赤核，視床下核など構造物が左右対称になるようにする．ここで左右対称にしておけば，両側 DBS を行う場合，左右対称に設定可能である．ここから標的とトラジェクトリを設定しておき，手術当日に臨む．

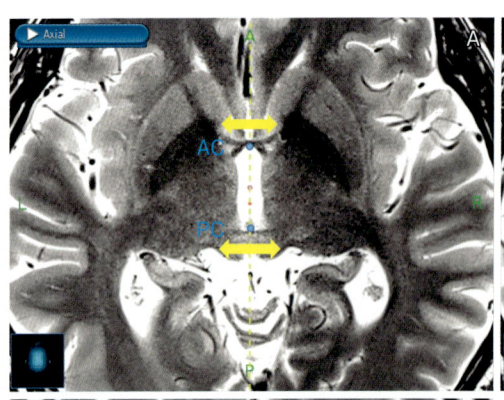

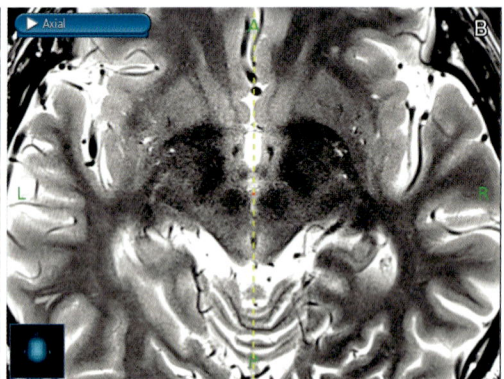

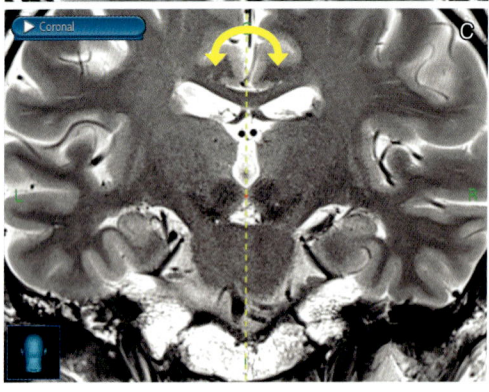

図1 AC-PC line の設定
AC, PC を微調整することで，軸位断における深部構造物が左右対称になるように設定する．次に冠状断でも左右対称になるように正中の軸を調整する．黄矢印は左右対称にするポイントを示す（B: 軸位断，C: 冠状断）．

〈佐々木達也〉

# 間接法と直接法について教えてください.

定位脳手術における標的設定の方法で，古くは間接法主体であったが MRI を用いる直接法が主流になってきています.

定位脳手術を行うときの標的設定の方法である．間接法には患者の解剖学的指標から設定する方法と，一般的な解剖学アトラスを基に設定する方法がある[1]．前者で最も頻用される指標は，前交連（anterior commissure: AC），後交連（posterior commissure: PC）と AC-PC の中点である mid-commissural point（MCP）である　図1　．通常定位脳手術のソフトウェアでは MCP からの座標が表示される．STN の設定には，より標的に近い赤核（red nucleus: RN）が指標として用いられることが多い[2-4]．GPi 設定時には視索も参考になる．解剖学アトラスは Talairach-Tournoux アトラスや Schaltenbrand-Wahren アトラスなどが用いられる．患者 MRI とソフトウェア上に組み込まれたアトラスを重ね，標的設定の参考にする　図2　．間接法は患者固有の設定方法ではないため，症例毎に結果が変わる可能性がある.

直接法とはその名の通り，標的そのものを高解像度の MRI で視認し，設定することである．主に T2 強調画像や，inversion recovery 法での画像が用いられる．3T-MRI の普及により，直接法が可能になったといってよい．画像によって，標的の見え方が変化することに注意が必要である．施設によって標的設定方法は異なっており，我々は直接法と間接法を組み合わせて，標的設定を行っている.

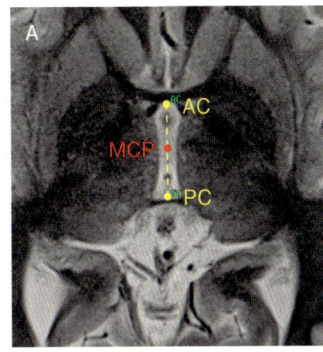
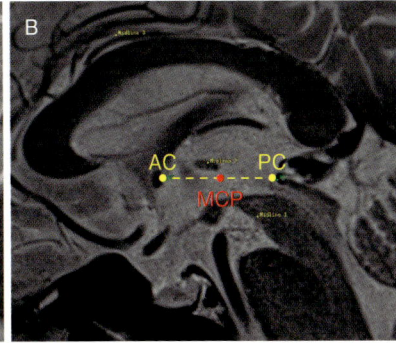
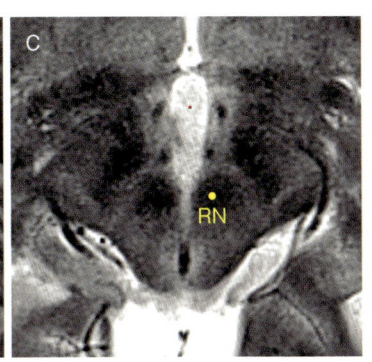

図1　MCP と赤核の位置を表示
A: 軸位断，B: 矢状断，C: 軸位断で赤核を表示

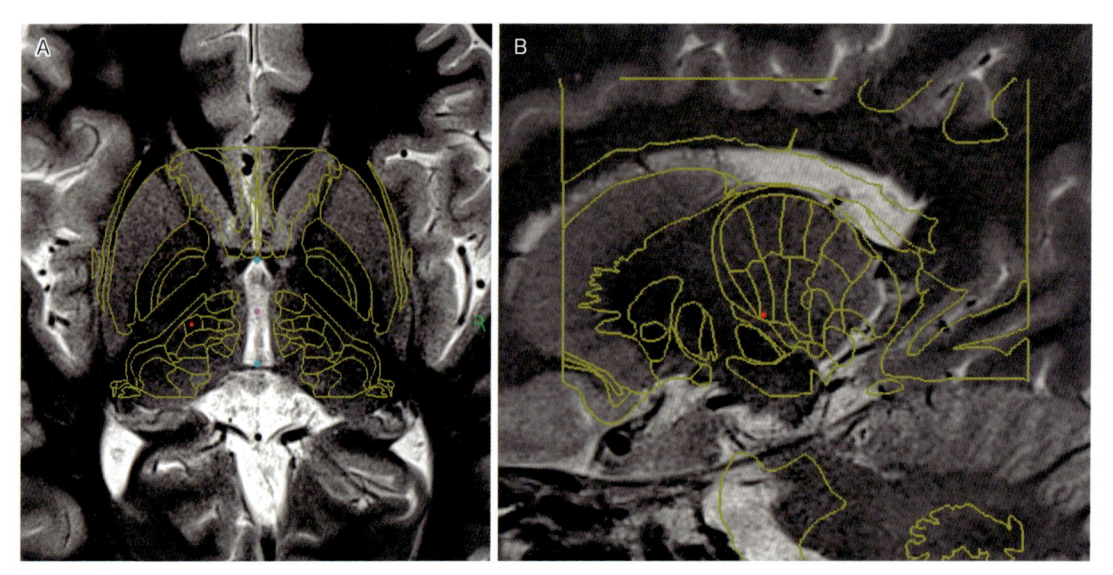

**図2** MRI 上に Schaltenbrand-Wahren アトラスを重ね合わせた画像
A: 軸位断，B: 矢状断

### 文献

1) Brunenberg EJ, Platel B, Hofman PA, et al. Magnetic resonance imaging techniques for visualization of the subthalamic nucleus. J Neurosurg. 2011; 115: 971-84.
2) Andrade-Souza YM, Schwalb JM, Hamani C, et al. Comparison of three methods of targeting the subthalamic nucleus for chronic stimulation in Parkinson's disease. Neurosurgery. 2008; 62 Suppl 2: 875-83.
3) Bejjani BP, Dormont D, Pidoux B, et al. Bilateral subthalamic stimulation for Parkinson's disease by using three-dimensional stereotactic magnetic resonance imaging and electrophysiological guidance. J Neurosurg. 2000; 92: 615-25.
4) Cuny E, Guehl D, Burbaud P, et al. Lack of agreement between direct magnetic resonance imaging and statistical determination of a subthalamic target: the role of electrophysiological guidance. J Neurosurg. 2002; 97: 591-7.

〈佐々木達也〉

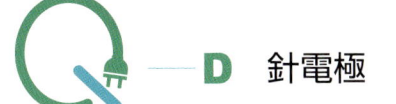 

**D 針電極**

# 針電極はどのようなものを使いますか？

 **マイクロエレクトロード®（日本メドトロニック株式会社）を使用しています.**

　針電極はマイクロエレクトロード®（日本メドトロニック株式会社）を使用し, 脳深部神経細胞の活動電位の測定を行っている 図1 . ニードル先端のコーティング露出部がアクティブ電極（−）, 保護チューブ先端のコーティング露出部がリファレンス電極（＋）として使用され, それぞれピンを介して電気の導出が行われる. アクティブ電極はタングステン, リファレンス電極はステンレス鋼でできている. リファレンス電極を通じて, テスト刺激にも用いることができる.

## POINT

- ニードル先端を保護チューブに引き戻した状態で脳実質へ挿入する.
- 挿入後にニードル先端を保護チューブから出す.
- 先端部が損傷する恐れがあり, 2〜3 cm 以上保護チューブ内へ引き戻さない.
- ニードルはきわめて細くできているため, 血管損傷などに十分注意する.

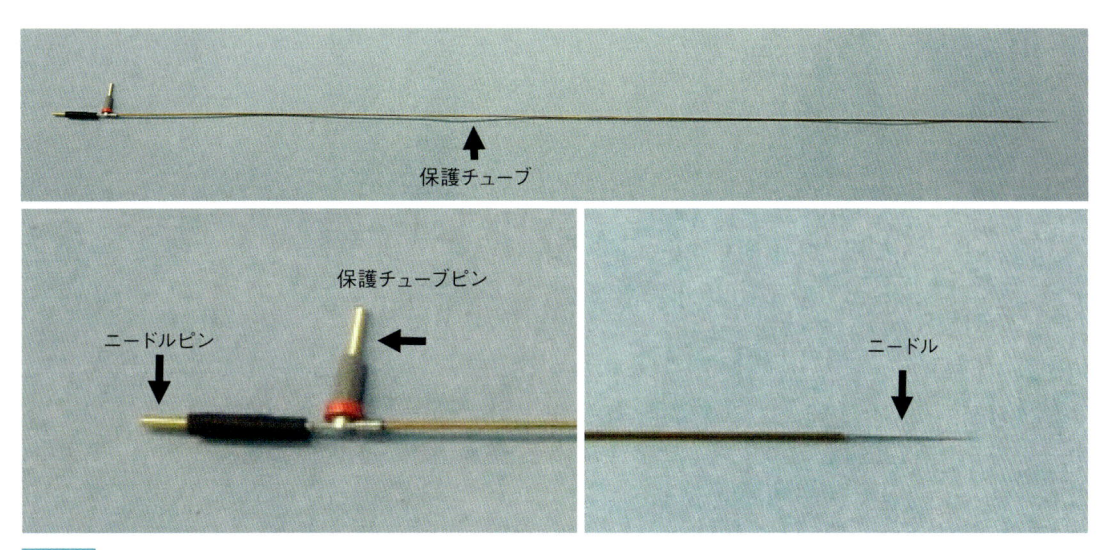

図1 ニードル先端を出した状態

〈佐々木達也〉

# DBS の際の電気活動の記録装置はどのようなものを使いますか？

**記録装置にはリードポイント®を使用している（日本メドトロニック株式会社, 図1 ）.**

　マイクロエレクトロードと接続し，神経細胞の活動電位を調べる．電極によって導出された生体の活動電位を検知・増幅することで波形観察が可能である．波形の時間変化は聴覚情報に変換され，スピーカを介して出力することで，手術室では画面からだけでなく，音により活動電位の変化を知ることができる．測定だけでなく，電極に刺激を供給することもできる．

　操作手順としては，

1. 患者データを入力する
2. 測定条件・刺激条件を設定する
3. 実際の手術でマイクロエレクトロードを挿入する
4. 電極ケーブルを使用して，アンプリファイアに電極を接続する
5. 生体電位を測定する
6. 刺激を行う

　画面からは横軸を時間，縦軸に振幅が示され，任意のポイントで記録が可能である．標的はそれぞれ特徴的な発射頻度，発射パターンをすることから，電気生理学的に脳内の位置を把握することが可能である．活動電位の背景は，神経細胞の数に比例し白質では疎で，灰白質内では密となる．神経細胞体にマイクロエレクトロードが当たった場合には単離された神経細胞の発火頻度や電位を調べることが可能である．DBS で特徴的な運動関連神経細胞や振戦関連細胞などを捕捉することもできる．

〈佐々木達也〉

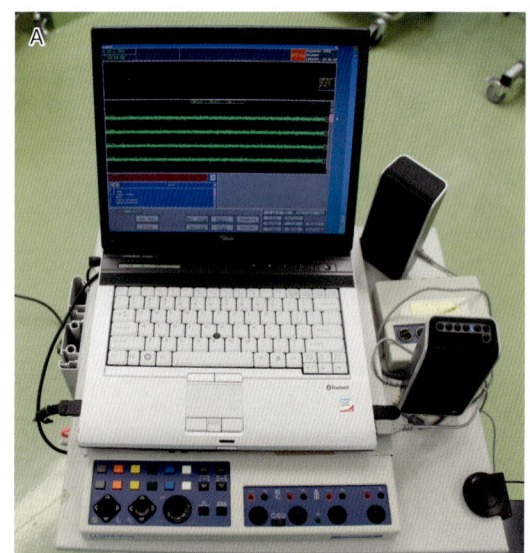

図1 リードポイント® の外観（A）と得られる波形画像（B）

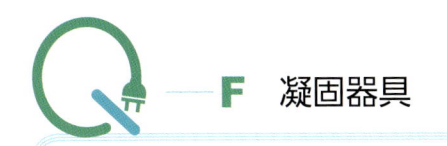 **─F 凝固器具** ⑱

## 凝固器具はどのようなものを使いますか？

 🗲 **我々が用いているものは，レクセルニューロジェネレータ®（エレクタ株式会社）です.**

　視床破壊術など脳組織の凝固に，我々はレクセルニューロジェネレータ®（エレクタ株式会社）を使用している．高周波を利用し生体組織に対して，凝固を行うことを目的とする医療機器である ⬚図1 ．基本操作は，患者に対極板を付け，体内に留置したモノポーラ電極とジェネレータを電極ケーブルで接続する．ここから刺激もしくは凝固を行うことができる．刺激設定は刺激周波数(Hz)，パルス幅（$\mu$S），刺激電流を設定し，"STIM"ボタンを押すことで刺激が行える．凝固については，凝固温度，凝固時間，Power を設定し，"Lesion"ボタンを押すことで凝固が開始される．

### POINT

 凝固中，万が一しびれ，運動症状などの副作用が出現した場合には即座に凝固を中止する．必ず凝固後 40℃まで低下した後に電極を移動させる．

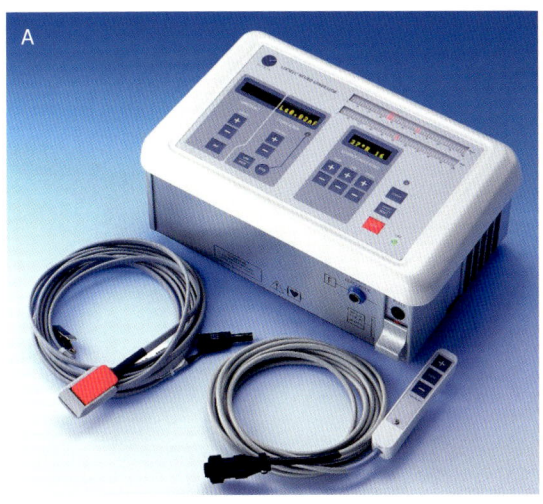 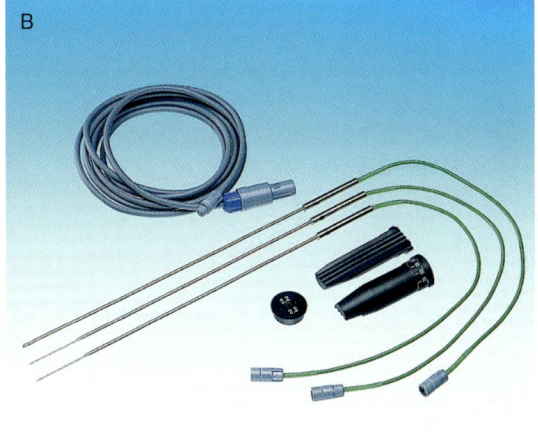

⬚図1 （エレクタ株式会社より提供）
A: レクセルニューロジェネレータ，B: モノポーラ電極・電極ケーブル

〈佐々木達也〉

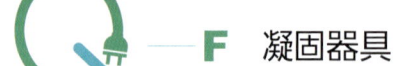 

# 凝固のための練習には何を用いればよいですか？

　**卵白が役に立ちます.**

　破壊術は組織可逆性である DBS と違い，脳組織を不可逆な状態にする．実際の破壊術の前に自施設にある凝固装置の性質を知っておくことが望ましい．我々は，凝固装置はレクセルニューロジェネレータ®（エレクタ株式会社）を，電極は先端が 1 mm で導電部 4 mm のモノポーラ電極を用いている 図1 ．必要物品は卵白，刺激装置，対極板，装置を固定するための器具である．37℃に温めた卵白を任意の温度，時間で凝固していくが，我々は一般的に視床破壊術の際には 1 カ所を 75℃60 秒間凝固している．これにより約 4 mm の凝固巣が作製され，きれいな円形・楕円形になることを確認する 図1 ．

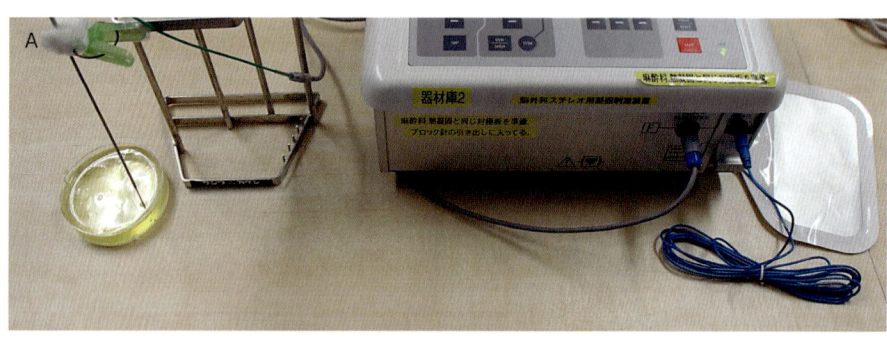

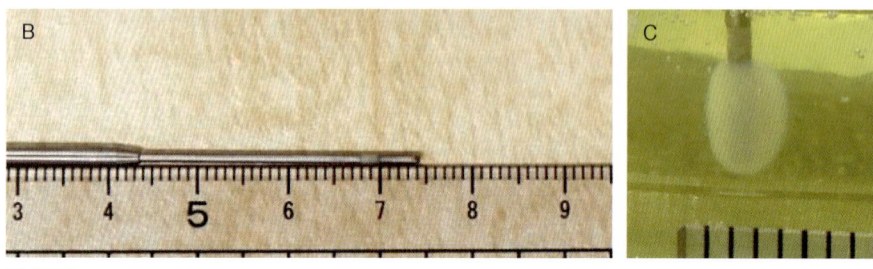

図1
A: 凝固練習用の風景（実際はプレパラートの下にアルミホイルと対極板を敷いている）
B: モノポーラ電極
C: 凝固された卵白

〈佐々木達也〉

JCOPY 498-32834

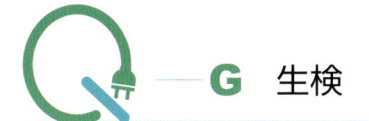 **G 生検**

20

## 組織生検のためにはどのようなものを使いますか？

 レクセルフレームを用いて下記のように組織生検を行います.

　レクセルフレームを用いた定位脳生検が可能である. 大きな腫瘍などではナビゲーション支援下生検が行われるが, 深部の小さな病変では精度の高いレクセルフレームを用いて行っている 図1 . Nashold biopsy needle は内筒と外筒ともにサイドに穴が開いており, 挿入時は穴を閉じておく. 標的部位に到達すると, 内筒を回転させ, 穴を開放する. 2.5 mL のシリンジで約 1.0 mL ゆっくりと陰圧をかけて, 組織を内筒内に引き込む. 陰圧をかけたまま外筒を 1 回転させて, 生検器具をゆっくりと抜去し, 組織の有無を確認する. 同じ場所で外筒を 90〜180°ずつ回転させ, 向きを変えて同様の操作を行う. さらに組織が必要であれば, 前後に場所をずらして行う.

### POINT

- 1 回の穿刺で複数個の組織採取が可能なトラクトを作成する.
- 囊胞, 脳室など, ブレインシフトの原因となる部位の通過を避ける.
- 摘出組織内に出血が見られた場合には生理食塩液で持続的に洗浄する.

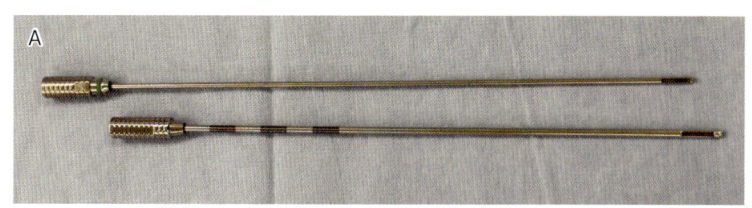

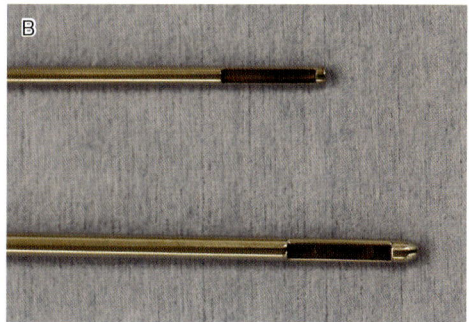

図1 Nashold biopsy needle
A: 内筒（弱拡大）
B: 外筒（強拡大）

〈佐々木達也〉

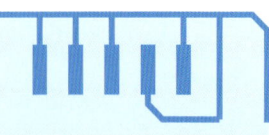
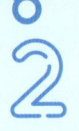

# DBS と植え込み型心臓電気デバイスとの併用

　両側STN-DBSを行っているパーキンソン病患者が，左脚ブロックを伴う低心機能となり，持続性心室頻拍を発症したため，両心室ペーシング機能付き植え込み型除細動器（cardiac resynchronization therapy-defibrillator: CRT-D）を移植した症例を経験した．電磁干渉を防ぐため，IPGと植え込み型心臓電気デバイスの距離は8インチ以上離すことが推奨されている．本症例では，CRT-Dの留置位置については自由度が低く，左前胸部に留置する必要があった．そこで左前胸部のIPGを取り出し，既存のエクステンションチューブのループを解除し，左側胸部に位置変更したうえで，左前胸部にCRT-Dを留置した．さらにIPGの設定は，干渉しないように，双極刺激に変更した．手術時に除細動を誘発させ，IPGが誤作動を起こさないことを確認し，手技を終了した[1]．

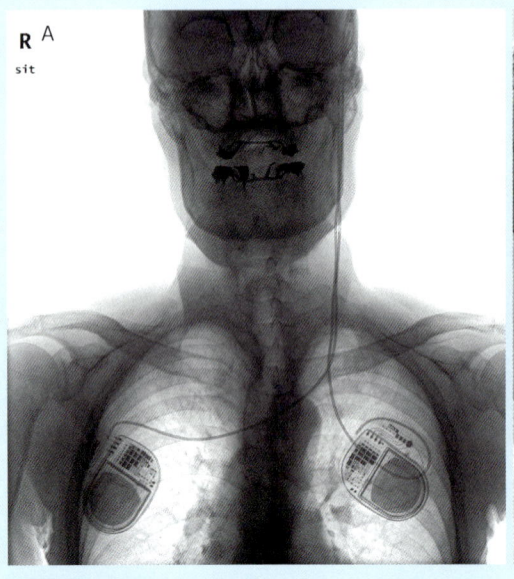
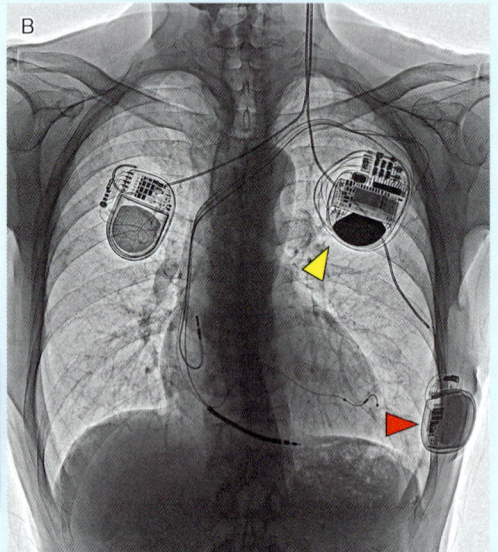

**図1　CRT-D 埋め込み前後の X 線写真**
A：両側 IPG が前胸部皮下に埋め込まれている（CRT-D 留置前）
B：左前胸部皮下に CRT-D（黄矢印）を留置し，IPG は左側胸部（赤矢印）に留置した

1) Tsukuda S, Nishii N, Inoue Y, et al. A new approach for implantation of a cardiac resynchronization therapy-defibrillator in a patient with bilateral pectoral neurostimulation devices. HeartRhythm Case Rep. 2018; 4: 444-6.

〈佐々木達也〉

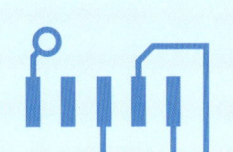

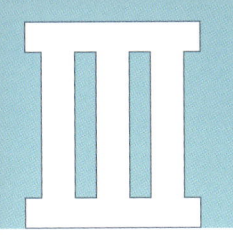

# Ⅲ 定位脳手術のターゲット部位

 **A** 直接路-間接路

**21**

## 大脳基底核回路はパーキンソン病の病態理解に重要と聞きました．教えてください．

 大脳基底核の神経回路は大脳皮質→被殻（線条体）→淡蒼球内節→視床→大脳皮質と投射し，大脳皮質-大脳基底核ループを形成し，大脳皮質の活動を制御しています．

　被殻（線条体）から淡蒼球内節へは，抑制性ニューロンを淡蒼球内節に直接投射する直接路（direct pathway）と淡蒼球外節，視床下核を順に経由し淡蒼球内節に投射する間接路（indirect pathway）の2つの経路がある．興奮性結合または抑制性結合については　図1　を参照されたい．黒質緻密部のドパミン作動性ニューロンは線条体に投射するが，興奮性作用は直接路（D1受容体）に，抑制性

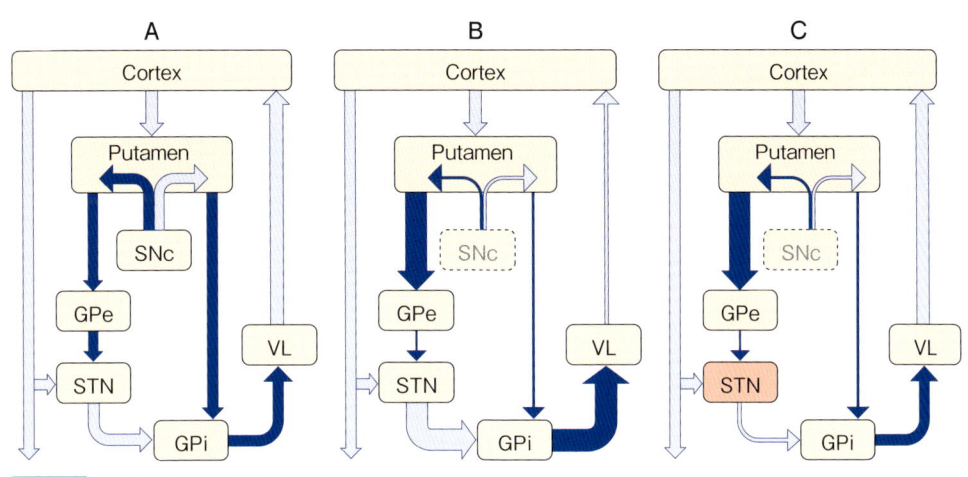

　図1　基底核と視床，皮質の機能回路
薄い矢印は興奮性結合，濃い矢印は抑制性結合，細矢印は抑制された経路，太矢印は賦活化された経路を示す．
SNc: 黒質緻密部，GPe: 淡蒼球外節，STN: 視床下核，GPi: 淡蒼球内節，VL: 視床外側腹側核
A: 正常，B: パーキンソン病モデル動物の神経回路，C: パーキンソン病モデル動物の視床下核を破壊した時の回路（パーキンソン病症状改善）
(Bergman H, et al. Science. 1990; 249: 1436-8[1]より改変)

作用は間接路（D2受容体）にそれぞれ投射される．パーキンソン病では視床下核の過剰な興奮が淡蒼球内節に伝わることで起こるとされるが，それを示したのが 図1B である．パーキンソン病では間接路，直接路ともに，GPi を興奮させる作用に働き，結果として，視床から大脳皮質への興奮性作用が弱まり，運動症状を呈する[1,2]．

### ⊟ 文献

1) Bergman H, Wichmann T, DeLong MR. Reversal of experimental parkinsonism by lesions of the subthalamic nucleus. Science. 1990; 249: 1436-8.
2) 南部　篤, 板倉　徹, 編集. 定位脳手術入門. 東京: 医学書院; 2005. p.19-33.

〈佐々木達也〉

JCOPY 498-32834

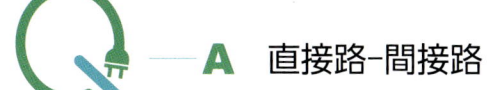 **A** 直接路−間接路

 22

## 主な標的と，その適応となる疾患を教えてください.

**主な標的は視床下核，淡蒼球内節，視床中間腹側核です.**

　標的は視床下核（subthalamic nucleus: STN），淡蒼球内節（globus pallidus internal segment: GPi），視床中間腹側核（ventralis intermedius of the thalamus: Vim）が主に使用される．それぞれの標的と対応する主な疾患を 表1 に示した．書痙などに対しては視床腹吻側（Vo-complex）が標的となる．

表1 主な標的とそれぞれの対象疾患

| | STN | GPi | Vim | Vo-complex |
|---|---|---|---|---|
| 対象疾患 | ・パーキンソン病全般 | ・パーキンソン病全般（特にジスキネジアに対して著効）<br>・全身性ジストニア<br>・痙性斜頸 | ・振戦優位のパーキンソン病<br>・本態性振戦<br>・その他の振戦（Holmes 振戦など） | ・書痙 |

〈佐々木達也〉

**JCOPY** 498-32834

**23**

# 破壊術と電気刺激の違いについて教えてください.

 **破壊術は文字通り破壊し不可逆的ですが，電気刺激は高頻度刺激で神経活動を抑制し，可逆的です.**

　破壊術とは興奮性が異常亢進している領域に高周波熱凝固を行うことで組織を破壊し，症状改善を得る手術である．一方，電気刺激療法は標的に DBS 電極を留置し，電流を持続的に流すことにより症状の改善を目指す治療である．100 Hz 以上の高頻度刺激を行うことで神経活動を抑制し，破壊と同等の効果が得られる．両者の利点・欠点については 表1 に示した．MRgFUS やガンマナイフによる定位脳手術も方法は異なるが，不可逆という点から破壊術の一種といえる．両者の使い分けについては，疾患や標的，施設によって異なる．Vim では破壊術が行われることも多いが，STN に対しては DBS が選択される.

表1 DBS と破壊術の違い

| | DBS | 破壊術 |
| --- | --- | --- |
| 可逆性 | ○ | × |
| 調節性 | ○ | × |
| 合併症 | まれ | まれだが副反応が出現した場合は不可逆 |
| 麻酔 | 局所麻酔・全身麻酔いずれも可 | 局所麻酔 |
| 手技のばらつき | 小さい | 比較的大きい |
| 費用 | 高価 | 安価 |
| 術後のフォローアップ | 定期的に必要 | 少なくて済む |
| 備考 | DBS 特有の機械トラブルの可能性あり | |

〈佐々木達也〉

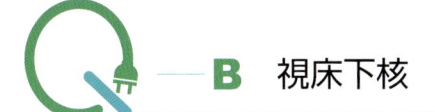 
# STN の標的設定方法を教えてください.

　　 間接法と直接法を組み合わせて高い精度で標的設定しています.

　ターゲティングは AC-PC line や赤核などを基準とする間接法と，直接 STN を視認して設定する直接法がある[1]．我々の施設では主に赤核を基準とした仮ターゲットを置き，その後直接画像を見ながら，微調整を行っている[2]．T2 強調画像で，赤核の上縁から 2 mm 下方（Z の指標）の軸位断のスライスで赤核の前縁（Y の指標）と外側縁から 3 mm 外側が仮ターゲットとなる（X の指標）　図1　．ここから実際に画像を見ながら最適とされる STN の dorsolateral region に配置できるように微調整を行っている．

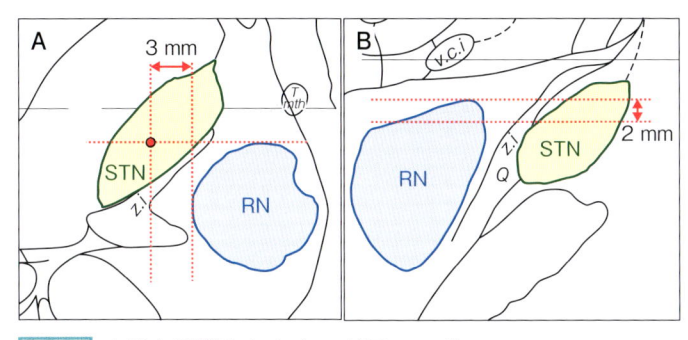

図1　赤核を基準としたターゲティング
A: 軸位断アトラス，B: 冠状断アトラス

**文献**

1) Brunenberg EJ, Platel B, Hofman PA, et al. Magnetic resonance imaging techniques for visualization of the subthalamic nucleus. J Neurosurg. 2011; 115: 971-84.
2) Andrade-Souza YM, Schwalb JM, Hamani C, et al. Comparison of three methods of targeting the subthalamic nucleus for chronic stimulation in Parkinson's disease. Neurosurgery. 2008; 62 Suppl 2: 875-83.

〈佐々木達也〉

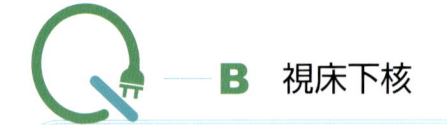 

## B 視床下核

**25**

# 視床下核は凝固して破壊しても大丈夫ですか？

🗲 **一側であれば症状改善効果が期待できますが，両側は避けるべきです．**

　パーキンソン病に対する片側視床下核破壊術については，運動症状の改善や薬物減量が可能である[1]．しかし両側視床下核破壊術を行うと，ヘミバリスムが出現することがある[2-4]．凝固サイズが大きいと出現しやすいとされるほか，pallidofugal fiber/zona incerta へ凝固が伸展した例でも出現しやすい．パーキンソン病は進行するとほとんどが両側性になるため，両側手術をするのが一般的である．現状では視床下核に対しては，DBS が普及している．

### 文献

1) Alvarez L, Macias R, Pavon N, et al. Therapeutic efficacy of unilateral subthalamotomy in Parkinson's disease: results in 89 patients followed for up to 36 months. J Neurol Neurosurg Psychiatry. 2009; 80: 979-85.
2) Su PC, Tseng HM, Liu HM, et al. Treatment of advanced Parkinson's disease by subthalamotomy: one-year results. Mov Disord. 2003; 18: 531-8.
3) Tseng HM, Su PC, Liu HM. Persistent hemiballism after subthalamotomy: the size of the lesion matters more than the location. Mov Disord. 2003; 18: 1209-11.
4) Tseng HM, Su PC, Liu HM, et al. Bilateral subthalamotomy for advanced Parkinson disease. Surg Neurol. 2007; 68 Suppl 1: S43-50; discussion S50-51.

〈佐々木達也〉

# GPi の標的設定方法を教えてください.

**GPi の標的設定には MRI やアトラスを用い,テスト刺激の反応を確認します.**

　臨床効果が最も高いのは GPi の後腹側である[1].間接的な指標では GPi は midcommissural point（MCP）から外側 20 mm,前方 2~3 mm,下方（垂直）4~5 mm となる[2].近傍の解剖学的指標には視索があり,視索の 1~2 mm 上方に標的が位置する.しかしながら,視索といっても数ミリの幅があるため,実際の MRI やアトラスで GPi を確認しながら,微調整を行う.AC-PC line のレベルの軸位断で GPi と内包の境界線の前 2/3 から垂直に 3~4 mm の外側においた点を標的する方法もある[3]　図1 .

　他にも被殻を基準とした間接的なターゲティング方法も報告されている[4].MRI は STIR 画像が GPi,GPe を分ける内側髄板や内包との境界が明瞭となり有用である　図2 .GPi の内側に内包後脚,下方に視索が存在するため,テスト刺激では motor contraction や,視索への刺激波及によるきらめきなどに留意する.

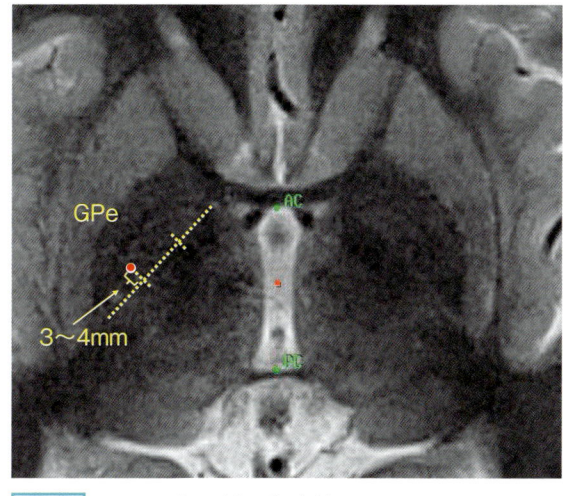

図1 GPi のターゲット方法
STIR 画像を用いる.AC-PC レベルの軸位断において,内包と GPi の境界線の前 2/3 から垂直に 3~4 mm 外側においた点.これが標的となる（赤丸）（文献 3 を参照）.

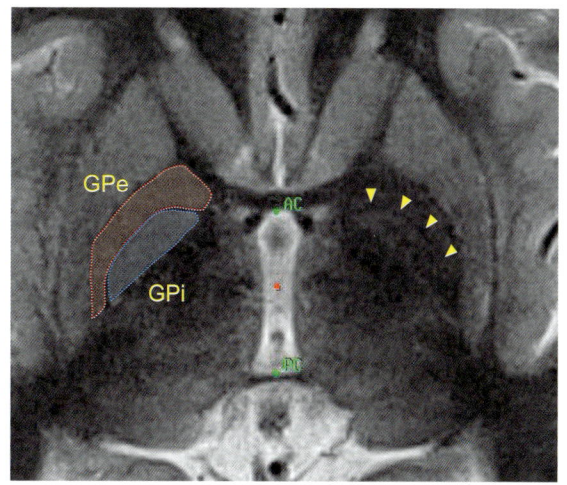

図2 STIR 画像
GPe,GPi をそれぞれ赤枠,青枠で示す.GPe と GPi を分ける内側髄板が明瞭に視認される（黄色矢頭）.

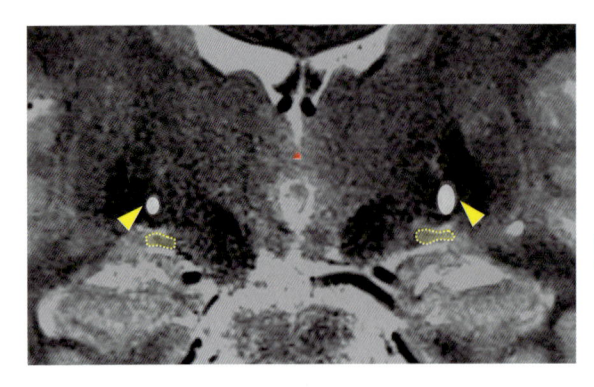

図3 MRI画像と術後CTを合成した冠状断画像

DBS電極（黄色矢頭）先には視索が位置する（黄色点線枠）.

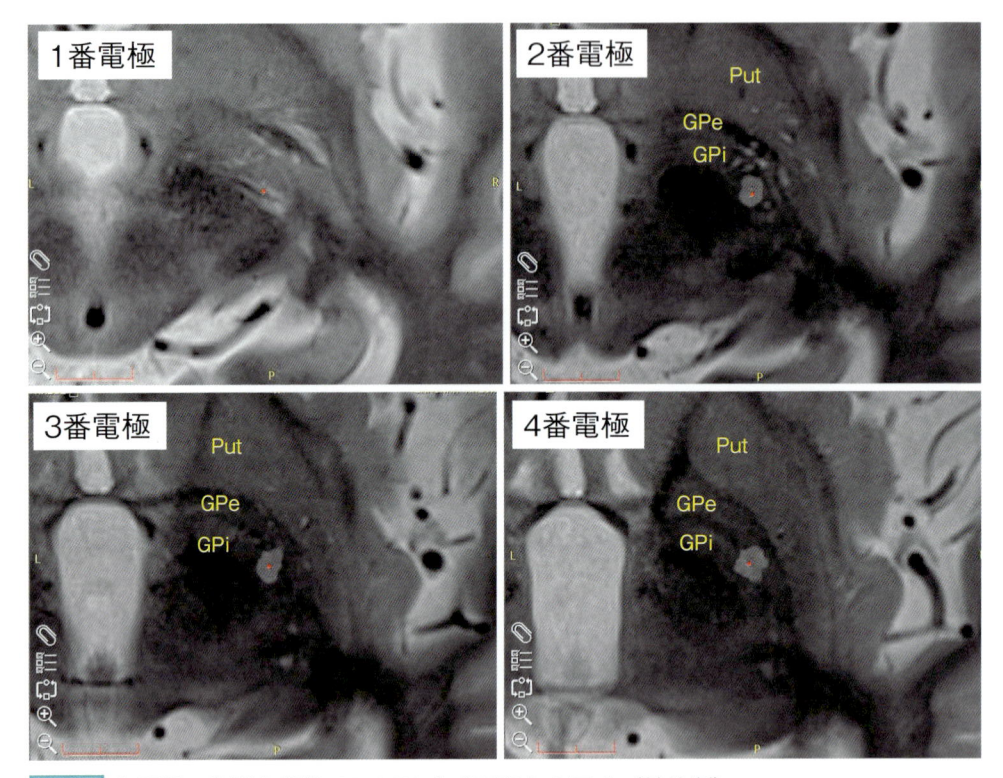

1番電極

2番電極
Put
GPe
GPi

3番電極
Put
GPe
GPi

4番電極
Put
GPe
GPi

図4 各電極の先端を術後CT-MRI合成画像から示す（軸位断）

1,2,3番電極はGPi内，4番電極がGPe内に位置している.

## 文献

1) Tisch S, Zrinzo L, Limousin P, et al. Effect of electrode contact location on clinical efficacy of pallidal deep brain stimulation in primary generalised dystonia. J Neurol Neurosurg Psychiatry. 2007; 78: 1314-9.
2) 板倉　徹, 編. 定位脳手術入門. 東京: 医学書院; 2005. p.63-82.
3) Richard Winn H. Youmans & Winn Neurological Surgery. 7th ed. Elsevier; 2017. p.619-26.
4) Thompson JA, Yin D, Ojemann SG, et al. Use of the putamen as a surrogate anatomical marker for the internal segment of the globus pallidus in deep brain stimulation surgery. Stereotact Funct Neurosurg. 2017; 95: 229-35.

〈佐々木達也〉

**D** その他のターゲット

**27**

## 他にどのような標的があるのですか？

**STN，Vim，GPi のほかに，PSA，cZI，PPN などがあげられます．**

　posterior subthalamic area（PSA）や caudal zona incerta（cZI）などは難治性の振戦に対して有効であり，Vim と比較しても遜色ないとする報告もある[1,2]．pedunculopontine nucleus（PPN）はパーキンソン病のすくみ足や転倒に対して効果がある[3]．また認知症を伴ったパーキンソン病に対するマイネルト基底核刺激療法〔nucleus basalis of Meynert（NBM）-DBS〕の臨床試験が行われている[4]．

　その他の疾患では，アルツハイマー型認知症に対する fornix-DBS や難治性てんかんに対する anterior nucleus of the thalamus や hippocampus への DBS もその有効性が示されている[5,6]．

### 文献

1) Blomstedt P, Fytagoridis A, Astrom M, et al. Unilateral caudal zona incerta deep brain stimulation for Parkinsonian tremor. Parkinsonism Relat Disord. 2012; 18: 1062-6.
2) Eisinger RS, Wong J, Almeida L, et al. Ventral intermediate nucleus versus zona incerta region deep brain stimulation in essential tremor. Mov Disord Clin Pract. 2018; 5: 75-82.
3) Thevathasan W, Debu B, Aziz T, et al. Pedunculopontine nucleus deep brain stimulation in Parkinson's disease: A clinical review. Mov Disord. 2018; 33: 10-20.
4) Gratwicke J, Zrinzo L, Kahan J, et al. Bilateral deep brain stimulation of the nucleus basalis of Meynert for Parkinson disease dementia: A randomized clinical trial. JAMA Neurol. 2018; 75: 169-78.
5) Li MCH, Cook MJ. Deep brain stimulation for drug-resistant epilepsy. Epilepsia. 2018; 59: 273-90.
6) Rowland NC, Sammartino F, Tomaszczyk JC, et al. Deep brain stimulation of the fornix: Engaging therapeutic circuits and networks in Alzheimer disease. Neurosurgery. 2016; 63 Suppl 1: 1-5.

〈佐々木達也〉

**E** STN と GPi のすみわけ

## STN と GPi それぞれの電気刺激療法の効果を比較した論文はありますか？

ターゲットによる治療効果に関する報告のまとめを 表1 に示します.

　パーキンソン病に対する STN-DBS と GPi-DBS を直接比較した 3 つの大きな研究がある[1-4]. それらの結果をまとめた 表1 を以下に示す[5]. STN については減薬とバッテリーの維持について利点がある. GPi については, ジスキネジアの抑制, 気分の変化, 言語流暢性維持などで利点がある. いくつかの重要な臨床試験では STN-DBS が行われており[6], 長期成績も STN を用いた研究が多く報告されている[7-9]. パーキンソン病診療ガイドライン 2018 で両者の選択について細かく記載されて

表1 STN-DBS と GPi-DBS とを比較した研究

| | Study f/u | NIHCOMPARE 7 mo | VA COOP 6 mo | NSTAPS 12 mo | VA COOP 24 mo | VA COOP 36 mo |
|---|---|---|---|---|---|---|
| UPDRS | Ⅰ | | = | = | = | = |
| | Ⅱ（ADL 自己評価） | | = | = | = | = |
| | Ⅲ（＋stim/－med） | = | = | STN | = | = |
| | Ⅲ（＋stim/＋med） | | = | = | = | GPi |
| | Ⅲ（－stim/－med） | | GPi | | GPi | GPi |
| | 姿勢と歩行 | | | STN | | |
| | ジスキネジア | GPi | = | GPi | = | = |
| sit and walk test | | | | | GPi | |
| LED | | = | STN | STN | STN | STN |
| Maddis dementia rating scale | | | = | | = | GPi |
| verbal fluency | phonemic | GPi | | | = | = |
| | semantic | = | | | = | GPi |
| behavior change | angry | GPi | GPi | | | |
| | happy | = | GPi | | | |
| | tired | GPi | GPi | | | |
| IPG energy use | | STN | | STN | | |

STN: STN の方が優れる, GPi: GPi が優れる, ＝: 同等
(Williams NR, et al. Mov Disord Clin Pract. 2014; 1: 24-35)[5]

いる．十分効果が期待され，治療が安全に行えると判断される症例では STN-DBS を施行することが合理的だと思われる．on 時の運動症状，姿勢安定性，認知・遂行機能，抑うつなどの症状がある場合には GPi-DBS を選択することも考慮する[10]．

## 文献

1) Follett KA, Weaver FM, Stern M, et al. Pallidal versus subthalamic deep-brain stimulation for Parkinson's disease. N Engl J Med. 2010; 362: 2077-91.
2) Odekerken VJ, van Laar T, Staal MJ, et al. Subthalamic nucleus versus globus pallidus bilateral deep brain stimulation for advanced Parkinson's disease（NSTAPS study）: a randomised controlled trial. Lancet Neurol. 2013; 12: 37-44.
3) Okun MS, Fernandez HH, Wu SS, et al. Cognition and mood in Parkinson's disease in subthalamic nucleus versus globus pallidus interna deep brain stimulation: the COMPARE trial. Ann Neurol. 2009; 65: 586-95.
4) Weaver FM, Follett K, Stern M, et al. Bilateral deep brain stimulation vs best medical therapy for patients with advanced Parkinson disease: a randomized controlled trial. JAMA. 2009; 301: 63-73.
5) Williams NR, Foote KD, Okun MS. STN vs. GPi deep brain stimulation: Translating the rematch into clinical practice. Mov Disord Clin Pract. 2014; 1: 24-35.
6) Schuepbach WM, Rau J, Knudsen K, et al. Neurostimulation for Parkinson's disease with early motor complications. N Engl J Med. 2013; 368: 610-22.
7) Castrioto A, Lozano AM, Poon YY, et al. Ten-year outcome of subthalamic stimulation in Parkinson disease: a blinded evaluation. Arch Neurol. 2011; 68: 1550-6.
8) Janssen ML, Duits AA, Turaihi AH, et al. Subthalamic nucleus high-frequency stimulation for advanced Parkinson's disease: motor and neuropsychological outcome after 10 years. Stereotact Funct Neurosurg. 2014; 92: 381-7.
9) Rizzone MG, Fasano A, Daniele A, et al. Long-term outcome of subthalamic nucleus DBS in Parkinson's disease: from the advanced phase towards the late stage of the disease? Parkinsonism Relat Disord. 2014; 20: 376-81.
10) 日本神経学会，監修．パーキンソン病診療ガイドライン作成委員会，編．パーキンソン病診療ガイドライン 2018．東京: 医学書院; 2018.

〈佐々木達也〉

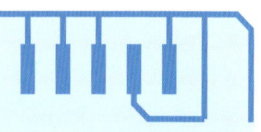
# 硬膜動静脈瘻でパーキンソン病症状を呈した！

### パーキンソン症候群を呈した硬膜動静脈瘻の1例

60歳代の男性. 耳鳴にて発症した右横・S状静脈洞部硬膜動静脈瘻に対して前医で塞栓術が施行された. その半年後から思考・動作が緩慢となり, 歩行障害も生じた. 前医で撮影された MRI 拡散強調画像 図1A ・FLAIR 画像 図1B では両側基底核から放線冠にかけての高信号が認められたが, 原因不明のまま発症 2.5 カ月後に当院に紹介となった. その間症状はさらに進行し, 立位困難となっていた.

来院時, Mini-Mental State Examination (MMSE) は 15/30 点, frontal assessment battery (FAB) は 6/18 点と認知機能・前頭葉機能の低下を認めた. パーキンソン症候群としては, 仮面様顔貌, 寡動, 四肢の固縮, 姿勢反射障害, 小刻み歩行, すくみ足を認めたが, 振戦は認められなかった. UPDRS motor examination (Part Ⅲ) では 46/108 点, Hoehn-Yahr stage 4 と重度の運動障害を認めた. L-dopa 反応性が低く, 特発性パーキンソン病とは違う病態であると考えられた. 脳血流 SPECT 検査 ($^{99m}$Tc-ECD) では両側基底核の局所脳血流低下を認めた 図1C (相対的血流低下部位をカラー表示). 脳血管撮影検査にて, シャントは前医で治療されていた右横・S状静脈洞部以外に, 静脈洞交会部にも認められ, この部のシャント血流は全て直静脈洞からガレン大静脈, さらに両側の内大脳静脈と脳底静脈に逆流している Borden type Ⅲ の所見であった 図1D (側面像). 直静脈洞と両側横静脈洞との間は血栓閉塞しており, 順行性の血流は認められず, 基底核の著明な静脈還流障

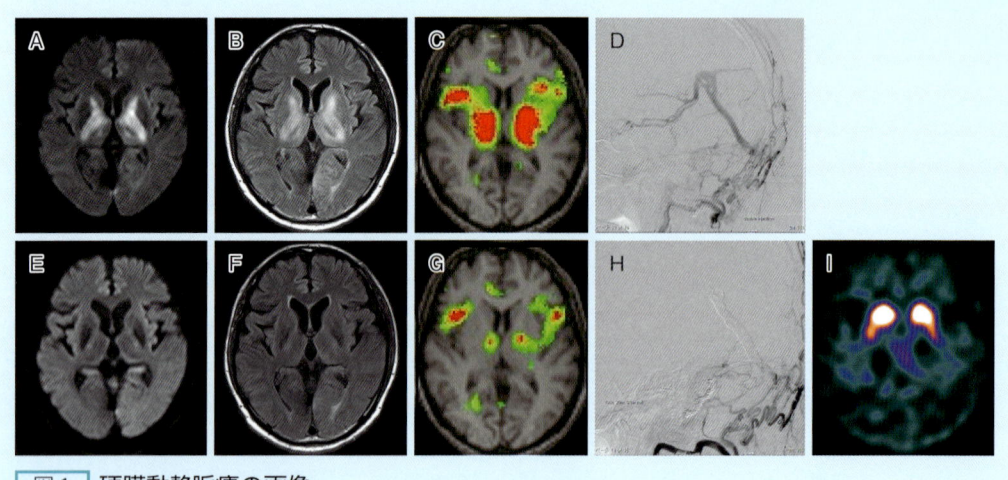

図1 硬膜動静脈瘻の画像
A～D: 治療前, E～I: 治療後

害がパーキンソン症候群の原因と考えられ，脳血管内治療を行う方針とした．直静脈洞には正常静脈還流は流入しておらず，isolated sinus となっていたため，直静脈洞を離脱型コイルで塞栓する sinus packing を行い，シャントの消失が得られた 図1H ．術後は認知障害（MMSE: 22/30 点），前頭葉機能（FAB: 10/18 点）は改善したが，パーキンソン症候群はわずかな改善に止まった（UPDRS motor examination: 41/108 点，Hoehn-Yahr stage 4）．術後の MRI では術前に認められた拡散強調画像 図1E ・FLAIR 画像 図1F での高信号は改善しており，脳血流 SPECT（$^{99m}$Tc-ECD）の両側基底核の局所脳血流も改善していた 図1G （相対的血流低下部位をカラー表示）．L-dopa の投与も行ったが，効果は認められなかった．数カ月後に撮影した dopamine transporter SPECT 図1I では，両側線条体の核種取り込みは正常範囲（specific binding ratio: 6.22/6.19）であった．

パーキンソン症候群を呈する硬膜動静脈瘻はこれまでにも複数報告されており，前頭葉もしくは基底核領域の静脈還流障害が生じることによりパーキンソン症候群につながるとされている．脳血管内治療を行うことによって症状が改善することが多いとされているが，今回の症例では発症後3カ月で治療を行ったがパーキンソン症候群の改善はほとんど得られなかった．症状の改善程度は，重症度・罹患期間・障害された脳組織の脆弱性によって，症例ごとに異なる可能性がある．いずれにしてもパーキンソン症候群の鑑別疾患として硬膜動静脈瘻を疑うことが重要であり，可及的速やかに確定診断，治療を行う必要がある．

1) Nakano Y, Nomura E, Hiramatsu M, et al. Dissociated recovery between dementia and parkinsonism by transvenous embolization of recurrent dural arteriovenous fistula. Neurol Clin Neurosci. 2017; 5: 159-61.

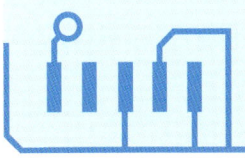

〈平松匡文〉

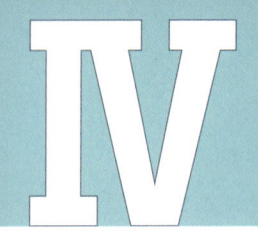

# Ⅳ パーキンソン病に対する治療の実際

 **A** パーキンソン病症状

29

## パーキンソン病の振戦はどのようなものですか？

 パーキンソン病では，四肢の 5 Hz 程度の粗大な静止時振戦が見られます．

　パーキンソン病の振戦は四肢にみられる粗大な静止時振戦であり，初発症状の約半数を占め，筋強剛，随意運動の障害（無動）を伴う．振動数は 1 秒間に 4～6 回（4～6 Hz）で作動筋と拮抗筋が交互に収縮し，関節の屈曲と伸展，内転と外転，回内と回外の律動的な交代性運動を示す．それより振動数の多い振戦や動作時振戦の場合は本態性振戦など他の疾患をまず考えるべきである．左右差があるのが通例で，進行しても症状の左右差はみられ，初発の側に一貫して強い．しかし，高度進行例では左右差は次第に目立たなくなる傾向にある．振戦は上肢，特に手に著明で，典型例では動作を行うときには軽減消失する．手指の動きは丸薬を丸めるような運動（pill-rolling movement）である．下肢では足に認められ，座位では足先やかかとで床を叩く動作（tapping movement）を認めることもある．通常，一側の腕，手といった身体の一部に限局した軽微なふるえの症状から始まり，下肢に広がり，しばらくおいて他側の上下肢にも起こる．さらに進展すると，下顎，口唇，舌，眼瞼から頭

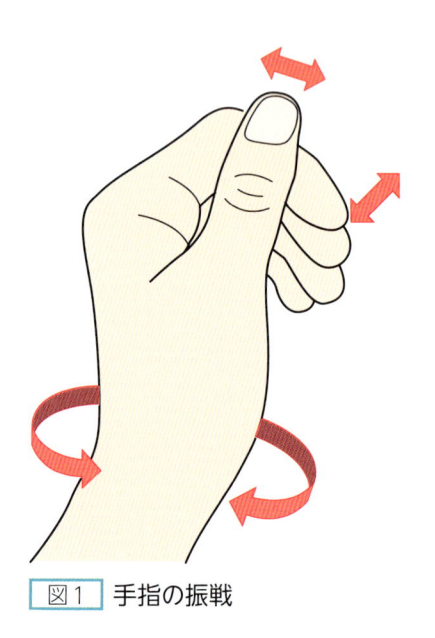

図1 手指の振戦

全体, 全身にみられるようになることもある. 振戦は上肢を水平位に保持させると減弱ないし消失し, 随意運動では一時的に抑制される. また感情的な興奮では増加し, 睡眠中は消失する. 一定の姿勢をとると平均 10 秒程度の振戦が止まる潜時があり, その後また激しく震えだす症例がある. このような震えは re-emergent tremor とよばれ, 本態性振戦との鑑別に有用である. 本態性振戦の場合, 姿勢をとるとすぐ手は震え始め, 潜時はない. パーキンソン病で振戦を誘発するには, 上肢の力を抜かせて手を膝の上に乗せ, 肘と手首を軽く屈曲させる.

### ▣ 文献

1) 田崎義昭, 斎藤佳雄. 著. 坂井文彦, 改訂. ベッドサイドの神経の診かた. 改訂 18 版. 東京: 南山堂; 2016.
2) 「脳の科学」編集委員会, 編集. パーキンソン病のすべて. 脳の科学. 26 巻増刊. 東京: 星和書店; 2004.
3) 加瀬正夫, 安藤一也, 編集. パーキンソン病 ―病態生理と治療法―. 東京: 金原出版; 1978.
4) 平山惠造, 監修 廣瀬源二郎, 他編集. 臨床神経内科学. 改訂 6 版. 東京: 南山堂; 2016.
5) 水野美邦, 編集. 神経内科ハンドブック 鑑別診断と治療. 第 5 版. 東京: 医学書院; 2016.

〈守本 純〉

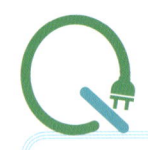

## A パーキンソン病症状

30

# 歩行の特徴について教えてください.

**パーキンソン病の歩行障害として,前傾姿勢,すり足歩行,すくみ足,突進歩行などが有名です.**

　パーキンソン病の歩行障害は通常進行した時期にみられ,その特徴は膝を曲げ,肘も軽度屈曲し,前屈みの姿勢で小刻みに歩く.地面を擦るように足はあまり床から上げないすり足歩行で,腕の振りも少ない.歩隔は正常で wide based ではないが,Hoehn and Yahr 重症度の Stage Ⅳ くらいに進行すると歩隔が広くなることがある.歩き始めはゆっくりだが,前傾姿勢により足が自分の重心を追いかけるように次第に歩数が増加し,かけ足のようになる.これを加速歩行（festinating gait）といい,こうなるとすぐに停止できず数歩前方に突進することや,転倒するまで突進してしまうことがある.歩き始めは第 1 歩を踏み出すのが困難（start-hesitation）で,数秒から数十秒足がすくむ.これをすくみ足（frozen gait）といい,歩行中でも狭いところを通るときや,方向転換するとき,目標点に近づくときにも出現することがある.すくみ足が起こるような場合でも,床に横線を引いたり,足の前に棒を置いたりしてそれをまたぐようにすると,スムーズに第 1 歩を出すことができる.障害物がある方が歩きやすくなるという,通常とは矛盾する歩行（paradoxical gait）である.また短い距離が歩けても長い距離が歩けなくなることがある.これはパーキンソン病による疲労現象の表れと考えられる.

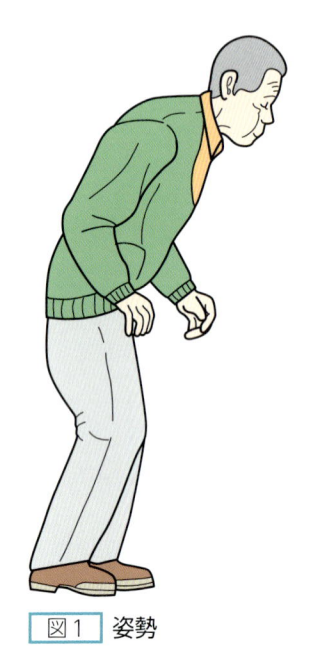

図1　姿勢

**文献**
1)　水野美邦, 編集. 新しい診断と治療の ABC39/神経 4. パーキンソン病. 大阪: 最新医学社; 2006.
2)　「脳の科学」編集委員会, 編集. パーキンソン病のすべて. 脳の科学. 26 巻増刊. 東京: 星和書店; 2004.
3)　水野美邦, 編集. 神経内科ハンドブック 鑑別診断と治療. 第 5 版. 東京: 医学書院; 2016.

〈守本　純〉

JCOPY 498-32834

**A** パーキンソン病症状

# 正常圧水頭症の歩行とはどのように違いますか？

**パーキンソン病では前傾姿勢で歩隔が保たれることが多く，腕の振りが小さくなります．**

　正常圧水頭症には特発性水頭症と脳卒中などが原因となる二次性水頭症がある．両者の歩行障害は本質的には変わるものではないが，二次性の場合は先行疾患の影響があり，歩行の特徴が捉えられない場合も多いため，本項では特発性正常圧水頭症の歩行との違いについて述べる．

　両者とも小刻み，すり足で，姿勢反射障害を認める特徴的な歩行である．特発性正常圧水頭症でもすくみ足がみられることがある．両者の違いには歩隔があり，パーキンソン病では足は内旋し，歩隔は正常かやや狭くなっている．一方，特発性正常圧水頭症では足は外旋し，歩隔は拡大している（wide based gait）．また，パーキンソン病では腕の振りは小さくなっているが，特発性正常圧水頭症では変化していない．姿勢反射障害については，パーキンソン病では前傾姿勢で，前方への突進が強いが，特発性正常圧水頭症では中腰で手を伸ばして，尻を後ろにつき出し上体は伸展した姿勢を示すことが多く，後方への転倒傾向が強い．床の線や目の前の棒を跨ぐなどの外的キューによる歩行の改善は，パーキンソン病の方が顕著である．特発性正常圧水頭症では初期から姿勢反射障害やすくみ足，転倒がみられるが，パーキンソン病においては初期にはそれらはまれである．

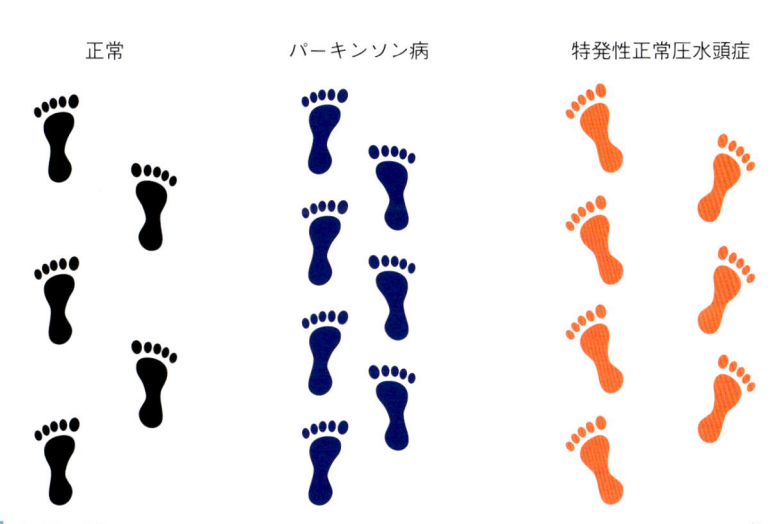

　　図1　**歩行の違い**（太田富雄，総編集．脳神経外科．改訂12版．京都: 金芳堂; 2016[2] より改変）

**文献**
1）　新井　一，監修．石川正恒，他編集．特発性正常圧水頭症の診療．京都: 金芳堂; 2014.
2）　太田富雄，総編集．川原信隆，他，編集．脳神経外科．改訂12版．京都: 金芳堂; 2016.

〈守本　純〉

32

# 薬物療法の基本を教えてください.

🗲 初期の薬物治療は，L-dopa，ドパミンアゴニスト，MAOB 阻害薬の 3 薬剤から選択することが原則です．治療薬の選択，治療開始時期については患者の症状や希望を考慮して判断する必要があります．

抗パーキンソン病薬は L-dopa，ドパミンアゴニスト，モノアミン酸化酵素 B（MAOB 阻害薬），カテコール-O-メチル基転写酵素（COMT 阻害薬）などのドパミン系薬剤と，抗コリン薬やアマンタジン，ドロキシドパなどの非ドパミン系薬剤に大別される．　図1　に各種抗パーキンソン病薬の作用機序を示す．

初期の薬物治療は，L-dopa もしくはドパミンアゴニストによるドパミン補充療法が推奨されている．また，MAOB 阻害薬も 2015 年より単独投与が可能となり，初期治療の選択肢となった．それぞれの特徴については後述する．

若年発症者は長期使用が見込まれることから，ドパミンアゴニストまたは MAOB 阻害薬で開始し，改善が不十分な場合はドパミンアゴニストの増量または L-dopa を併用する．一方で，高齢者や早期に運動症状の改善を期待したい患者，また安全性の観点から精神症状や認知機能低下のある患者に対しては L-dopa で治療開始するのがよい．

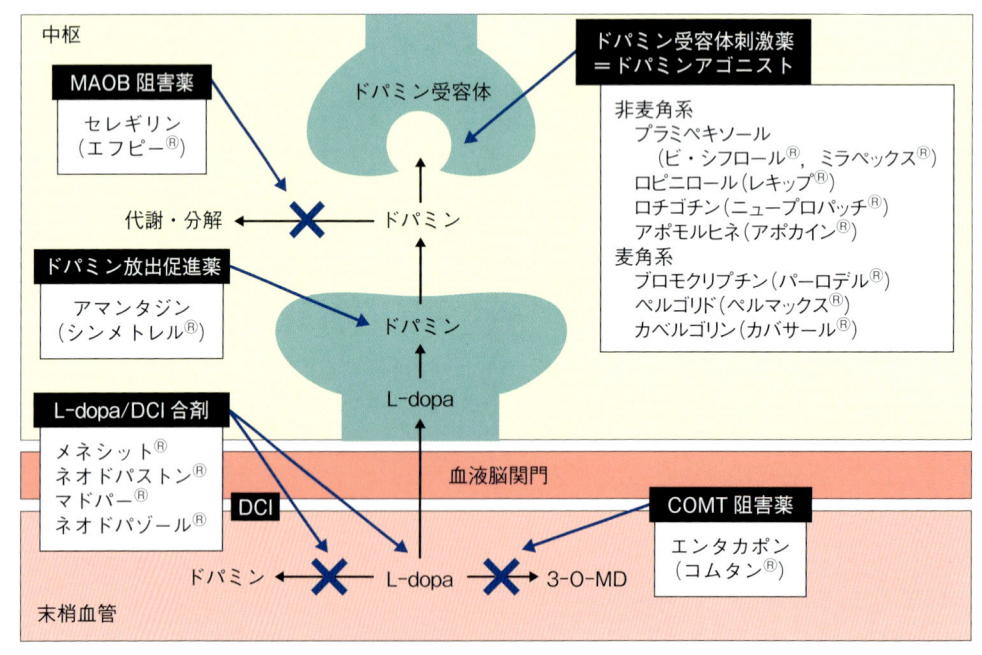

図1　ドパミン系抗パーキンソン病薬の作用機序

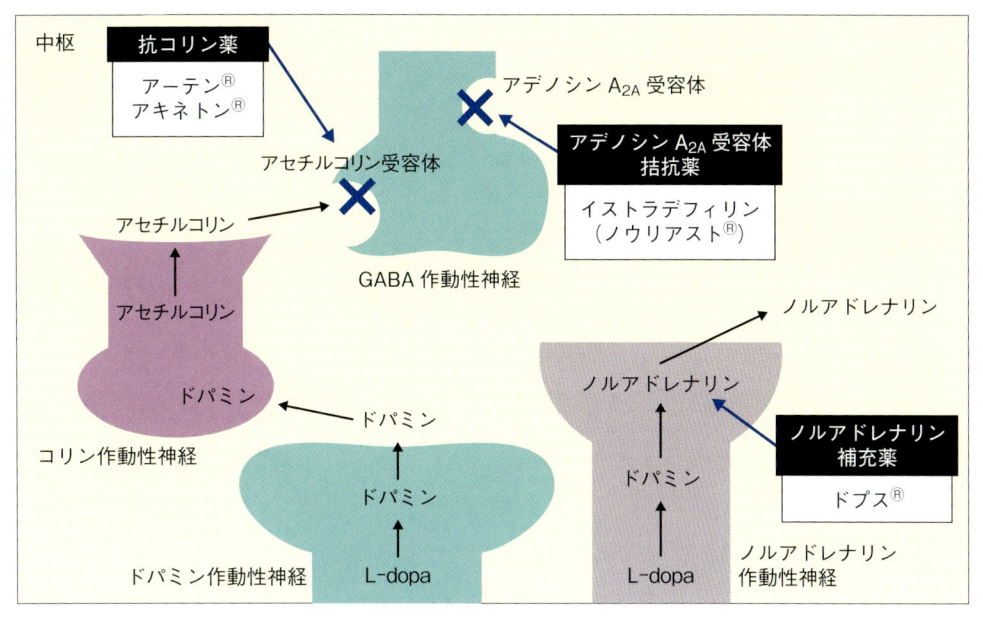

**図2** 非ドパミン系抗パーキンソン病薬の作用機序

## L-dopa

　L-dopa は運動症状の改善度が最も優れており，服薬継続率が高い．ドパミンアゴニストと比較して副作用が少なく安全性も高い．しかし，L-dopa で治療を開始した場合，ドパミンアゴニストや MAOB 阻害薬で開始した場合と比較して，将来（数年〜10 数年後），wearing off やジスキネジアといった運動合併症を生じるリスクが高い[1]．特に若い症例ほど運動合併症は起こりやすいとされ，若年者への使用は他の抗パーキンソン病薬と併用するなどして投与量が多くならないよう工夫する必要がある．L-dopa 製剤は脳内への移行率を上げるため，末梢での L-dopa の代謝を抑制する作用があるドパ脱炭酸酵素阻害薬（カルビドパ，ベンゼラジド）との配合剤として使用されることが一般的である．

## ドパミンアゴニスト

　ドパミンアゴニストは化学構造の違いから麦角系と非麦角系に分類される．運動症状の改善度はL-dopa よりやや劣るが，長期使用による運動合併症の発現頻度は L-dopa よりも低い．徐放剤や貼付剤があり1日1回の投与で安定した血中濃度を維持できる．また注射製剤によるレスキュー療法も発売されるなど投与方法に選択肢がある．安全性については L-dopa よりも劣っており，眠気，浮腫，消化器症状，幻覚などの副作用が多い．さらに，麦角系では心臓弁膜症，非麦角系では突発睡眠に注意する必要がある．副作用の観点から，現在は非麦角系製剤が主流であるが，車の運転や高所作業を行う患者などは麦角系を選択する．

## MAOB 阻害薬

　単独投与で初期治療に有効というエビデンスが示され，本邦では 2015 年から単独投与が可能となった．単独で軽度の運動症状改善効果，L-dopa 開始遅延効果が認められ，症状が軽度な場合の第1選択薬として考慮される．しかし，症状の改善が不十分なために継続率が低い，との報告がある[1]．
　それぞれの特徴を 表1 に示す．

**表1** パーキンンソン病初期治療薬の特徴

| | L-dopa | ドパミンアゴニスト | MAOB 阻害薬 |
|---|---|---|---|
| メリット | ・運動症状の改善効果が高い<br>・副作用が少ない<br>・継続性が高い | ・L-dopa の使用量抑制<br>・運動合併症の発現リスクが低い<br>・徐放剤，貼付剤，注射製剤など様々な投与方法がある | ・L-dopa 開始遅延，増量抑制効果 |
| デメリット | ・半減期が短い<br>・将来の運動合併症のリスクが高い | ・精神症状，幻覚が出やすい<br>・副作用による中断が多い | ・有効性が低く継続率が悪い |

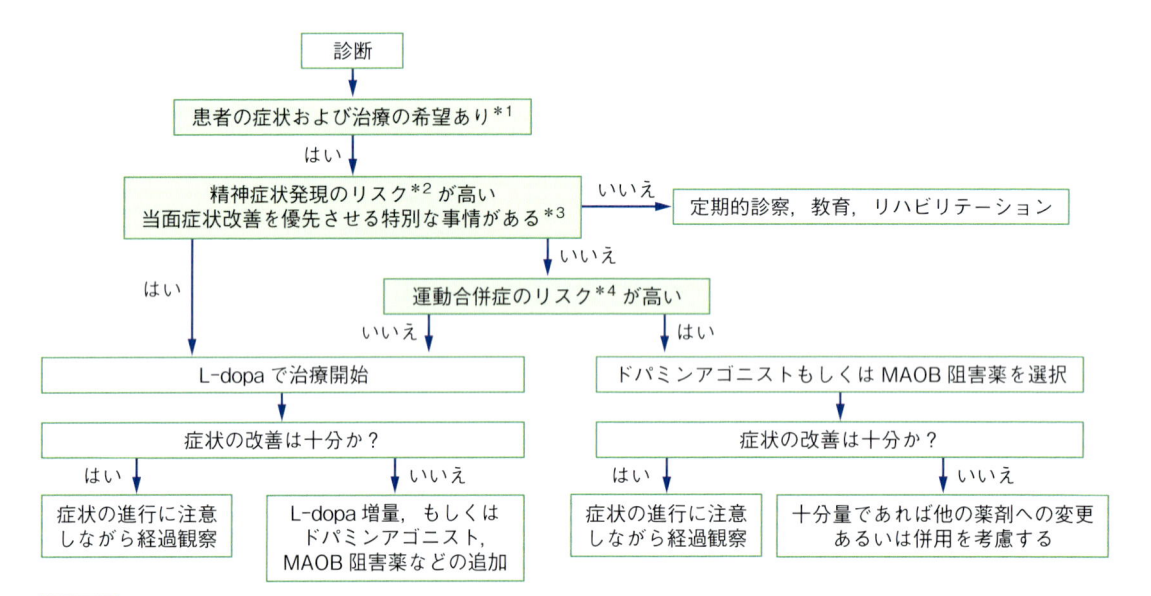

**図3** 早期パーキンソン病治療のアルゴリズム

[1] 背景，仕事，患者の希望などを考慮してよく話し合う必要がある
[2] 認知症の合併など
[3] 症状が重い（例えば Hoehn-Yahr 重症度分類で 3 度以上），転倒リスクが高い，患者にとって症状改善の必要度が高い，など
[4] 65 歳未満の発症など
（パーキンソン病診療ガイドライン作成委員会，編．パーキンソン病診療ガイドライン 2018 より一部改変）

## 治療開始時期

　早期パーキンソン病に対して，いつから薬物治療を開始するのがよいか一定の見解は得られていない[2,3]．早期に治療を開始することが運動症状を改善することは明らかであるが，遅れて治療を開始するよりも明らかに利益がある，というエビデンスはない．しかし，治療を遅らせることの利益も明らかではないため，運動症状を有し，治療を希望する患者には遅滞なく薬物治療を行うことがよいと考えられる．

　最後にパーキンソン病診療ガイドライン 2018 に記載されている初期治療のアルゴリズムを示す　図3 ．

## 文献

1) PD MED Collaborative Group, et al. Long-term effectiveness of dopamine agonist and monoamine oxidase B inhibitors compared with levodopa as initial treatment for Parkinson's disease (PD MED): a large, open-label, pragmatic randomized trial. Lancet. 2014; 384: 1196-205.
2) 日本神経学会, 監修, パーキンソン病治療ガイドライン作成委員会, 編. パーキンソン病治療ガイドライン 2011. 東京: 医学書院; 2011.
3) 日本神経学会, 監修. パーキンソン病診療ガイドライン作成委員会, 編. パーキンソン病診療ガイドライン 2018. 東京: 医学書院; 2018.

〈細本 翔〉

**33**

# Wearing off とは何ですか？
# 対処法を教えてください．

**Wearing off とは，抗パーキンソン病薬の効果持続時間が短縮し，薬物濃度の変動とともに症状が変動する現象です．**

### Wearing off とは

Wearing off は例えば，L-dopa 製剤を 1 日 3～4 回服用しても，次の薬剤を服用する前に効果の消退がみられる場合を指す 図1 ．パーキンソン病の進行とともに黒質や大脳基底核の変性が進み，神経細胞終末でドパミンを保持・再利用する能力が低下することが主な原因である．症状の日内変動を表す言葉として他に on-off や no on, delayed on などがある．on-off はスイッチを入れたり切ったりするかの如く，症状が急激に変動する現象を言い，予測不可能な点で wearing off とは区別される．no on は L-dopa を服用しても効果発現がみられない現象，delayed on は効果発現に時間を要する現象を指し，いずれも消化管による L-dopa の吸収障害が影響している場合が多い．

### Wearing off の対処法

まずはドパミンアゴニストの追加・増量が推奨される．ドパミンアゴニストには off 時間の短縮効果が認められている．徐放剤や貼付剤などもあり，個々の状況に応じて投与方法を変更・調整することも可能である．また，アポモルヒネの注射製剤は，off 時に患者自身で皮下注射ができるドパミンアゴニストであり，レスキュー薬として有効である．ドパミンアゴニストは L-dopa と比較して眠気や幻覚などの副作用が出やすいため，副作用の発現に注意しながら使用する必要がある．

その他，有効な薬剤には COMT 阻害薬や MAOB 阻害薬，ゾニサミド，イストラデフィリンなどがある．ガイドライン 2018 の治療アルゴリズムを 図2 に示す[1]．

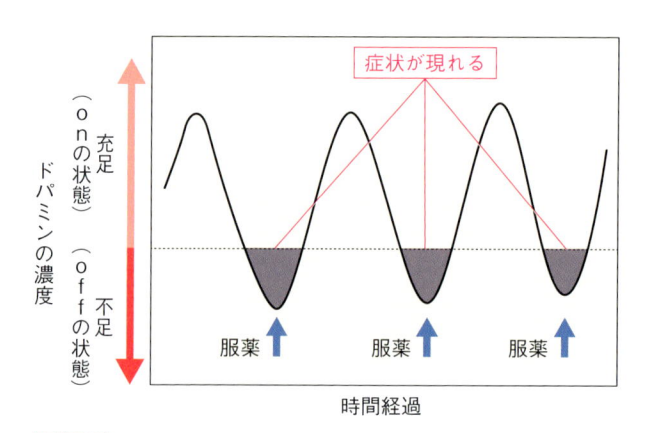

図1 wearing off 現象

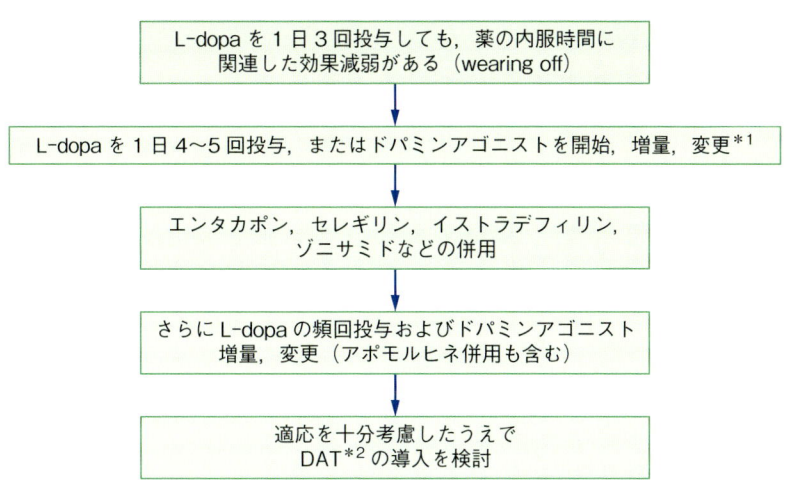

**図2** wearing off の治療アルゴリズム（パーキンソン病診療ガイドライン作成委員会，編. パーキンソン病診療ガイドライン 2018 より一部改変）

[*1]wearing off 出現時には投与量不足の可能性もあるので，L-dopa を 1 日 3〜4 回投与にしていない，あるいはドパミンアゴニストを十分加えていない場合は，まずこれを行う.

[*2]DAT（device aided therapy），本邦では DBS および L-dopa 持続経腸療法がこれに該当する.

### COMT 阻害薬

末梢での L-dopa の代謝を抑制し薬効を延長させる薬剤であり，off 時間の短縮効果がある[1]. L-dopa/カルビドパ/COMT 阻害薬の合剤があり，患者の服薬管理の負担を軽減することが期待される. しかし，頻回に服用することで，特に午後にかけてジスキネジアが悪化しやすいため，ジスキネジアのある患者では午後にかけて減量するなどの工夫を要する.

### MAOB 阻害薬

中枢でのドパミンの代謝を阻害し，脳内のドパミン濃度を上昇させる薬剤である. off 時間の短縮，off 時の症状改善に対して有効とされる. しかし，こちらもジスキネジアが増悪しやすいため，すでにジスキネジアが出現している症例での使用は避けたほうがよい.

### ゾニサミド

もともと抗てんかん薬として発売されたが，その後，パーキンソン病の症状改善に効果があることが発見された. 25 mg/日以上の使用で運動改善効果があり，50 mg/日の使用で off 時間の短縮効果が示されている. さらに，ジスキネジアを悪化させにくいという利点がある.

### イストラデフィリン

イストラデフィリンは選択的アデノシン受容体 $A_{2A}$ 阻害薬であり，非ドパミン系薬剤に分類される. 20 mg もしくは 40 mg の投与で off 時間の短縮効果，on 時の運動症状改善が認められている. 本邦のみで承認された薬剤であり，海外での評価が定まっていない点，長期の観察研究がない点には注意を要する.

### その他

L-dopa/カルビドパのゲル製剤（levodopa carbidopa intestinal gel: LCIG）は携帯可能な体外ポンプを用いて，胃瘻より経腸的に L-dopa を持続投与する製剤である. 持続投与することで安定した血中濃度を維持するというコンセプトのもと開発された. 日本・台湾・韓国における国際共同治験

で効果が示され[2]，日本では 2016 年より使用可能となった．今後，DBS と LCIG 持続投与療法のどちらを選択するかについては議論が必要と思われる．

　最後に，本邦では未承認の新規薬剤として IPX066 がある．これはカプセルの中に L-dopa/カルビドパの速放錠と徐放剤を組み合わせた製剤であり，米国での臨床試験にて off 時間の短縮，問題となるジスキネジアを伴わない on 時間の延長効果が認められた[3]．2015 年に米国次いで欧州で承認され，今後さらなるエビデンスの蓄積が期待される．

### 文献

1) 日本神経学会，監修．パーキンソン病診療ガイドライン作成委員会，編．パーキンソン病診療ガイドライン 2018．東京: 医学書院; 2018.
2) Murata M, Mihara M, Hasegawa K, et al. Safety and efficacy of levodopa-carbidopa intestinal gel: results from an open-label extension study in Japanese, Korean and Taiwanese patients with advanced Parkinson's disease. Ther Adv Neurol Disord. 2018; 11: 1756286418759315.
3) Hauser RA, Hsu A, Kell S, et al. Extended-release carbidopa-levodopa (IPX066) compared with immediate-release carbidopa-levodopa in patients with Parkinson's disease and motor fluctuations: a phase 3 randomised, double-blind trial. Lancet Neurol. 2013; 12: 346-56.

〈細本　翔〉

**B** 薬物治療から外科治療へ

**34**

# どのタイミングで手術を考えますか？

薬物治療にもかかわらず症状の日内変動（wearing off），ジスキネジア
のコントロールが困難で，かつパーキンソン病の進行に伴う認知機能低下や
精神機能障害を生じていない時期が望ましい．

DBS は wearing off，ジスキネジアに対して有効である一方，on 時の運動症状や ADL の改善は
ないか，あっても一時的である．そのため，すでに on 時の ADL が低下している症例では有効性が得
られにくい．また，STN-DBS の効果は若年者ほど良好であり，高齢になるほど改善効果が少ない．
しかし，DBS のリスクには手術関連の合併症の他に，認知機能低下への影響が報告されており，適応
に関しては慎重に判断する必要がある[1]．

また，DBS には薬剤の減量効果も期待されるため，副作用により増薬が困難な症例も手術適応を検
討してもよいと考えられる．

上記より，手術導入のタイミングはおおむね 70 歳以下，罹病期間はおよそ 10～15 年程度，とな
ることが多い．

### 早期 DBS

若年者の方が DBS の効果が得られやすい，高齢者では手術リスクが高まる，などの点から，これ
までよりも早期の段階で DBS を適応するべき，との考え方がある．251 例の若年発症のパーキンソ
ン病患者（平均年齢 52 歳，平均罹病期間 7.5 年）に対して STN-DBS を行い 2 年間追跡した研究
（EARLYSTIM 研究[2]）では，運動症状，ADL，L-dopa 誘発性の運動合併症，生活に支障となるジ
スキネジアのない on 時間，が薬物単独治療群と比較して優位に改善した．しかし，観察期間が 2 年
間と短く，EARLYSTIM 研究の結果を実臨床に当てはめてよいかは慎重に判断する必要がある．ま
た，別の項で述べたように新規の抗パーキンソン病薬や LCIG 治療などの治療法も考案されており，
早期 DBS の適応については今後さらなる議論を要する．

### 文献

1) 日本神経学会，監修．パーキンソン病診療ガイドライン作成委員会，編．パーキンソン病診療ガイドライン
2018．東京：医学書院；2018．
2) Schuepbach WMM, Rau J, Knudsen K, et al. Neurostimulation for Parkinson's disease with early
motor complications. N Engl J Med. 2013; 368: 610-22.

〈佐々木達也〉

# 岡山大学の手術適応を教えてください.

**我々の手術適応を述べます.**

　進行期パーキンソン病に対する DBS は確立された治療法であるが，適応基準をしっかりと守らないと手術が無効であるばかりか，副作用や合併症が問題となることがある．まず手術可能な前提条件として，1) 特発性パーキンソン病であること，2) L-dopa に反応性を示すこと，3) 明らかな認知機能低下を認めないこと，以上の3条件すべてを満たしたうえで，パーキンソン病症状として，1) 症状の日内変動（wearing off 現象）やジスキネジアがある，2) 薬剤抵抗性の安静時振戦がある，3) 薬剤の副作用により十分な薬物療法を行うことができない．以上のいずれかで困っている場合が，手術のよい適応と考えられ，ほとんどの症例で手術によるパーキンソン病症状，ADL，QOL の改善が得られる．

　その他にも，年齢が75歳以下であること，重篤な精神症状がないことも手術の適応を決めるうえで重要な点である 　図1 ．

| 必須条件 | ●特発性パーキンソン病であること<br>●L-dopa 内服に対する反応性（症状改善）があること<br>●明らかな認知機能障害を認めないこと |

| いずれかの<br>症状で困っている | ●症状の日内変動やジスキネジアを認める<br>●副作用（眠気，吐き気，アレルギーなど）のため<br>　十分な薬物治療が行えない<br>●薬剤抵抗性の振戦がある |

その他
年齢は75歳以下
重篤な精神症状がない

図1 岡山大学におけるパーキンソン病に対する DBS の適応

〈佐々木達也〉

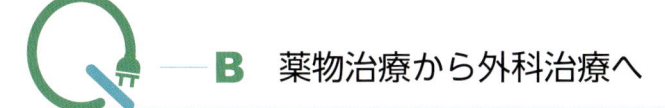 

# Camptocormia で困っているパーキンソン病患者がいます．手術適応はありますか？

**STN-DBS あるいは GPi-DBS で有効性を示す症例もありますが，効果はさまざまです．**

camptocormia は「体幹がまがる」という原義であり，「腰曲がり」とでもいう病態である．「首下がり」とは別の病態として理解されている．パーキンソン病に合併する camptocormia は 3～18% で存在する[1]．camptocormia は立位・歩行時で増悪し，座位や臥位で改善するのが特徴である．手術では STN-DBS または GPi-DBS が行われており，有効性を示す報告も多いが，患者間で効果に差がある．ケースシリーズがほとんどであることや，評価基準が一定していないこともあり，手術の有効性について，最終的な結論が出ていない．L-dopa に反応する camptocormia は，手術による改善が期待できるといった報告もある[2]．我々の検討では，STN-DBS により前傾姿勢が改善した症例では，改善がない症例と比べると，腹横筋や腹斜筋といった筋肉量が厚く保たれていた[3]．

以上より，姿勢異常の改善のみを目的として，我々は DBS を行っていない．あくまでも手術で高率に改善する wearing off や薬剤抵抗性の安静時振戦などに対して手術を行い，姿勢異常については改善するケースもあるという説明にとどめている．

## 文献

1) Srivanitchapoom P, Hallett M. Camptocormia in Parkinson's disease: definition, epidemiology, pathogenesis and treatment modalities. J Neurol Neurosurg Psychiatry. 2016; 87: 75-85.
2) Yamada K, Shinojima N, Hamasaki T, et al. Subthalamic nucleus stimulation improves Parkinson's disease-associated camptocormia in parallel to its preoperative levodopa responsiveness. J Neurol Neurosurg Psychiatry. 2016; 87: 703-9.
3) Okazaki M, Sasaki T, Yasuhara T, et al. Characteristics and prognostic factors of Parkinson's disease patients with abnormal postures subjected to subthalamic nucleus deep brain stimulation. Parkinsonism Relat Disord. 2018; 57: 44-9.

〈佐々木達也〉

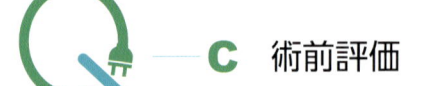 

## c 術前評価 37

## パーキンソン病症状の評価に使われる UPDRS について教えてください.

 UPDRS はパーキンソン病症状の最も汎用される評価尺度です.

Unified Parkinson's Disease Rating Scale（UPDRS）はパーキンソン病症状の評価スケールで，現在最も汎用されている．最近では改訂版である Movement Disorder Society (MDS)-UPDRS が主に使用される．UPDRS から MDS-UPDRS への対応表も報告されている[1,2]．

以下の4つの項目に分かれている．

表1 MDS-UPDRS の評価項目

| I | | | III | | |
|---|---|---|---|---|---|
| | 1 | 認知障害 | | 1 | 言語 |
| | 2 | 幻覚と精神症状 | | 2 | 顔の表情 |
| | 3 | 抑うつ気分 | | 3 | 固縮　　　　　頸部, 四肢 |
| | 4 | 不安感 | | 4 | 指タッピング　　右左 |
| | 5 | 無関心（アパシー） | | 5 | 手の運動　　　　右左 |
| | 6 | ドパミン調節異常候群の症状 | | 6 | 手の回内回外運動　右左 |
| | 7 | 睡眠の問題 | | 7 | つま先のタッピング　右左 |
| | 8 | 日中の眠気 | | 8 | 下肢の敏捷性　　右左 |
| | 9 | 痛みおよび他の感覚異常 | | 9 | 椅子からの立ち上がり |
| | 10 | 排尿の問題 | | 10 | 歩行 |
| | 11 | 便秘 | | 11 | 歩行のすくみ |
| | 12 | 立ちくらみ | | 12 | 姿勢の安定性 |
| | 13 | 疲労 | | 13 | 姿勢 |
| II | | | | 14 | 運動の全般的自発性（身体の動作緩慢） |
| | 1 | 会話 | | 15 | 手の姿勢時振戦　　右左 |
| | 2 | 唾液とよだれ | | 16 | 手の運動時振戦　　右左 |
| | 3 | そしゃくと嚥下 | | 17 | 静止時振戦の振幅　四肢, 口唇/下顎 |
| | 4 | 摂食動作 | | 18 | 静止時振戦の持続性 |
| | 5 | 着替え | IV | | |
| | 6 | 身の回りの清潔 | | 1 | ジスキネジア出現時間 |
| | 7 | 書字 | | 2 | ジスキネジアの機能への影響 |
| | 8 | 趣味や娯楽 | | 3 | オフ状態で過ごす時間 |
| | 9 | 寝返り | | 4 | 症状変動の機能への影響 |
| | 10 | 振戦 | | 5 | 運動症状変動の複雑さ |
| | 11 | ベッド, 車の座席, 椅子からの立ち上がり | | 6 | 痛みを伴うオフ状態ジストニア |
| | 12 | 歩行とバランス | | | |
| | 13 | すくみ | | | |

パートⅠ: 日常生活における非運動症状

パートⅡ: 日常生活で経験する運動症状の側面

パートⅢ: 運動症状

パートⅣ: 運動合併症

細かな項目は 表1 に示した通りである．項目ごとに0点: 正常，1点: ごく軽度，2点: 軽度，3点: 中等度，4点: 重度を選択する．点数が高いほど進行した状態である．

パートⅠ，Ⅱ，Ⅳは患者，家族からの主観的な評価であり，最近1週間の状態で最も適切な選択肢を選ぶ．パートⅢは医療従事者による客観的な評価である．手術前では，運動症状は on（薬を服用しよく効いているときの身体の状態），off（薬を服用しているにもかかわらず，効果が乏しい身体の状態）の2つをとり，特にビデオに記録しておくことが重要である．

パートⅠ〜Ⅳまでで，大体30分で取り終える．

手術前後の PD 症状の評価尺度として最も重要であり，術後半年，手術後1年ごとに記録しておくことが望ましい．

### ⊟ 文献

1) Goetz CG, Fahn S, Martinez-Martin P, et al. Movement Disorder Society-sponsored revision of the Unified Parkinson's Disease Rating Scale (MDS-UPDRS): Process, format, and clinimetric testing plan. Mov Disord. 2007; 22: 41-7.
2) Goetz CG, Tilley BC, Shaftman SR, et al: Movement Disorder Society-sponsored revision of the Unified Parkinson's Disease Rating Scale (MDS-UPDRS): scale presentation and clinimetric testing results. Mov Disord. 2008; 23: 2129-70.

〈岡﨑三保子〉

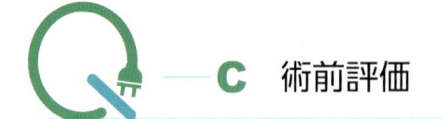 **c 術前評価**

 **38**

# ビデオの撮影方法によい方法はありますか？

 **高倍率よりも全身が常に映るような定点カメラでの撮影がよいです.**

　全身の自発的な動作や静止時振戦，ジスキネジアなどは，診察全体を通じて評価する．上肢の評価項目だからといってカメラを高倍率にして上肢のみ撮影してしまうと，後で評価する際，全身の評価が困難となる．そのため三脚を立てるなどし，全身が常に映るような定点カメラが望ましい．その際に，地面と平行なプレーンで撮影するよう留意する．手持ちカメラでは手ぶれの問題が生じ，振戦などがわかりにくくなるし，いざ患者がバランスを崩してしまった際にも対応が遅れる可能性が高くなる．撮影しながら，常に患者の傍にいる状況が作れるよう努める必要がある．基本的に常に同じ手順・方法で撮影するプロトコールを施設ごとに作成しておく方がよい．

〈岡﨑三保子〉

**JCOPY** 498-32834

 — **c 術前評価**

## 術前評価のうち，高次脳機能に関するものはどのようなものがありますか？　それをなぜ調べるのですか？

MMSE，HDS-R だけでなく，WAIS-Ⅲや FAB などの各種神経心理学的評価を行います．粗い評価ではわかりにくい細かな認知面の障害から抑うつ状態までパーキンソン病患者で障害されうる症候について調べておく必要があります．

　パーキンソン病では病状の進行とともに認知機能低下をきたすが，早期では視空間認知，遂行機能などの低下が起こりやすいとされる．代表的な認知機能検査である MMSE だけでは，こういった評価項目が少なく，軽度認知機能障害 (mild cognitive impairment: MCI) の診断には不十分である．そのため種々の高次脳機能検査，知能検査などを行い，術前の患者の状態を把握する必要がある．患者が認知症ではないものの，徐々に認知機能低下がみられている場合などでは，標的を STN ではなく GPi を選択する，DBS ではなく LCIG (levodopa-carbidopa intestinal gel) 治療を選択する，などの検討を要する．多くの検査は患者の肉体的・精神的負担を強いることもあり，疲労などで実際の想定より低い点数となることもある．余裕をもって，検査を行うことが望ましい．当科では 表1 の検査を主に行っている．

表1 | 当科で行う高次脳機能評価

| 検査名 | 高次脳機能の主な評価 |
| --- | --- |
| MMSE (Mini-mental state examination) | 認知機能検査 |
| MoCA (Montreal cognitive assessment) | 遂行機能・注意障害<br>軽度認知機能 |
| FAB (Frontal assessment battery) | 前頭葉機能 |
| TMT (Trail making test)-A, B | 注意機能・ワーキングメモリ |
| 言語流暢性課題 | Verbal fluency |
| WAIS-Ⅲ (Wechsler Adult Intelligence Scale-Third edition) | 全般的知能評価 |

〈岡﨑三保子〉

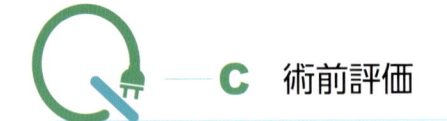 

# SF-36，PDQ 質問表などはなぜ必要なのでしょうか？

 **パーキンソン病の治療評価において，医療関係者サイドの他覚的な評価も重要ですが，患者自身の主観的な満足度も重要な因子です．**

包括的健康関連 quality of life 尺度の代表的なものに MOS Short-Form 36-Item Health Survey (SF-36)，Pakinson's disease questionnaire-39 (PDQ-39) がある．認定 NPO 法人健康評価研究機構 iHope International が推奨している様式を使用している．

患者の主観的なアウトカム（主観的健康度や満足度など）指標にて QOL を評価する．

SF-36 は 36 項目からなる質問票からなり，5 段階評価（最高に良い，とても良い，良い，あまり良くない，良くない）でチェックしてもらう．その結果が独自のアルゴリズムで算出され，身体機能・日常役割機能（身体）・体の痛み・全体的健康感・活力・社会生活機能・日常役割機能（精神）・心の健康の 8 つの下位尺度ごとにて得点が計算される．国際的に信用度の高い指標として利用されている．

Parkinson's disease questionnaire-39 (PDQ-39) は，PD 患者の全般的な ADL と QOL の障害の出現頻度を 5 段階にスコア化されている．可動性（10 項目），日常生活動作（6 項目），情緒的健康（6 項目），恥辱（4 項目），社会的支援（3 項目），認知（4 項目），コミュニケーション（3 項目），身体的不快感（3 項目）の 8 分野，合計 39 項目から構成される．

患者の主観的な満足度評価もパーキンソン病治療においてはきわめて重要な因子であり，SF-36 やPDQ-39 などの QOL スコア推移は，治療評価に必須と考える．

〈岡﨑三保子〉

 **c** 術前評価

# 特異度の高い画像検査は何がありますか？

**MIBG 心筋シンチ，DAT シンチなどが有用ですが，画像検査だけで確定診断はできません．**

パーキンソン病の臨床診断は，病歴と神経診察が最も重要であることは言を俟たないが，画像検査などの補助診断もきわめて有用になっている．頭部 MRI は器質的原因によるパーキンソン症候群の除外が必要である．

Meta-iodobenzylguanidine（MIBG）心筋シンチグラフィ，ドパミントランスポーター（dopamine transporter: DAT）シンチグラフィーなどの画像検査の進歩により，パーキンソン病の診断精度が向上している．

Movement Disorder Society（MDS）のパーキンソン病臨床診断基準において，MIBG 心筋シンチグラフィによる集積低下，嗅覚検査による嗅覚低下は支持的基準に，DAT シンチグラフィによる正常画像は絶対的除外基準に含まれている．

MIBG 心筋シンチグラフィとは，心臓を支配している心臓交感神経の障害とその分布をみる核医学検査である．MIBG は交感神経終末でノルアドレナリンと同様の摂取，貯蔵，放出が行われる物質である．パーキンソン病や Lewy 小体型認知症などでは高率に心臓の MIBG 集積が低下し，多系統萎縮症，進行性核上性麻痺，大脳基底核変性症などの変性疾患に伴うパーキンソン症候群，本態性振戦との鑑別になる．

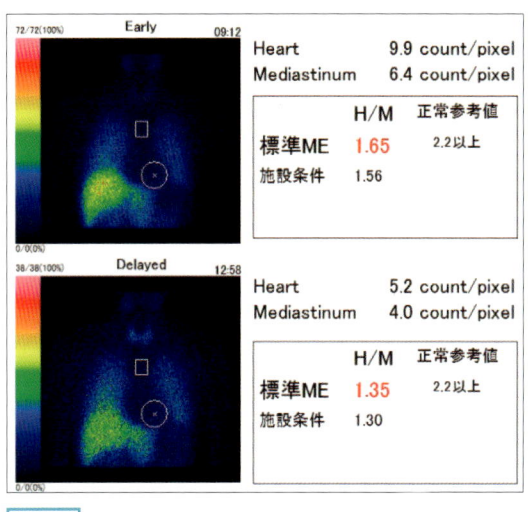
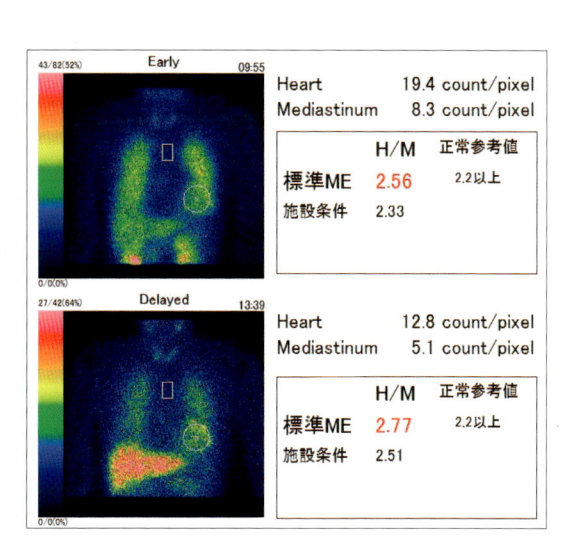

図1 MIBG
左：パーキンソン病患者（H/M 比の低下がみられる）
右：パーキンソン病と鑑別を要した本態性振戦の症例（H/M 比の低下なし）
いずれも上段は早期相，下段は後期相の集積を表している．

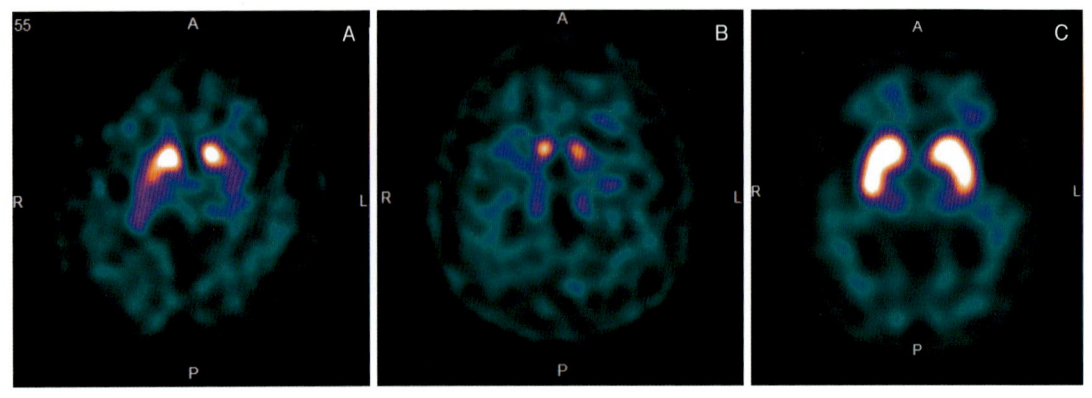

**図2** DATシンチグラフィ
A: 右振戦優位のHoehn & Yahr 2度のパーキンソン病患者（左線条体背側のDATが低下）
B: Hoehn & Yahr on 3度，off 5度のパーキンソン病患者（両側線条体のDATは著明に低下）
C: 本態性振戦の症例（DATの低下なし）

　MIBG心筋シンチグラフィのH/M比とは，心臓（H）と上縦隔（M）に設定した関心領域（region of interest: ROI）における平均カウント比であり，心臓への集積程度を評価する数値指標である．パーキンソン病ではこのH/M比が低下する　図1　．

　DATシンチグラフィは，黒質のドパミン作動性神経細胞の線条体終末部にある構造物のDATを画像化する核医学検査である．黒質線条体ドパミン神経の変性を評価することができる．変性疾患に伴うパーキンソン症候群（パーキンソン病，レビー小体型認知症，進行性核上性麻痺，大脳基底核変性症）では，線条体における集積が低下する．パーキンソン病ではHoehn-Yahrの重症度に伴い，集積の低下は大きくなっていく[1]．

　一方，本態性振戦，心因性パーキンソン症候群，薬剤性パーキンソン症候群では集積は正常となる．MIBG心筋シンチと組み合わせることで診断の精度を上げることができる　図2　．

### 文献

1) Booij J, Tissingh G, Boer GJ, et al. [123I] FP-CIT SPECT shows a pronounced decline of striatal dopamine transporter labelling in early and advanced Parkinson's disease. J Neurol Neurosurg Psychiatry. 1997; 62: 133-40.

〈岡﨑三保子〉

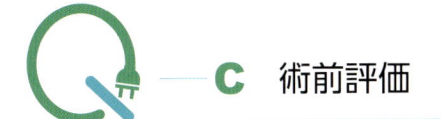

**c 術前評価**

42

## DAT シンチグラフィなどの画像検査は手術を 行う際の指標になりますか？

 **DATシンチグラフィはパーキンソン病の早期診断に役立ちますが, 手術はあくまでも臨床症状をもとに決定します.**

　パーキンソン病における DBS の適応は臨床症状をもとに決定されるものであり, 画像検査は基準に入らない. しかし DAT シンチグラフィや MIBG を手術介入の評価に有用とした報告もある[1]. STN-DBS の線条体内の DAT の変化について一定した見解はないが, DAT シンチは術後不変であるという報告[2]や, 低下を示した報告があり[3], 症状が改善したからといって, 直接ドパミントランスポータの増加につながるものではないようである.

### 文献

1) Asahi T, Kashiwazaki D, Yoneyama T, et al. Importance of (123) I-ioflupane SPECT and myocardial MIBG scintigraphy to determine the candidate of deep brain stimulation for Parkinson's disease. Neurol Med Chir (Tokyo). 2016; 56: 125-31.
2) Hesse S, Strecker K, Winkler D, et al. Effects of subthalamic nucleus stimulation on striatal dopaminergic transmission in patients with Parkinson's disease within one-year follow-up. J Neurol. 2008; 255: 1059-66.
3) Lokkegaard A, Werdelin LM, Regeur L, et al. Dopamine transporter imaging and the effects of deep brain stimulation in patients with Parkinson's disease. Eur J Nucl Med Mol Imaging. 2007; 34: 508-16.

〈岡﨑三保子〉

# どのような疾患と鑑別が必要ですか？

**パーキンソニズムをきたす脳血管障害性，薬物性，その他の神経変性疾患と鑑別を行う必要があります．特に多系統萎縮症のパーキンソン型，進行性核上性麻痺，大脳皮質基底核変性症との鑑別は重要です．**

特発性パーキンソン病以外に，パーキンソニズムを呈する疾患は多く，パーキンソン病以外の神経変性疾患（多系統萎縮症のパーキンソン型，進行性核上性麻痺，大脳皮質基底核変性症など），症候性パーキンソニズム（脳血管性，薬物性，中毒性，感染後，特発性正常圧水頭症など）などが含まれる．

多系統萎縮症（multiple system atrophy: MSA）：運動失調症，自律神経症状，パーキンソニズムが重複して出現し，病理学的変化として小脳・橋・延髄オリーブ核の萎縮，被殻・黒質・脊髄中間質外側角の神経細胞変性がみられる疾患である．パーキンソニズムが主体となる MSA を MSA-P，小脳失調が主体となる MSA を MSA-C とする．特徴的な MRI 所見で診断できることも多い 図1 ．

進行性核上性麻痺（progressive supranuclear palsy: PSP）：L-dopa 治療が無効で，核上性眼球運動障害（特に垂直性）や頸部後屈（ジストニア）を伴った歩行異常とともに，固縮・無動がみられる．頭部 MRI 矢状断で中脳被蓋萎縮によるハチドリ様所見（hummingbird appearance）が特徴的な tauopathy の 1 つである 図2 ．

大脳皮質基底核変性症（corticobasal degeneration: CBD）：錐体外路徴候や，大脳皮質徴候（四肢失行や他人の手徴候，皮質性感覚障害など），認知障害などの症状を呈し，L-dopa 治療の持続的な効果がない疾患である 図3 ．

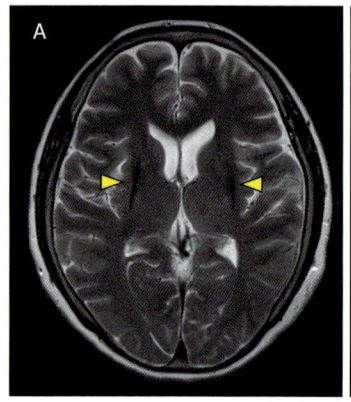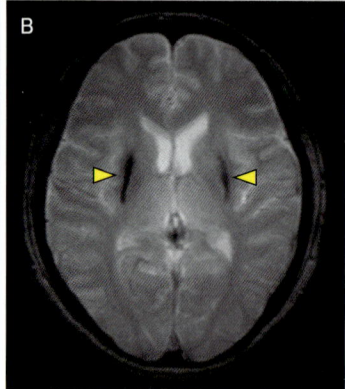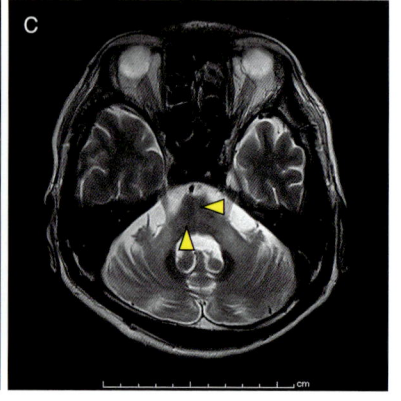

図1 多系統萎縮症の MRI
A，B：T2WI，T2*にて被殻の萎縮と被殻外側の線状の信号変化がみられる（T2WI で高信号になることが一般的である）．
C：T2WI にて橋底部の十字の高信号を認める．

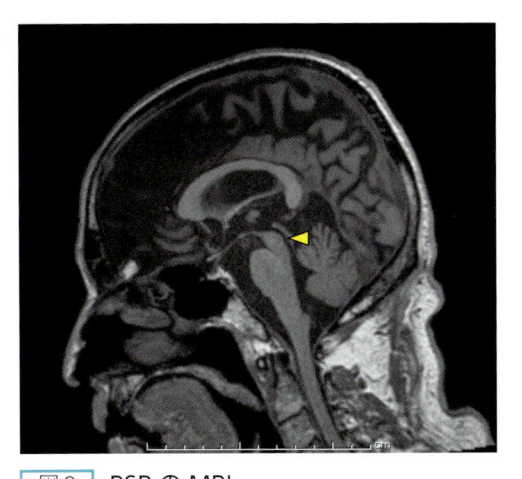

図2 PSP の MRI
矢状断で中脳被蓋萎縮によるハチドリ様所見（hum-mingbird appearance）を認める.

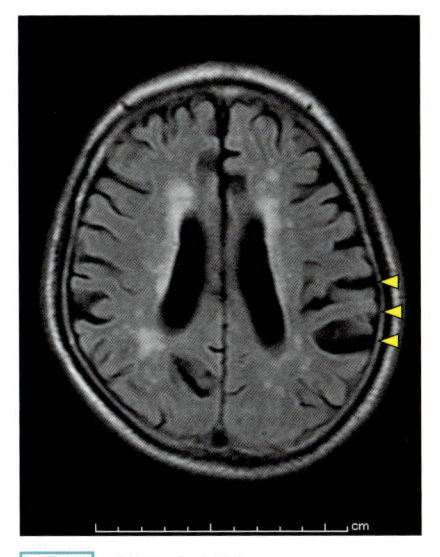

図3 CBD の MRI
症状優位側と反対側の中心前回，中心後回近傍の萎縮が目立つ.

表1 3 疾患の代表的な鑑別点

| | 症状 | 進行度 | 画像検査 | 薬の効果 |
|---|---|---|---|---|
| パーキンソン病 | ・歩行異常<br>・固縮<br>・無動<br>・姿勢反射障害 | ・徐々に進行 | MRI にて所見なし | L-dopa が有効 |
| 進行性核上性麻痺 | ・核上性眼球運動障害<br>・頸部後屈（ジストニア）<br>・歩行異常<br>・固縮<br>・無動 | ・徐々に進行 | MRI にて中脳被蓋部の萎縮と第三脳室の拡大 | L-dopa が無効 |
| 多系統萎縮症 | ・小脳失調<br>・自律神経症状<br>・固縮<br>・無動 | ・緩徐進行<br>・発症 5 年以内で車いす<br>・発症約 10 年で感染症などで死亡 | MRI の T2 強調像で被殻外側の線状高信号 | L-dopa への反応は不良だが，40%は初期に反応がみられる |

　これらの疾患はいずれも DAT シンチでは低下を示すが，心筋 MIBG シンチでは低下しないことが多く，比較的特異度の高い検査である.

〈岡﨑三保子〉

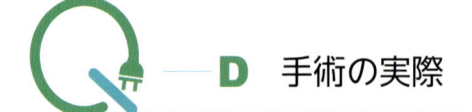

# 手術説明はどのように行っていますか？

**パンフレットなどを用いて丁寧なインフォームドコンセントを行っています.**

　病状・手術説明については正式に同意書を受け取るのは, 手術直前であるが, それまでに何度か説明を行っている. まず, 初診時では簡単な問診・身体診察を行った後, 患者にパンフレットを渡している 図1 . これはパーキンソン病の一般的な内容と手術について簡単にまとめたものである. これをいったん持ち帰ってもらい, 必要検査や手術への理解を深めてもらう. 次は術前検査入院してもらった後の退院時である. このときには個々の患者の重症度, パーキンソン病症状の特徴, 認知機能, 画像検査の結果を説明する. 原則として, 家族も一緒に聞いてもらうようにしている. 最後に手術の同意書を手術の数日前に取得するが 図2 , ここまでの手順を丁寧に行っておけば, スムーズに行うことができる.

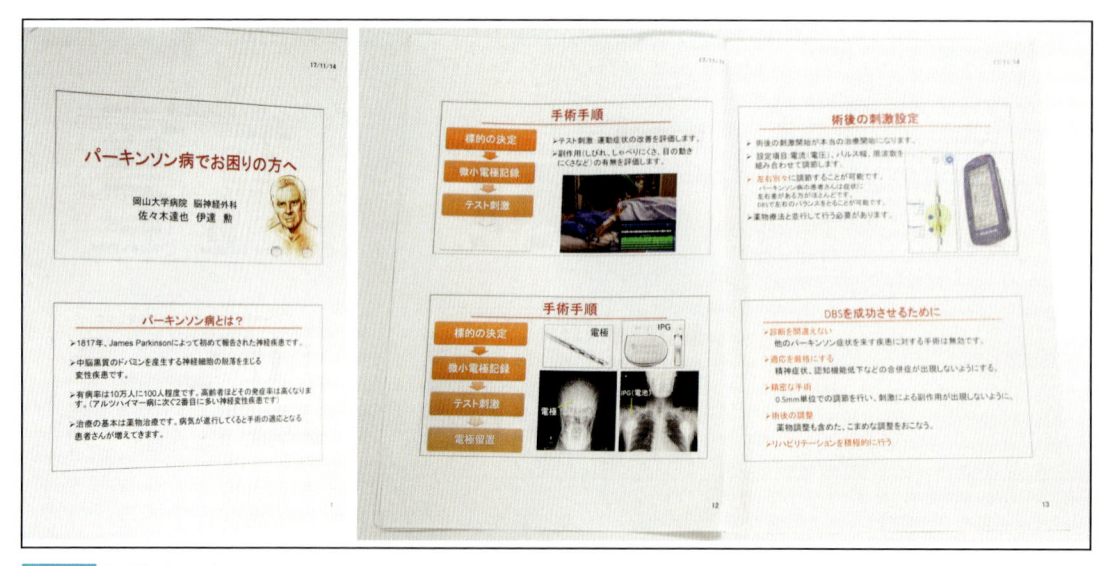

図1 初診時に渡しているパンフレット
手術にならないケースでも配布し, 疾患の理解を深めてもらう.

以下は図中の手術説明書の内容です。

**手術説明書**

岡山大学医学部歯学部附属病院

私は、患者 ＿＿＿＿＿＿ 様の手術について、次のとおり説明しました。

## Ⅰ. 現在の症状、診断、重症度、原因

現在のパーキンソン病の主な症状は以下のとおりです。

運動症状（無動）・振戦・（筋固縮）・姿勢保持障害・（姿勢異常）・すくみ現象
Lドパによる運動合併症:（ウェアリングオフ症状）・（ジスキネジア）
非運動症状: 睡眠障害（日中過眠 ）
　精神行動障害（ 抑うつ傾向 ）
　自律神経障害（ 便秘、頻尿、発汗異常 ）
　感覚障害（ 腰痛 ）
　認知機能障害（なし）・ ごく軽度低下）

その他:

## Ⅱ. 予定している手術の名称と内容

**両側脳深部（視床下核）電極留置術＋刺激装置埋め込み術**

今回おこなう手術は、脳深部刺激療法（DBS）といわれる両側視床下核電気刺激療法です。手術の目的は、体の動きにブレーキをかけている視床下核の働きを変える事にあります。両側の視床下核に DBS 電極を留置し、それを高頻度（100〜180Hz）の微弱な電流で脳を持続的に刺激します。この刺激が脳の異常な神経活動を抑制し、パーキンソン病の症状改善が得られます。

手術開始時点は局所麻酔で行います。手術中に神経細胞活動を記録し、実際に刺激をおこなうことで、手や足の動きや筋緊張、振戦に対する効果を確認します。刺激により症状が改善し、副作用の少ない場所を見つけ、そこに刺激電極を留置します。

その後に、全身麻酔で電池を内蔵したペースメーカー様の装置を、（両側・左側）の前胸部皮下に埋め込みます。電池は（充電式・非充電式）を使用します。

DBS 電極と電池はケーブルでつなげます。皮膚の外に装置が出ることはありません。

手術時間は入室から全部で 8-9 時間（朝 8 時 30 分から 17 時頃）を予定しています。

手術の手順
1. 8 時 30 分頃に手術室に入ります。

- 1 -

---

2. 頭に、円形のフレームを取り付け、その状態で CT を撮影します。
3. CT と術前撮影した MRI を合成させ、ターゲットの座標を計測します。
4. 10 時頃手術開始: 左右の前頭部に 3cm 程度の皮膚切開をし、直径 15mm 程度の孔を頭蓋骨にあけます。
5. DBS 電極固定用のデバイスを骨表面に取り付け、レントゲンで精度を確認します。
6. 地図から計算された目標点に、定位的手法で、記録・テスト刺激用の細い針電極を刺入し、神経細胞の発火状態を調べたり、電気で刺激して臨床症状の変化をみます。
7. 写真を何度も撮影し、位置の確認を行い、正しい目標点であることが判明すれば、透視撮影下に DBS 電極との入れ替えを行います。
8. 骨の孔に電極を固定し、創を閉じていった手術を終了。
9. 全身麻酔（14 時頃）
10. 前胸部皮下に刺激装置を埋め込みます。
11. リカバリールームで 1 時間様子観察し、病棟へ帰室します。

## Ⅲ. 上記によって期待される効果と限界

- 脳深部電気刺激療法によって、パーキンソン病の運動症状全般について改善が得られます。特に術後の薬物調整も行うことで、ウェアリングオフ症状・ジスキネジアが改善し、術前の ON の状態（動ける時間）が維持されます。
- 薬については多くの場合、減薬することができます。
- 非運動症状については症状によりますが、術前の OFF 状態のみに出現していた場合には改善する可能性があります。
- 姿勢反射障害や歩行障害などの体幹症状、姿勢異常などについては効果が少ないと言われています。
- 認知機能について通常改善はしません。
- 脳深部刺激療法による症状の改善は、薬による症状の改善の程度を超えることはあまりありません。
- 効果持続期間: 個人差や症状によって差があり、一般に若年発症で進行の遅い方には 10 年以上の長期効果が報告されていますが、高齢発症で、進行が速い方は効果持続が短く数年と感じることもあります（効果が短いというよりもパーキンソン病の進行が早いと考えたほうが適切かもしれません）。
- 振戦・固縮に対しては長期効果がみられますが、寡動症状は数年で増悪することが多いです。
- 脳深部刺激のための刺激装置を胸に入れると、MRI 検査の制限を受けます。どうしても撮像を必要とする時には、設定の変更をしてから撮影します。一方で、通常の X 線 CT やレントゲン撮影は全く問題ありません。また、強い電磁を発生する装置があるところ（電磁調理器具、盗難防止装置）では刺激装置が止まることがあり注意が必要です。

- 2 -

---

電気刺激療法は刺激装置の埋め込み（手術）で治療が完了するのではなく、治療の始まりであるといえます。実際には、よりよい症状の改善を得るためには症状の観察し、刺激条件や薬物調整などを行っていく必要があります。

## Ⅳ. 上記以外の選択可能な治療法

パーキンソン病の治療は、薬物療法が基本です。しかし現在の薬物治療で調整困難な状態では手術治療をおすすめします。

直接お腹から胃に、ゲル状の L ドパ製剤を持続的に注入する治療もあります。

将来的には神経移植療法が導入される可能性がありますが、現時点では実用段階ではありません。

他の医療機関でセカンドオピニオンを希望される場合は、いつでも紹介いたします。

## Ⅴ. 予測される合併症と危険性

- 一番怖いことは脳出血（1-2%）です。出血量が多い場合には死亡したり、植物状態になったり、意識障害・麻痺などの後遺障害を残す可能性があります。
　対策: 小さな血管も傷つけないように手術計画を立て、防止します。
- 精神症状の増悪: 術後、妄想・幻覚などの精神症状や気分の障害（躁状態、抑うつ気分）が出現することがあります。
　対策: 術後刺激や薬物調整をより慎重に行います。入院期間が長くなる可能性があります。
- 認知機能低下: 術前に認知機能低下を来している場合には、さらに注意が必要です。一般的には思った言葉が出なかったり出にくくなるなどの症状が出現しやすくなります。
　対策: 術前に認知機能低下の方には手術を行わないようにしています。電極や通過部位によって認知機能低下のリスクが高まる場所があります。手術精度を高めて防止します。
- 創部感染: 装置の上の皮膚が薄くなり、バイ菌が入り、感染を起こすことがあります。そのような場合は機械を一回取り出す必要があります。
　機械トラブル: 機械の故障や配線の断線などが出現することがあります。
- 手術の直後は、刺激に関係なく数日ぼんやりしていたり、話しにくくなったり、歩行がふらふらしたりする事が予想されますが、これは比較的的速やかに改善します。
- 刺激調整時のしびれ、構音障害、複視（物が二重に見える）、頭重感、平衡障害、しびれなどがあります。これらは、刺激により誘発される場合がありますが、刺激の強さを調整することでコントロールすることが可能です。

- 3 -

---

## Ⅵ. その他の偶発症の可能性とそれに対する対応策

手術中に刺激による効果を判定するために手術当日は抗パーキンソン薬の内服を中止します。この服薬のリズムの乱れや手術自体の影響により、症状が悪化することがあります。また、予測していない出来事があるかもしれませんが、それぞれの問題には最善と考えられる方法で臨機応変に対処して行きます。

## Ⅶ. 説明方法

〔口頭、診療録、説明書、画像、図、模型、その他（　　　　）〕

## Ⅷ. 同席者

・患者側氏名:＿＿＿＿＿＿＿＿＿＿
・病院側氏名:＿＿＿＿＿＿＿＿＿＿

説明者 平成　　年　　月　　日
脳神経外科 主治医（署名）＿＿＿＿＿
脳神経外科 医 師（署名）＿＿＿＿＿

**承 諾 書**

岡山大学医学部歯学部附属病院長殿

私は、現在の症状及び手術の必要性とその内容、これに伴う危険性について十分な説明を受け、理解しましたので、その実施を承諾します。なお、実施中に緊急の処置を行う必要が生じた場合には、適宜処置されることについても承諾します。

平成　　年　　月　　日

患者 　住所
　　　氏名（署名）　　　　　㊞
同意者 住所
　　　氏名（署名）　　　　　㊞
　　　（患者との続柄　　　　）

- 4 -

**図2 実際の手術同意書**

手術の説明のほかに，患者個人の症状についても記載している.

〈佐々木達也〉

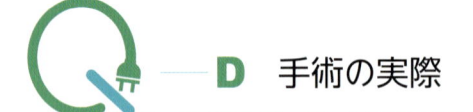 

## 手術当日の薬物はどのようにしたらいいですか.

　　　当日は薬物 off とします.

　手術ではテスト刺激などを行うために，薬物 off の状態で臨む．ドパミンアゴニスト徐放製剤は手術前日から中止し，その他の薬は前日の夜まで内服している．当日朝はすべての抗パーキンソン病薬は中止している．急激な中止に伴う悪性症候群の出現に注意する（Q46 参照）.

〈佐々木達也〉

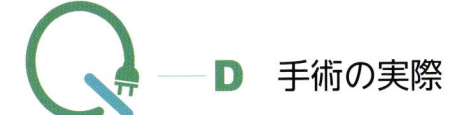

**D 手術の実際**

**46**

# DBS 手術当日の薬物を中止するにあたり，どのような注意が必要ですか？

**悪性症候群の出現はまれですが，重症化しやすいために注意する必要があります．**

　手術当日，抗パーキンソン病薬を中止して，手術に臨む必要がある．L-dopa 誘発性のジスキネジアを防止し，テスト刺激での症状改善を明瞭にすることが目的である．突然中止することで，まれではあるが悪性症候群が出現するリスクがある[1]．通常抗精神病薬を投与することで起こる病態だが，パーキンソン病の場合は薬剤を中止することで出現しうる．DBS を契機に発症した報告もある[2-4]．DBS 術後 1〜2 日以内に出現することが多く，固縮の増悪などの症状が手術によりわかりにくくなることがあり，高熱，発汗，頻脈，意識障害などの症状があれば，早期に対応する必要がある．検査では高 CK 血症，血清ミオグロビンの上昇，腎機能低下をきたす．治療は十分な補液，抗パーキンソン病薬の投与，ダントロレンの投与，感染症などの契機となった疾患があれば，その治療も行う．頻度は低いが，場合によっては死に至ることもある病気であるため，DBS は悪性症候群を誘発する可能性があることを念頭に置いておく必要がある．

**文献**
1) Newman EJ, Grosset DG, Kennedy PG. The parkinsonism-hyperpyrexia syndrome. Neurocrit Care. 2009; 10: 136-40.
2) Govindappa ST, Abbas MM, Hosurkar G, et al. Parkinsonism hyperpyrexia syndrome following deep brain stimulation. Parkinsonism Relat Disord. 2015; 21: 1284-5.
3) Kim JH, Kwon TH, Koh SB, et al. Parkinsonism-hyperpyrexia syndrome after deep brain stimulation surgery: case report. Neurosurgery. 2010; 66: E1029.
4) Urasaki E, Fukudome T, Hirose M, et al. Neuroleptic malignant syndrome (parkinsonism-hyperpyrexia syndrome) after deep brain stimulation of the subthalamic nucleus. J Clin Neurosci. 2013; 20: 740-1.

〈佐々木達也〉

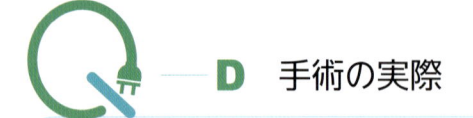

**D** 手術の実際

47

# ターゲットの選択方法について教えてください.

　　パーキンソン病に対しては，STN，GPi，Vim がそれぞれ標的となり得ますが，Vim は安静時振戦が主症状の場合に限られます（Q28 参照）.

　STN，GPi の比較については，明確な決まりはなく，各施設の判断基準に則って行っていると考える．パーキンソン病診療ガイドライン 2018 では詳細な解説が記載してあるため，これを参照されたい[1]．多くの臨床研究が STN-DBS である点と，長期成績についても STN-DBS の方が多く報告されている点を踏まえても，STN を選択する施設が多いといってよい．現在，我々の施設ではほとんどの症例で STN を選択している．STN では術後の内服薬減量が可能な点と，刺激調整による反応の良さが STN を選択している理由である．ジスキネジアが著明で薬剤を減薬する予定のない高齢者では GPi を選択することがある.

### 文献
1) 日本神経学会，監修. パーキンソン病診療ガイドライン作成委員会，編集. パーキンソン病診療ガイドライン 2018.

〈佐々木達也〉

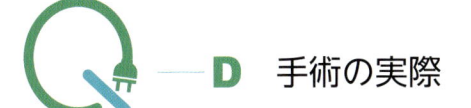 

**D 手術の実際**

**48**

# デバイスは何を選択したらいいですか？

 デバイスは複数から選択できます．患者にはデバイスが充電式か非充電式か，また MRI 対応か否かを確認し説明します．

　いざ手術を行う場合に決めておかなくてはならないのが，デバイスの選択である．現在日本メドトロニック株式会社，ボストンサイエンティフィック株式会社，アボット株式会社からそれぞれ DBS の装置が販売されているが，特徴や詳細については Q94 で述べる．患者に確認し，説明しておかなければならないのは，充電式・非充電式 IPG の選択と，MRI 対応か非対応の IPG の選択である．充電については本人だけでなく家族・介護者が機械を扱うことができるか，定期的に充電できるかを把握しなければならない．基本的には患者サイドの意向を尊重するが，患者の状態を見極め，医療者サイドからどちらかを勧めることもある．MRI 対応の有無についても同様であるが，現在定期的に MRI 検査が必要な患者には当然 MRI 対応型を勧めるが，若年者に対しても今後，MRI を撮影する必要が高いと思われるため，MRI 対応型を勧めている．MRI 対応型といっても，一定の条件下での撮像が必要であるため，無条件ですべての MRI の撮影が OK というわけではない．この 2 点は患者サイドと話しておく必要があるが，使用メーカーについては医療者サイドが使用し慣れた製品を使えばよい．

〈佐々木達也〉

# レクセルフレームの装着のコツを教えてください.

**フレーム装着には，患者の疼痛・安静管理，頭部正中線およびドイツ水平線の把握，十分なピン固定が重要です．**

　フレーム装着は多くの場合，局所麻酔下に行うため十分な鎮痛を行う必要がある．まず，頭皮上からマーキングを行うが，正中線を描き，ブレグマの位置を記しておく．ワークステーションで設定したエントリーポイントを心電図の電極やスキンステイプラで目印をつけておく．眼窩下縁と外耳孔の上縁を結んだドイツ水平線を引くが 図1 ，これは頭蓋内の AC-PC line とおおよそ平行になる．ここからフレームを装着する．我々はプロポフォールを約 5 mL 静脈注射し，鎮静下で装着を行っている．ベッドは上半身を約 45° 挙上させ，耳管を挿入する．正面では両眼球を結んだ線とフレームが平行になるように，かつ 100（真ん中）の目盛りと眉間・正中ラインが一致するように設定する 図1A ．側面ではフレームとドイツ水平線が平行になるようにする 図1B ．1%キシロカインをピン挿入部に注射し，フレーム固定を行う．穿頭ドリルの振動でも緩まないように十分な強度で固定できれば完成である．

## POINT

- 耳管挿入による痛みを訴えることが多いので，十分な鎮静・鎮痛を行う．
- 手術精度はフレーム装着から始まっている．フレームのゆるみ，ずれがないように確認を行う．装着後のずれが大きい場合は躊躇なく，やり直しをする．

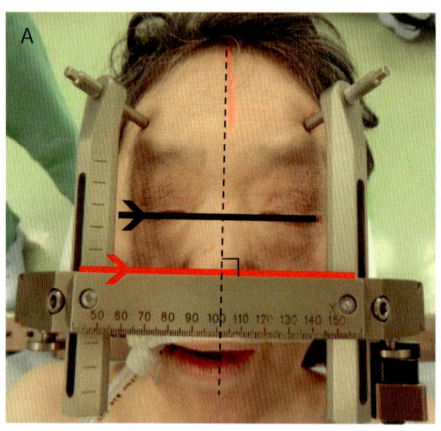
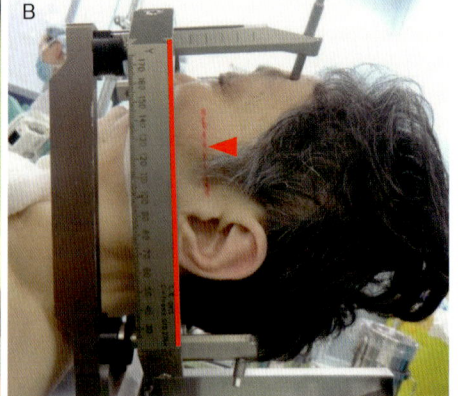

図1 レクセルフレームの装着

〈佐々木達也〉

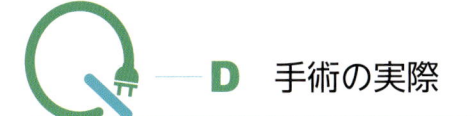 **D** 手術の実際

## 手術室当日に行っている画像検査のステップはどうなっていますか？

 CT 撮影，MRI fusion，X 線撮影を以下のように行っています．

- CT 撮影: レクセルフレームに CT インジケータを取り付け撮影する．ワークステーションで事前に撮影した MRI と fusion させて，標的座標を計測する．
- X 線撮影: X 線コーディネートインジケータを装着し，付属の X 線装置で正面・側面像をそれぞれ撮影する．印刷したフィルムから，標的座標を計測する．その後微小電極刺入前，DBS 電極留置前後，不測の事態が出現したときなど，複数回撮影する．
- 透視撮影: 微小電極から DBS 電極入れ替え時に使用する．

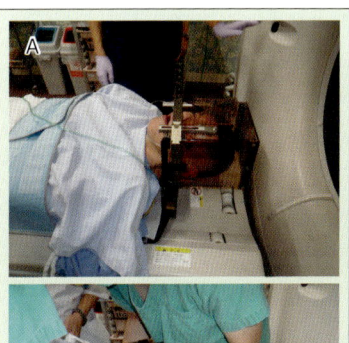
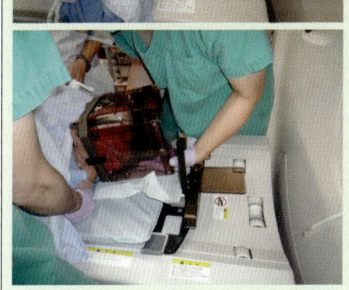
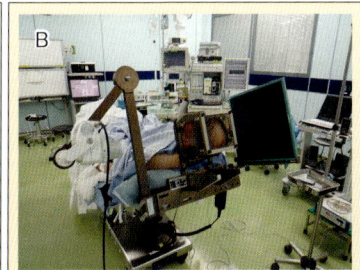
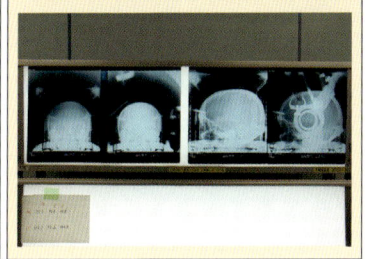
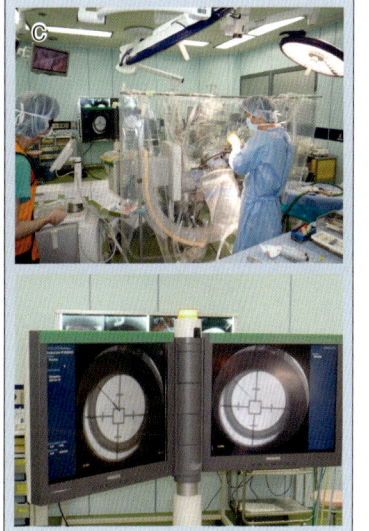

**図1** 我々の行っている術中画像検査のステップ

A: CT 撮影．CT の台上固定についてもゆがみがないか注意して撮影する．
B: 特にインジケータ装着時の撮影は後々の参照画像となるため，正面，側面をきれいに撮影する．
C: 透視撮影の写真．微小電極の先端がしっかり視認できるようにする．
　また透視装置に触れて微妙なずれが生じないように注意する．

〈佐々木達也〉

## 手術室内のセッティングではどのような工夫を していますか？

清潔野での操作と，清潔外エリアでの操作がお互いにわかるような 工夫をしています．

　手術室では清潔野で穿頭，微小電極の記録，DBS 電極の留置などの実際に手術を行う側と，清潔外で微小電極記録やテスト刺激，X 線撮影を行う外回り側に分かれる．お互いの進行具合や，MER（micro electrode recording），テスト刺激の所見などを見やすくするために，大きな透明ドレープを用いている 図1 ．また X 線の印刷はすぐ隣で行い，手術時間のロスが少なくなるようにしている．

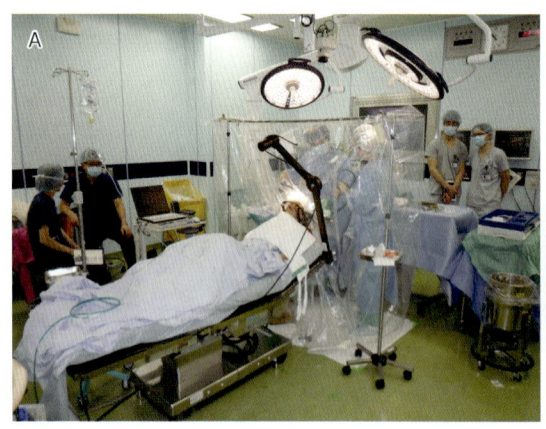
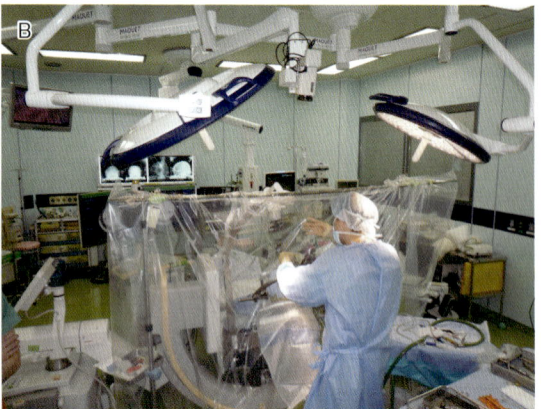

図1 岡山大学の手術室セットアップ
A：外回り側から見た手術室の風景
B：術野側から見た手術室の風景
透明ドレープにより術野側と外回り側でお互いの進行度をすぐに把握することができる．

〈佐々木達也〉

**D 手術の実際**

**52**

## 精確な手術を行うためにはどのようにすれば よいですか？

**具体的方法は，本セクションを中心に詳述しますので各項をご覧ください．ここでは一般的な手術の流れと注意点を図示します．**

　定位脳手術で最も重要な点は，手術精度であることは言うまでもない．目的とする部位に留置できていない場合，症状改善が得られないばかりか，刺激による副作用が出現することもある．世界的には手術精度は経年的に向上し，2000 年前半では誤差は 4 mm 以上であったが，ここ数年では 1 mm 前後まで小さくなっている[1]．目標点に DBS 電極を留置するという，単純なことではあるが，その手術過程にはいろいろとピットフォールが存在する．各ステップで生じる誤差を重ねることにより，

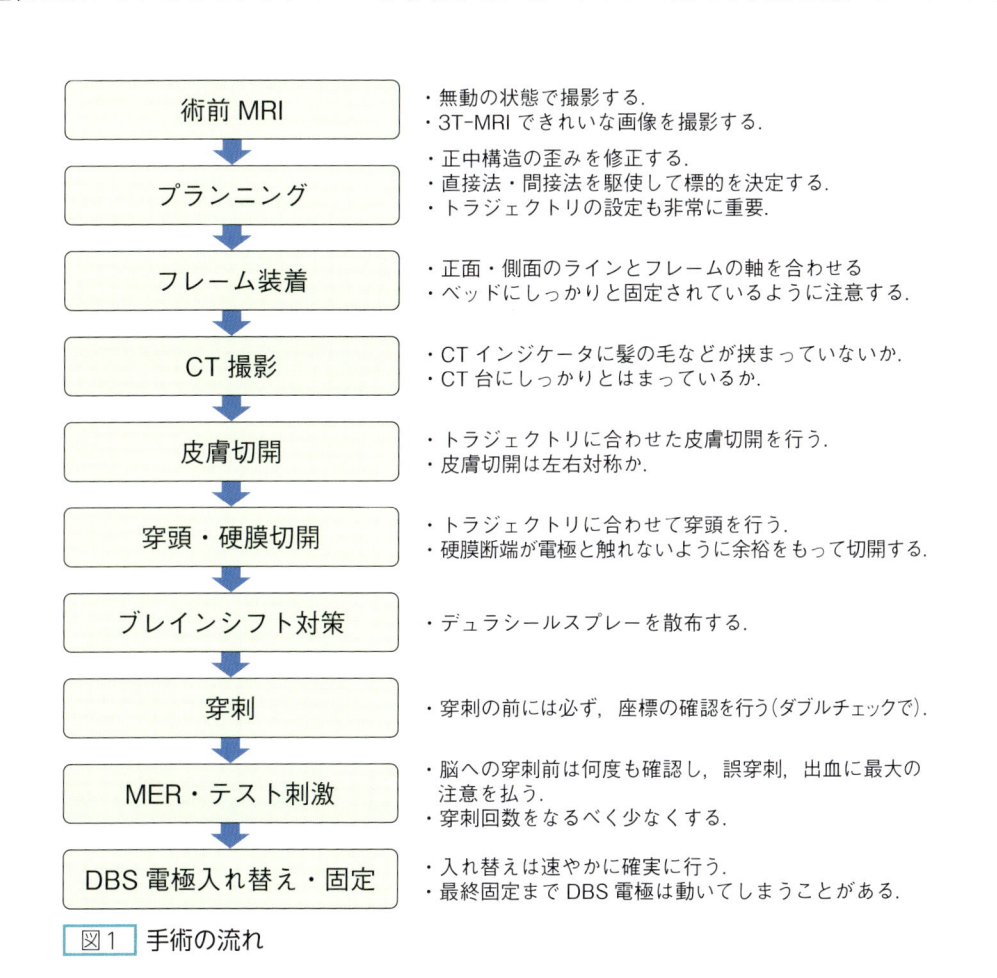

| | |
|---|---|
| 術前 MRI | ・無動の状態で撮影する．<br>・3T-MRI できれいな画像を撮影する． |
| プランニング | ・正中構造の歪みを修正する．<br>・直接法・間接法を駆使して標的を決定する．<br>・トラジェクトリの設定も非常に重要． |
| フレーム装着 | ・正面・側面のラインとフレームの軸を合わせる<br>・ベッドにしっかりと固定されているように注意する． |
| CT 撮影 | ・CT インジケータに髪の毛などが挟まっていないか．<br>・CT 台にしっかりとはまっているか． |
| 皮膚切開 | ・トラジェクトリに合わせた皮膚切開を行う．<br>・皮膚切開は左右対称か． |
| 穿頭・硬膜切開 | ・トラジェクトリに合わせて穿頭を行う．<br>・硬膜断端が電極と触れないように余裕をもって切開する． |
| ブレインシフト対策 | ・デュラシールスプレーを散布する． |
| 穿刺 | ・穿刺の前には必ず，座標の確認を行う（ダブルチェックで）． |
| MER・テスト刺激 | ・脳への穿刺前は何度も確認し，誤穿刺，出血に最大の注意を払う．<br>・穿刺回数をなるべく少なくする． |
| DBS 電極入れ替え・固定 | ・入れ替えは速やかに確実に行う．<br>・最終固定まで DBS 電極は動いてしまうことがある． |

図1 手術の流れ

徐々に精度は低下する．小さな誤差でも積み重なれば，大きな誤差になる．テスト刺激やDBS電極留置の際に修正することは可能だが，一番の理想は最初の手技から誤差を最小にして行いたい．他項で具体的な方法について述べているので，ここでは一般的な手術の流れと，注意すべき点について図示する　図1　．

### 文献

1）　Li Z, Zhang JG, Ye Y, et al. Review on factors affecting targeting accuracy of deep brain stimulation electrode implantation between 2001 and 2015. Stereotact Funct Neurosurg. 2016; 94: 351-62.

〈佐々木達也〉

# 電気活動のレコーディングの方法を教えてください.

**A** 微小電極，記録装置，スピーカーなどを組み合わせて下記のごとく行っています.

レコーディングは前項で述べた微小電極と記録装置（日本メドトロニック株式会社，Q17記録装置の項参照），スピーカーを組み合わせて行っている．電極によって導出された生体の活動電位を検知・増幅することで波形観察が可能である．波形の時間変化は聴覚情報に変換され，スピーカーを介して出力することも可能である．測定だけでなく，電極に刺激を供給することもできる．

操作手順としては，

1）患者データを入力する．
2）測定条件・刺激条件を設定する．
3）電極ケーブルを使用して，アンプリファイアに電極を接続する．
4）生体電位を測定する．
5）テスト刺激を行う．

我々は標的の10 mm前から微小電極を留置し，マイクロマニピュレータで1 mmごとの測定・記録を行っている．標的がSTNの場合は，STNの手前は内包あるいは視床となることが多い．STNに進入したとき，神経細胞の背景活動が急激に活性化することがよくわかる．STNを超えて，黒質網様

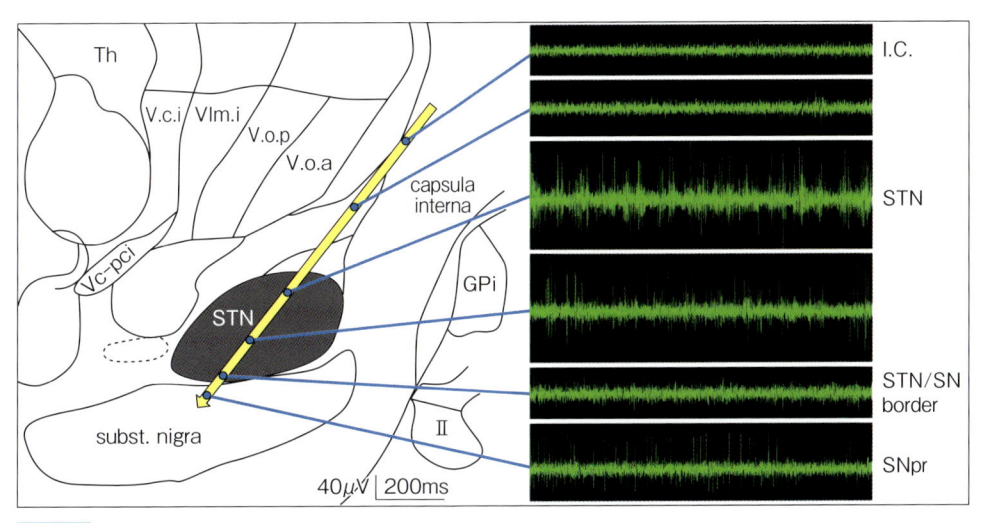

図1 電極の進入経路とマイクロレコーディングの例

部に進入したとき，神経活動はより規則的で高頻度発火となる 図1 ．我々の施設における STN の平均捕捉長は 5.6 mm である[1]．計測が終了したら，テスト刺激へと移る．

## POINT

- 視床下核に入る位置をあらかじめ MRI で予測しておき，誤差がないかどうか確認しておく．
- 捉えた STN の長さを計測する．
- 運動関連神経細胞や振戦に関連する細胞などを捕捉する．

### 文献

1) Sasaki T, Kuwahara K, Kin I, et al. Identification of somatotopic organization and optimal stimulation site within the subthalamic nucleus for Parkinson's disease. Oper Neurosurg (Hagerstown), 2018 Nov 16.[Epub ahead of print]

〈佐々木達也〉

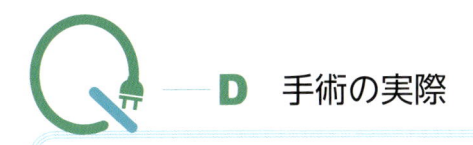

**D** 手術の実際

**54**

# 運動関連反応の記録はどのように 行っていますか？

STN内に微小電極を挿入し，単一神経細胞の活動電位が，対応する 体部位の運動により再現性をもって発火する状況を記録しています．

　視床下核の背外側は大脳皮質の第一次運動野から入力を受けている．STN内を微小電極記録の際 にSTN内に単一神経細胞の神経活動が捕捉されたとき，口部，対側の四肢の関節を自動的または他 動的に動かす．この動きに反応して神経細胞の発火が再現性をもって興奮する場合，この活動電位を 有する神経細胞を運動関連神経細胞という[1-4] 図1 ．motor-related neuron や movement-related neuron などと表現される．運動関連神経細胞の解析により，STN内の体部位局在は外側が 口や手，内側が足に対応していることが解明されている．実際に我々の施設でもこの反応は STN の 外側 1/3 に集中しており，マイクロエレクトロードに沿ってまずは上肢の神経活動がみられ，その後 下肢がみられるという結果であった[5] 図2 ．すべての症例でこの反応を認めるわけではないが，運 動関連神経細胞が記録中に捕捉されると，電極は STN を捉えており，さらに背外側を通過している 指標になる．

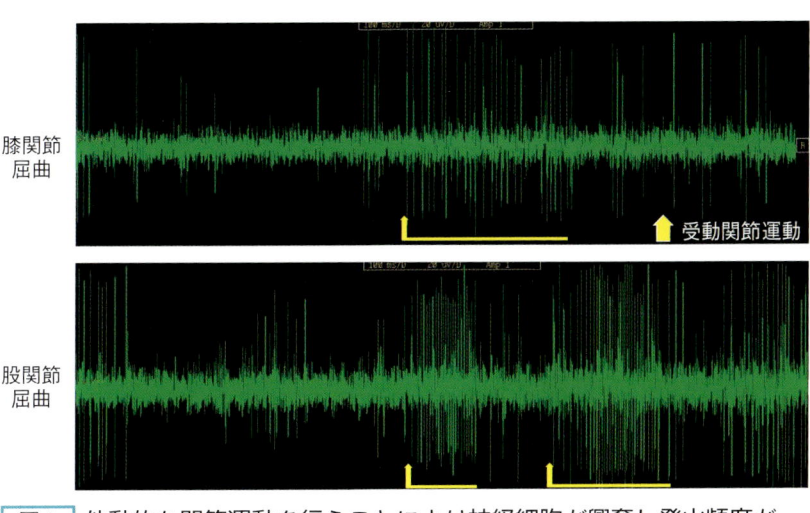

図1 他動的な関節運動を行うことにより神経細胞が興奮し発火頻度が 増加する

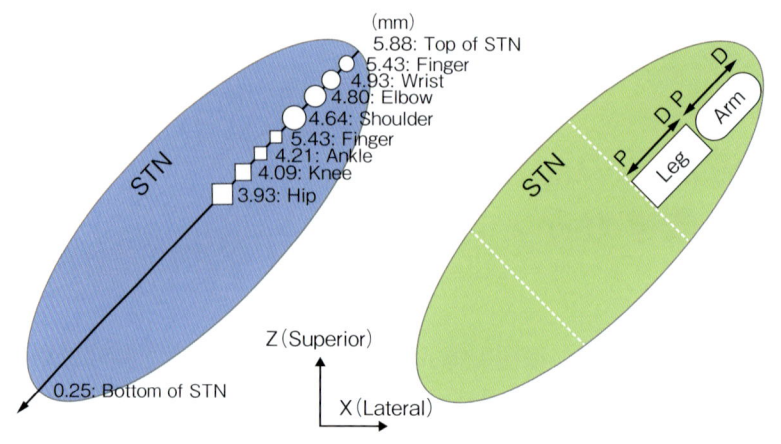

**図2** STN 内における運動関連細胞の位置関係
左: 各関節の標的からの平均距離
右: 運動関連細胞の位置関係の模式図 (P: proximal, D: distal)
(Sasaki T, et al. Oper Neurosurg (Hagerstown), 2018 Nov 16. [Epub ahead of print][5] より改変)

## ⊟ 文献

1) Abosch A, Hutchison WD, Saint-Cyr JA, et al. Movement-related neurons of the subthalamic nucleus in patients with Parkinson disease. J Neurosurg. 2002; 97: 1167-72.
2) Rodriguez-Oroz MC, Rodriguez M, Guridi J, et al. The subthalamic nucleus in Parkinson's disease: somatotopic organization and physiological characteristics. Brain. 2001; 124: 1777-90.
3) Romanelli P, Heit G, Hill BC, et al. Microelectrode recording revealing a somatotopic body map in the subthalamic nucleus in humans with Parkinson disease. J Neurosurg. 2004; 100: 611-8.
4) Theodosopoulos PV, Marks WJ, Jr., Christine C, et al. Locations of movement-related cells in the human subthalamic nucleus in Parkinson's disease. Mov Disord. 2003; 18: 791-8.
5) Sasaki T, Kuwahara K, Kin I, et al. Identification of somatotopic organization and optimal stimulation site within the subthalamic nucleus for Parkinson's disease. Oper Neurosurg (Hagerstown), 2018 Nov 16. [Epub ahead of print]

〈佐々木達也〉

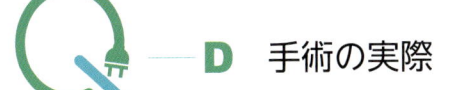 **D** 手術の実際

**55**

## 髄液漏防止にはどのような対策を行っていますか？

 デュラシール® （Integra）を下記のように応用しています．

　髄液漏によるブレインシフトは定位脳手術の手術精度に関わる大きな因子である．

　フィブリン製剤の使用[1]，生理食塩液を持続的に注入する[2]など様々な対策が取られているが，我々は，デュラシール®（Integra）を用いて，髄液漏出を防止している 図1 [3,4]．硬膜をやや大きめ（4 mm 径）に切開し，脳表を焼灼した後，素早くデュラシール®を 1 mL 散布する．これにより硬膜が密にシーリングされ，微小電極記録，テスト刺激，電極入れ替え中の髄液漏出はほぼゼロに抑えることができる．万が一，漏出するようなことがあれば，再度散布すればよい．非常に簡便で手術精度の向上も期待できる方法である．

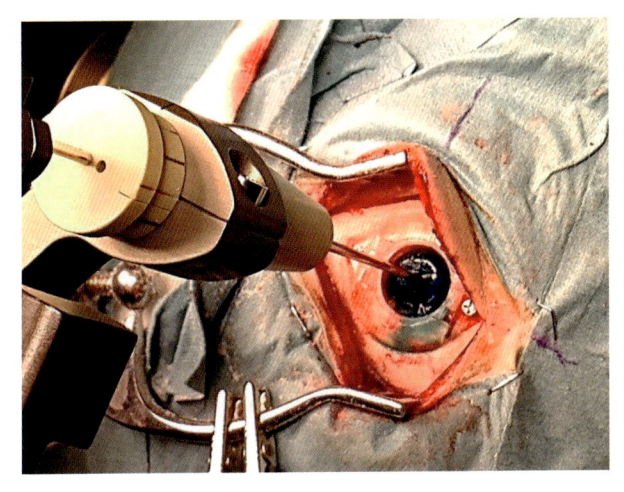

図1 デュラシールスプレーを散布した状態

**文献** 1) Petersen EA, Holl EM, Martinez-Torres I, et al. Minimizing brain shift in stereotactic functional neurosurgery. Neurosurgery. 2010; 67: ons213-21; discussion ons221.
2) Patel NK, Plaha P, O'Sullivan K, et al. MRI directed bilateral stimulation of the subthalamic nucleus in patients with Parkinson's disease. J Neurol Neurosurg Psychiatry. 2003; 74: 1631-7.
3) Sasaki T, Agari T, Kuwahara K, et al. Efficacy of Dural Sealant System for preventing brain shift and improving accuracy in deep brain stimulation surgery. Neurol Med Chir（Tokyo）. 2018; 58: 199-205.
4) Takumi I, Mishina M, Hironaka K, et al. Simple solution for preventing cerebrospinal fluid loss and brain shift during multitrack deep brain stimulation surgery in the semisupine position: polyethylene glycol hydrogel dural sealant capping: rapid communication. Neurol Med Chir（Tokyo）. 2013; 53: 1-6.

〈佐々木達也〉

# IPG の埋め込みの工夫はありますか？

> IPG の埋め込み方法を以下に述べます．難しい手技ではありませんが，ピットフォールはいくつかあります．位置ずれ，縫合不全，感染など IPG のトラブルは DBS の合併症の中では頻度が高いです（Q98〜102 の合併症の項を参照）．

埋め込み部位は通常前胸部に行っている．直線の皮膚切開を鎖骨下に設け，ポケットを作製する．筋膜下に留置することが多いが，やせすぎでなく，体格のよい患者では皮下への留置でも問題はない．皮膚切開線が IPG 上にならないように余裕をもってポケットを作製する．出血がある場合は，ガーゼを留置して圧迫止血を行い，その間にエクステンションケーブルを装着し，抵抗値を確認する．抵抗が高い場合は接続を外して，きれいにしてから，再接続を行う．

ガーゼを取り出し，エクステンションケーブルが IPG の裏にくるようにループを巻いて留置する．頸部が突っ張る原因となるため，エクステンションを引っ張りすぎないように注意する．

筋膜にしっかりとアンカリングを行う（アンカリングが不十分だと，時間経過とともに IPG が移動したり，裏返しになったりすることもある 図2 ）．

バイクリル，PDS などの吸収糸で筋膜，皮下縫合を行い，表皮は抜糸が不要なダーマボンド® を使用している．

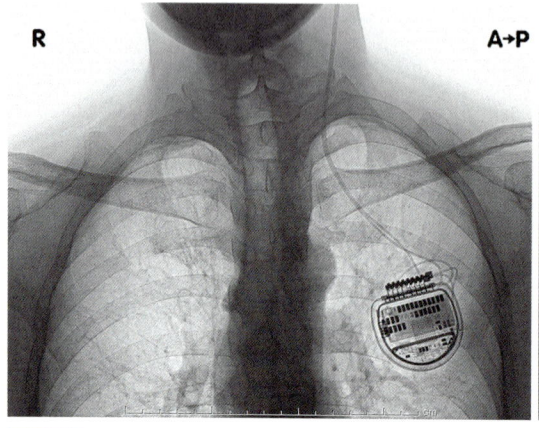

図1 IPG 留置後の胸部 X 線写真

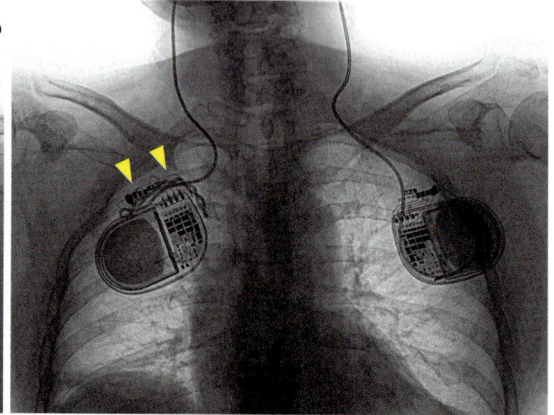

図2 右 IPG が皮下で回転し，エクステンションケーブルがからまり断線した症例（黄矢頭）

IPG は裏返しになっている．ケーブルを交換したときに，アンカリングしていた糸は外れていた．新たなポケットを筋膜下に作成して，再留置を行った．

〈佐々木達也〉

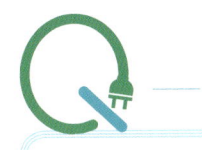 **D 手術の実際**

57

# 実際に手術にかかる時間はどのくらいですか？

 　**手術時間は施設や手順，麻酔方法によって大きく異なります．**

　我々が両側 STN-DBS を局所麻酔で行う場合の手術時間の目安を　表1　に示す．実際の処置にかかる時間は長くないが，患者移動や，計測，X 線や透視撮影，全身麻酔の準備など，手術以外にかかる時間も蓄積される．穿刺回数が多くなれば，当然手術時間は長くなる．IPG 埋め込みまで行う両側 STN-DBS が終了するのは夕方になる．

表1　手術時間の目安

| | 時間の目安（分） | 入室からの時間 |
|---|---|---|
| フレーム装着 | 15〜30 | 8：30〜9：00 |
| CT 撮影 | 15〜30 | 9：00〜9：30 |
| 穿頭・皮膚切開位置決定 X 線撮影 | 45 | 9：30〜10：30 |
| 手術開始 | | 10：30〜 |
| 両側の穿頭，固定デバイス取り付け | 60 | 10：30〜11：30 |
| MER，テスト刺激 | 30（1 tract） | 12：00〜13：00 |
| DBS 電極入れ替え | 15 | |
| 電極留置終了（局所麻酔） | | 13：30 |
| 全身麻酔切り替え | | 13：30〜 |
| IPG 埋め込み | 90 | 14：00〜 |
| 終了 | | 16：00 |

〈佐々木達也〉

58

# 手術の麻酔はどのようにしますか？

**麻酔の目的は鎮痛と鎮静であり，鎮痛には局所麻酔薬を，鎮静にはプロポフォールを主として用いています．**

鎮痛には主に局所麻酔薬を用いている．

- フレーム固定: 1%キシロカインを各 5 mL ずつ計 4 カ所に皮下注射を行う．
- 皮膚切開部: エピネフリン入り 1%キシロカインを各 10 mL ずつ両側に皮下注射を行う．

鎮静

- フレーム固定: プロポフォールを 50~80 mg 静脈注射し，その後 20 mg ずつ追加投与する．
- 穿頭時: プロポフォール約 30 mg を静脈注射する．

*患者がそわそわし落ち着きがない，不安を感じるときにはデクスメデトミジン塩酸塩を用いる．初期負荷として 6 µg/kg/h の投与速度で 10 分間持続注入し，0.2~0.7 µg/kg/h の速度で維持投与する．

微小電極記録，テスト刺激の際には完全覚醒しているように，量を調整する．

〈佐々木達也〉

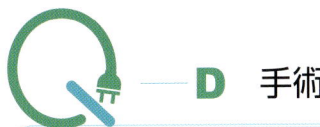

**D 手術の実際**

59

# 手術当日の夜に気を付けることはありますか？

**術後せん妄に最も注意を払います.**

　術後最も気を付けなければいけないことは術後せん妄であろう．DBS の手術において術後せん妄の出現率は 22〜42％と高く，高齢，罹病期間，せん妄の既往，側頭葉の白質の萎縮などがリスク因子である[1,2]．我々は，一晩モニター監視下で過ごしてもらうが，軽度の多弁・興奮気味の段階でクエチアピンやリスパダールを内服させることが多い．明らかなせん妄が出現した場合には安全性を最優先し，鎮静を速やかに行っている．翌朝になれば，ほとんどの場合，せん妄は落ち着いており，それ以降に出現することは非常にまれである．

### 文献

1) Carlson JD, Neumiller JJ, Swain LD, et al. Postoperative delirium in Parkinson's disease patients following deep brain stimulation surgery. J Clin Neurosci. 2014; 21: 1192-5.
2) Tanaka M, Tani N, Maruo T, et al. Risk factors for postoperative delirium after deep brain stimulation surgery for Parkinson disease. World Neurosurg. 2018; 114: e518-23.

〈佐々木達也〉

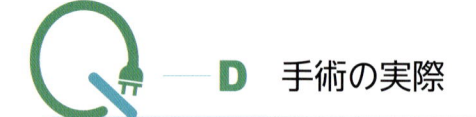 

## 極度の前屈のためにレクセルフレームがベッドにはまりません．どうしたらいいですか？

 レクセルフレームが装着できても，ベッドに固定できなければ定位手術を行うことができません．我々は様々な工夫を行っています．

　姿勢異常を呈するパーキンソン病患者は多いが，不思議なことにベッドに横になると姿勢がまっすぐになるケースも多い．しかしすでに骨変形を呈している場合には臥位になってもまっすぐにはならず，様々な工夫が必要となる．問題点としては，型通り Reid base line に合わせて，レクセルフレームを装着しベッドに固定しようとすると，前屈が強度で支台にフレームがはまらず，はまったとしても，患者に無理な姿勢を長時間強いることになることがあげられる．ベッドマットを薄いものに変更する，またはフレーム固定を一段高くするなどの対策をする．また，前屈で脊椎の棘突起が突っ張っている場合，褥瘡を発症するリスクもある．このような場合は褥瘡対策を行い手術に臨む．対策を講じても，長時間の手術体位の維持が難しい場合は，全身麻酔下での手術を考慮する．

## POINT

- 💡 無理のないフレーム装着をする（Reid base line とフレームが平行にならないこともある）．
- 💡 ベッドマットの厚さを工夫する．
- 💡 皮膚症状の合併症に注意する．
- 💡 全身麻酔下での手術も考える．

〈佐々木達也〉

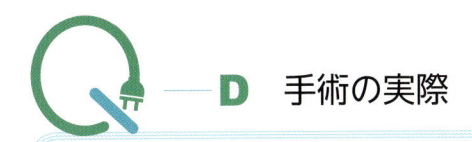

**D 手術の実際**

# 手術の途中で不穏になりました！
# どのように対処すればよいですか？

**局所麻酔での手術は，手術中に不穏になることがあることを認識し，鎮静に必要な薬剤の使用方法・注意点をしっかりと理解しておく必要があります．**

　局所麻酔での手術では，手術中に不穏になることがある．動けないこと，痛み，手術に対する恐怖など要因は様々である．特にパーキンソン病患者や高齢者の場合，不穏になるリスクが高い．さらにパーキンソン病の場合，mild cognitive impairment（MCI）や精神症状の既往のある場合は注意が必要である．術中に不穏にならないためには，術前に十分説明し，楽な手術姿勢になるよう配慮し，疼痛管理を十分に行ったうえで，術中も声掛けを適宜行うことが重要と考える．

　一度不穏に陥ってしまった場合には，安全・清潔の確保が難しくなるために，速やかに鎮静を行う．我々は通常ミダゾラム，プロポフォール，デクスメデトミジン塩酸塩などを血圧・呼吸状態に注意しながら使用する．人手が足りない場合には麻酔科医に応援を頼むこともある．

〈佐々木達也〉

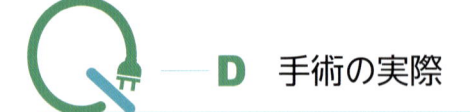 

**D 手術の実際**

**62**

# 電気のノイズが多いときはどう対応しますか？

 **手術室のアーチファクトを，下記のような方法により可能な限り除去します．**

　手術室には多くの医療機器，電気類があり，環境に起因するアーチファクトが混入しやすい．きれいな生体電位を測定するためには，これらのアーチファクトを可能な限り除去して行う必要がある[1]．

　我々が行っている対策は以下のとおりである．

- ・患者や記録装置の近傍のライン干渉による雑音を避ける．
- ・電気メス，バイポーラ，患者保温用マットなど周辺の医療機器のスイッチを切り，コンセントから抜く．
- ・電灯を切る．
- ・アース電極の位置を変えてみる．
- ・記録装置やスピーカーのコンセントの位置を変える．

**文献**

1) 板倉　徹, 編. 定位脳手術入門. 東京: 医学書院; 2005. p.35-41.

〈佐々木達也〉

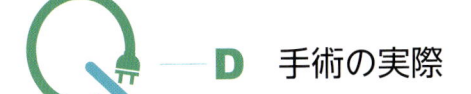

# テスト刺激で副反応が出現しました．どのように対応したらよいですか？

 臨床症状の改善を確認するために，局所麻酔下でのテスト刺激を行います．1 mA から徐々に刺激を上げていくと，適切な位置に電極が留置されている場合，固縮，振戦，無動の改善が得られます．一方位置がずれている場合，刺激による有害な神経症状が出現します．運動症状の改善がないまま，副反応が出現した場合は電極が適切な位置にない可能性が高いです．STN の周囲の構造に関連する副反応が出現するため，出現した反応をしっかりと観察する必要があります．代表的な副反応とその出現部位を提示します 図1,2 [1,2]．

## ジスキネジア

パーキンソン症状が改善する同じ部位でジスキネジアは出現する可能性がある．術前の L-dopa 誘発性ジスキネジアが重度であれば，術中にも出現しやすい．術中のジスキネジア出現は寡動の改善と強い正の相関を示し，適切な位置であることを示唆する．

## 運動症状

錐体路近傍を刺激することで motor contraction が出現する．刺激を入れた瞬間に手，顔，唇に出現することが多く，注意深く観察する．咽頭の観察は外からは困難であるため，刺激中に発声したり

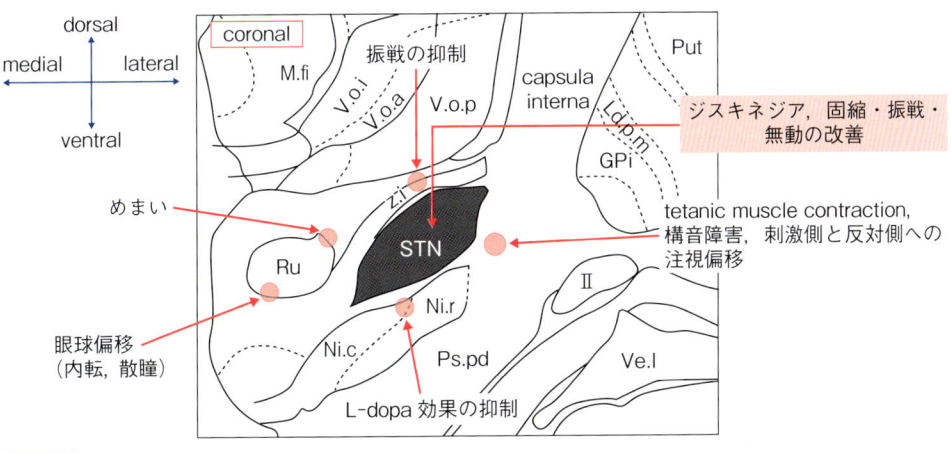

図1 **coronal view** （mid-commissural point より 1.5〜3 mm 後方）
（Pollak P, et al. Mov Disord. 2002; 17 Suppl 3: S155-61[1], Volkmann J, et al. Akt Neurol. 2000; 27 Suppl 1: S23-39[2] を参考に作成）

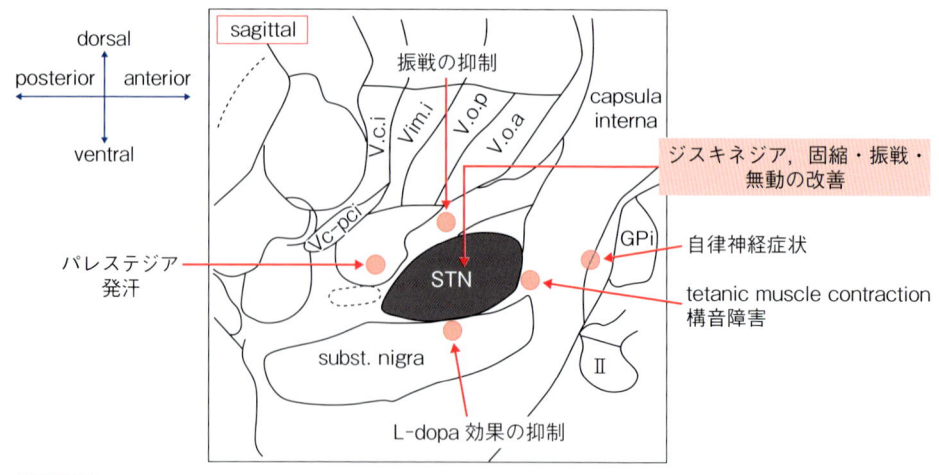

**図2** sagittal view（正中より 12 mm 外側）
(Pollak P, et al. Mov Disord. 2002; 17 Suppl 3: S155-61[1], Volkmann J, et al. Akt Neurol. 2000; 27 Suppl 1: S23-39[2]を参考に作成)

会話したりすることで副反応の有無を評価する。これらの症状が低い刺激で出現する場合には，より内側のトラクトを選択する必要がある。

### 眼の症状

テスト刺激時には眼球・瞳孔の変化をよく観察する。他覚的な眼球偏位・瞳孔変化の他に主観的な複視なども問診する。単眼の眼球偏位や瞳孔径の大きさの変化は STN の内側を刺激している可能性がある。

### 感覚症状

STN の後方に位置する内側毛帯に近い場合，刺激により反対側の四肢にしびれが出現する。STN 内の dorsolateral region へ留置すると，手術中，比較的よく経験する症状であるが，忍容性があり，長期間の刺激で問題となることは少ない。感覚症状の出現より弱い刺激でパーキンソン病症状の改善が得られている場合には電極留置を行っている。

### 自律神経症状

体温の上昇，発汗など自律神経症状が出現した場合には STN の中，またはより前方を刺激している可能性がある。これらの症状は徐々に耐性が出現するため，慢性刺激中にこのような訴えを聞くことは少ない。パーキンソン症状が改善している場合には留置を行っている。

### その他の症状

めまい，不安感などの主観的な症状を訴えることがある。これらの場合に関しても，多くは耐性を得る。

副反応が許容できない場合，まず正面・側面の X 線を撮影し，予想外の部位に電極が留置されていないかを確認する。そうでない場合には出現した副反応に応じて，1 mm 単位で電極位置をずらし，再度 MER の計測とテスト刺激を行う。当然入れ替え時の髄液漏や出血には十分に注意しなければならない。テスト刺激での副反応は，術後の刺激調節にも応用が利くため，しっかりと手術記録をとり，管理しておくと術後も有用である[3]。

JCOPY 498-32834

### 🗐 文献

1) Pollak P, Krack P, Fraix V, et al. Intraoperative micro- and macrostimulation of the subthalamic nucleus in Parkinson's disease. Mov Disord. 2002; 17 Suppl 3: S155-61.
2) Volkmann J, Fogel W, Krack P. Postoperatives neurologisches management beistimulation des nucleus subthalamicus. Akt Neurol. 2000; 27 Suppl 1: S23 39.
3) Deuschl G, Herzog J, Kleiner-Fisman G, et al. Deep brain stimulation: postoperative issues. Mov Disord. 2006; 21 Suppl 14: S219-37.

〈佐々木達也〉

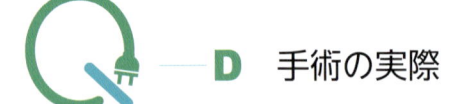

**D 手術の実際**

# マイクロエレクトロードとDBS電極の入れ替えが上手にできません．どうしたらよいですか？

**トラジェクトリの確認とブレインシフトの認識が重要です．**

1回の穿刺で電極が脳実質内を通過している場合，マイクロエレクトロードのトラクトが存在するので，トラクトにまっすぐ挿入すれば，DBS電極も標的通りに進むはずである．入れ替えには透視撮影で確認しながら行うが，両側を同日に行う場合には，先に入れたDBS電極と撮影が重ならないように透視をずらす工夫が必要である　図1．入れ替えがうまくいかない場合，2点を確認する必要がある．

**トラジェクトリの確認**

硬膜の断端をかすめていないか，脳溝をまたいでいないか，脳室を経由していないかなどを確認する．組織構造が変わり，微細な抵抗があるだけで，金属の外筒はある程度まっすぐに進むが，DBS電極の走行は容易に変わり，標的部では大きな誤差が生じてしまう可能性がある．特に脳室を経由してしまうと，手術精度は明らかに低下するために脳室を経由しないトラジェクトリを設定する必要がある[1]．

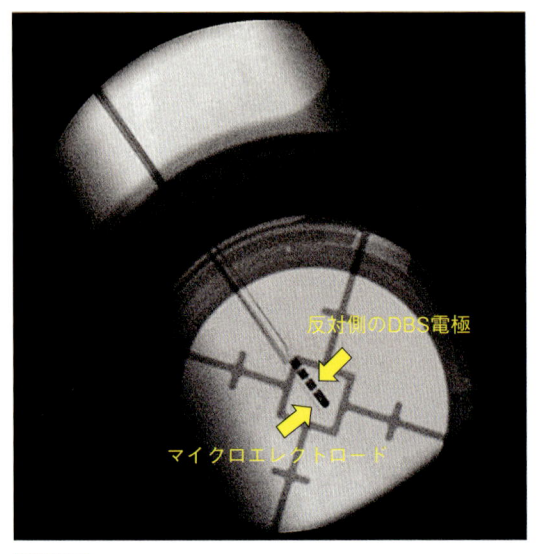

図1 マイクロエレクトロードとDBS電極の入れ替え時の透視撮影

JCOPY 498-32834

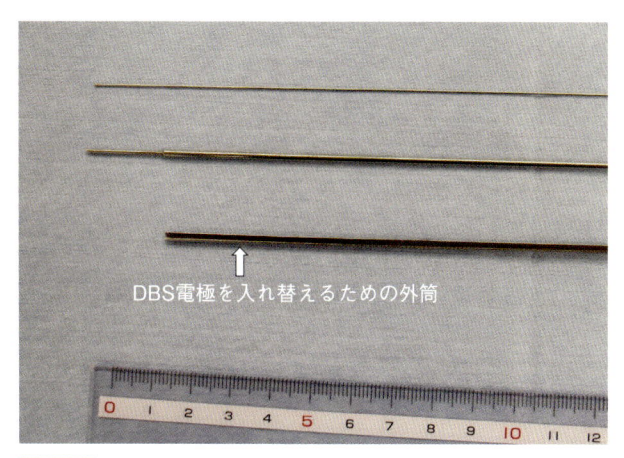

図2 DBS 電極を入れ替えるための外筒

## 入れ替え時にブレインシフトが出現する.

　マイクロエレクトロードから DBS 電極へ入れ替える際，標的近傍に何も存在しない時間がある．この際にブレインシフトが起こると，トラクトがずれてしまい，思うような入れ替えができないことがある．さらに交換時にブレインシフトが起こってしまうと，X 線透視下では目標に到達していても，実際の脳組織では誤差が生じるため注意が必要である．マルチトラックで行う場合は，他の電極をアンカーにして，入れ替え時のブレインシフトを防止できるが，シングルトラックの場合これができない．我々は入れ替え時も脳をとどめ置くために外筒を残し，入れ替えを行っている 図2 ．

### 文献

1) Zrinzo L, van Hulzen AL, Gorgulho AA, et al. Avoiding the ventricle: a simple step to improve accuracy of anatomical targeting during deep brain stimulation. J Neurosurg. 2009; 110: 1283-90.

〈佐々木達也〉

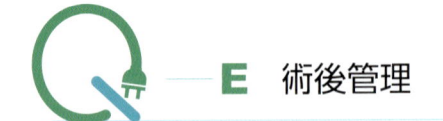 

**E 術後管理**

## 65

### 術後はどのように薬物を調整していますか？

STN-DBS の術後は減薬できることが多いですが，GPi-DBS の術後は減薬ができないことが多いです．

　薬の飲む回数・種類が多くて困るというパーキンソン病患者は非常に多い．抗パーキンソン病薬だけでなく，便秘薬，睡眠薬，血圧（起立性低血圧）の薬，鎮痛薬，抗うつ薬など様々な薬を内服している．手術は複雑な内服薬を調整するよいきっかけとなる．STN-DBS の場合は，減薬が可能であるが，GPi の場合はほとんどできない．本格的な調整はマイクロリージョニング効果が消失し，刺激が開始された後となる．術直後にジスキネジアが増悪するケースは早い段階で減薬することもある．我々は，MAO-B 阻害薬，COMT 阻害薬，アマンタジン，イストラデフィリン，ドロキシドパなどの補助薬を減量し，その後ドパミンアゴニスト，L-dopa の減薬を行う．ドパミンアゴニストは精神症状の変動に注意しながら減薬する．L-dopa は食間に内服していれば，まずこれを中止し，シンプルな内服方法となるように心がけている．可能であれば抗パーキンソン病薬以外の薬も調節している．

〈佐々木達也〉

JCOPY 498-32834

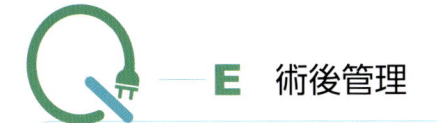 

**E　術後管理**

# 術後の薬物の減量について注意点はありますか？

　STN-DBS で底上げされた運動症状に対して薬物を減量していくことが多いです．当然薬物減量に従い，運動症状も変動します．安定まで数カ月を要しますが，その点を術前に説明をしておきます．

　さらに薬物減量の影響は非運動症状にも及ぶことに注意する．術後の減薬が一因となり，アパシー，不安，抑うつ，疲労，痛みなどのいわゆる hypodopaminergic behavior が出現しうる．63 人の STN-DBS を施行したパーキンソン病患者のうち，34 人にアパシーが，17 人に一過性の抑うつが出現したと報告されている．出現時期はそれぞれ術後平均 4.7，5.7 カ月であった[1]．さらに術後に最も避けなければならない合併症に自殺がある．DBS 後の自殺は 0.45％，自殺企図は 0.90％に出現し，多くは術後 1 年以内に起こる．この自殺の原因の 1 つに減薬による dopaminergic withdrawal state があげられている[2]．術後抑うつが出現した場合には，早い段階で薬物治療を介入し，緊密な外来フォローを行う必要がある．

## POINT

- 術後の減薬は運動症状をベースに行う．
- 薬物を多く減らした時は，気分の落ち込みや疲労感などの問診も行う．
- 微細な変化に気を付けて，早期に治療介入することが重要である．

### 文献

1) Thobois S, Ardouin C, Lhommee E, et al. Non-motor dopamine withdrawal syndrome after surgery for Parkinson's disease: predictors and underlying mesolimbic denervation. Brain. 2010; 133: 1111-27.
2) Voon V, Krack P, Lang AE, et al. A multicentre study on suicide outcomes following subthalamic stimulation for Parkinson's disease. Brain. 2008; 131: 2720-8.

〈佐々木達也〉

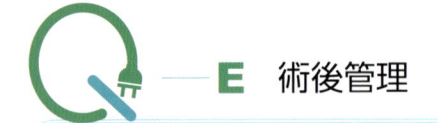 **E 術後管理**

# 刺激調整はいつから始めますか？

 🗲 **術後，本格的な設定を行うのはマイクロリージョニング効果が消失してからです.**

　通常 2 週間前後でマイクロリージョニング効果は消失することが多い[1,2]. 落ち着いた段階で刺激調整・薬物調整を行うことが理想だが，術直後はジスキネジアなどが増悪することがあり，このような場合，早期に薬を減薬する必要がある. この状態でマイクロリージョニング効果が消失すると，術前よりも激しい off 症状が出現することになる. そのため我々は，術後 1 週間前後の状態（マイクロリージョニング効果が多少残っている時期）で刺激調整を行い，刺激を入れておく. その後，日に 0.1〜0.2 mA 出力を上げていき，off 症状が目立たないようにする. それでも退院後は off が出現することがあるため，頻回に外来に来てもらい，調整する. 注意する点としては，マイクロリージョニング効果が残存している状態では各電極の素の評価ができていないため，手術から 2, 3 カ月後に再度入院し，薬を off にした状態で各電極の効果発現と，副作用出現の閾値を再評価する（Q68 参考）.

### 文献
1) Picillo M, Lozano AM, Kou N, et al. Programming deep brain stimulation for Parkinson's disease: The Toronto Western Hospital Algorithms. Brain Stimul. 2016; 9: 425-37.
2) Volkmann J, Moro E, Pahwa R. Basic algorithms for the programming of deep brain stimulation in Parkinson's disease. Mov Disord. 2006; 21 Suppl 14: S284-9.

〈佐々木達也〉

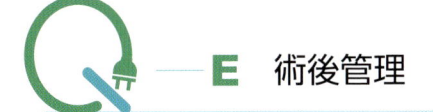

# 刺激調整のコツを教えてください.

 DBS の実際の治療の開始は刺激を開始することであり,刺激調整は非常に重要である.調整方法についても施設ごとに異なると思われるが,一般的な刺激調整のアルゴリズムについては 図1 を参照されたい.

## 最初のセッティング

　刺激調整の治療アルゴリズムにはいくつか報告があり,図1 に提示する[1-3].本格的な調整を行う時期は,術後マイクロリージョニング効果とブレインシフトが消失した 2〜3 カ月後である.すでに刺激が入っている場合でも,すべての電極を再評価する.術後のブレインシフトが消失した状態の術後頭部 CT と術前 MRI の合成画像を作成し各電極の位置や当初の標的との誤差を計測しておく 図2.薬を off にした状態で基本設定であるパルス幅 $60\,\mu$s,周波数 130 Hz にして,単極刺激で出力(電流,電圧)を上げていく.パーキンソン病の運動症状(振戦・無動・固縮)が改善する閾値と,副反応が出現する閾値を記録する(局所麻酔で手術中,運動症状の改善を確認している場合,前

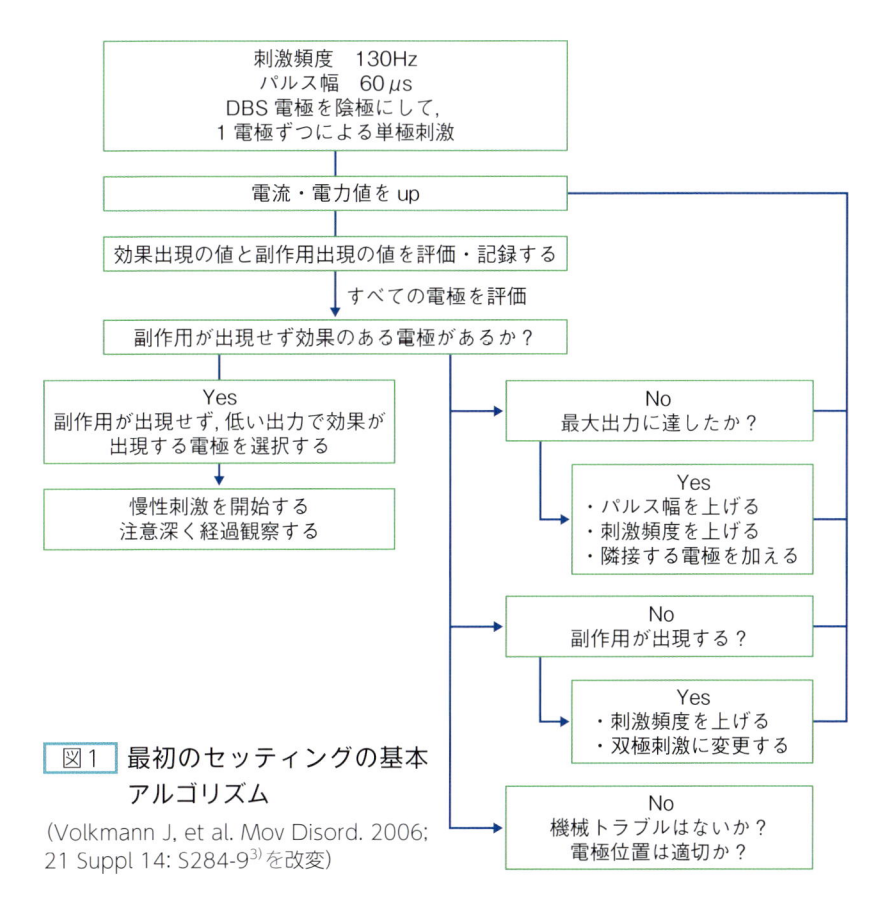

図1　最初のセッティングの基本アルゴリズム

(Volkmann J, et al. Mov Disord. 2006; 21 Suppl 14: S284-9[3] を改変)

右電極: 標的より外側0.8mm，前方0.73mm，深さ＋0.89mm

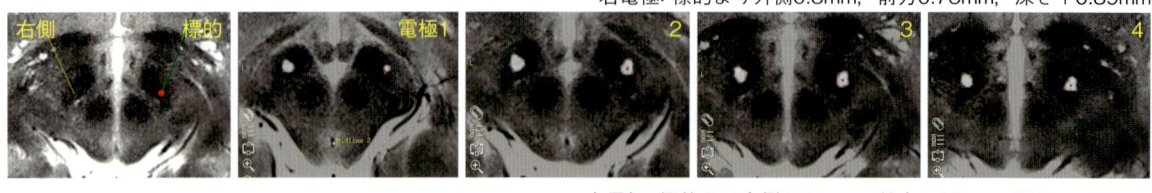

左電極: 標的より内側0.73mm，前方1.13mm，深さ＋1.36mm

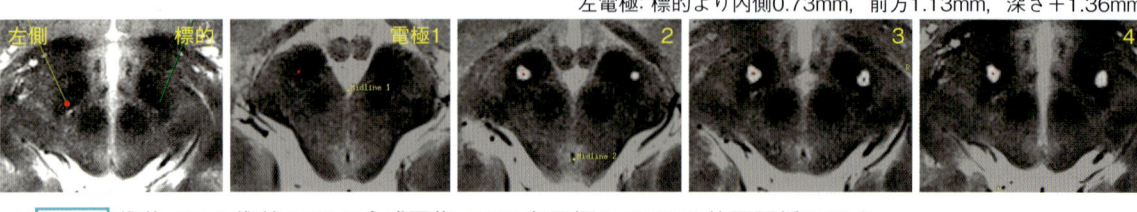

図2 術後 CT と術前 MRI の合成画像: DBS 各電極と STN の位置関係を示す

者の閾値が低く出現するはずである）．各電極の閾値は，外来診療や長期のフォローアップでも参考となるため，必ず記録に残しておく．症状改善の閾値が最も低い電極，または効果発現と副反応出現の閾値の幅（調整幅）が広い電極を刺激し，1日の症状を観察する．ジスキネジアが強い場合，出力を下げるか，内服薬を減らすことで調整する．ジスキネジアが出やすく安定しない場合には，次に効果のある電極を試す．このようにして各電極を試しながら，患者本人と医療サイドでベストな電極と刺激出力を決定する．運動症状をもとに調整し，薬剤も並行して減薬する．COMT 阻害薬，抗コリン薬，アマンタジンなどの補助薬を減薬し，そのあと，L-dopa やドパミンアゴニストの減薬を行う．STN であれば，L-dopa 等価換算にして，半分近くの減薬が可能である．ただし，運動症状だけではなく，非運動症状の変動にも気を留めておく．術前に精神症状の既往がある場合や不安症状が強い場合，調整期間中にうつ症状や躁状態，幻覚などの精神症状が増悪し，調整に難渋することもある[4]．

### 外来での刺激調整

外来での刺激変更は，入院での調整ほど大きな変化を加えることは避けるべきである．外来での短時間の調整で大きな変更を加えると，しばらくして，ジスキネジアなどの増悪で予約外の診察が必要になることがある．通常 STN の場合，0.1 mA の上昇で，自覚的・他覚的にも運動症状は改善する．1回の外来での刺激変更幅は0.1〜0.2 mA にとどめることが多い．刺激電極の番号や単極から双極刺激に変更する場合には，変更後しばらく待合で待機してもらい，症状の変化を慎重に観察する．限られた時間で調整を行うため，時間がかかる場合には入院で行う．

ディレクショナルリードの普及により，刺激設定の自由度が格段に上がったが，その分，調整が非常に複雑になり，時間もかかる．脳神経外科医だけで行うには限界があり，神経内科医やコメディカルの協力が不可欠である．

### 文献

1) Picillo M, Lozano AM, Kou N, et al. Programming deep brain stimulation for Parkinson's disease: The Toronto Western Hospital algorithms. Brain Stimul. 2016; 9: 425-37.
2) Volkmann J, Herzog J, Kopper F, et al. Introduction to the programming of deep brain stimulators. Mov Disord. 2002; 17 Suppl 3: S181-7.
3) Volkmann J, Moro E, Pahwa R. Basic algorithms for the programming of deep brain stimulation in Parkinson's disease. Mov Disord. 2006; 21 Suppl 14: S284-9.
4) Castrioto A, Lhommee E, Moro E, et al. Mood and behavioural effects of subthalamic stimulation in Parkinson's disease. Lancet Neurol. 2014; 13: 287-305.

〈佐々木達也〉

# 患者が術後，症状変動で不安になっています．どのように対処したらいいですか？

長年，薬物治療を行ってきたケースがほとんどであり，外科的治療の介入は患者に劇的な変化をもたらします．術後しばらくは症状が変動し，そのために調整を要する時間が必要です．患者は術後早期の症状の不安定さに対して不安や，場合によっては治療に対する否定的な感情を持つ場合もあります．十分な配慮が必要です．

　手術前に，術後数カ月は刺激調整・薬物調整を頻回に行うため，症状が変動すること，しかしその変動は数カ月で安定していくこと，を十分に説明しておく必要がある．一般的に術後 1～2 週間後にマイクロリージョニング効果が消失し，それが消失する頃にパーキンソン病症状が増悪する（術前の状態に戻る）．ここから手術 3～6 カ月の期間に薬物調整・刺激調整を行い，症状の安定化を目指す．その後は薬物・刺激がともに適応された安定した期間に入る[1]．患者の不安が一時的なものであれば経過観察で問題ないが，DBS により抑うつ状態・うつ病を増悪・発症することがある[2,3]．このような場合は，L-dopa の増量，精神科医による診察，抗うつ薬の開始，他の電極による刺激などを試みる．術後の精神・心理状態には十分気を配っておく必要がある．

## 文献

1) Volkmann J, Moro E, Pahwa R. Basic algorithms for the programming of deep brain stimulation in Parkinson's disease. Mov Disord. 2006; 21 Suppl 14: S284-9.
2) Temel Y, Kessels A, Tan S, et al. Behavioural changes after bilateral subthalamic stimulation in advanced Parkinson disease: a systematic review. Parkinsonism Relat Disord. 2006; 12: 265-72.
3) Tsai ST, Lin SH, Lin SZ, et al. Neuropsychological effects after chronic subthalamic stimulation and the topography of the nucleus in Parkinson's disease. Neurosurgery. 2007; 61: E1024-9; discussion E1029-30.

〈佐々木達也〉

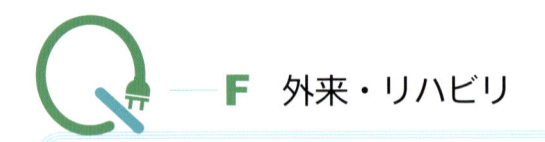

**F 外来・リハビリ**

**70**

# 術後のリハビリテーションの重要性について教えてください.

> 術後の身体状況の変化，ADL，生活環境，社会的背景，自宅内での役割をもとに個々のゴールを設定し，それに向けたリハビリを行うことが重要です．

## パーキンソン病全般に対するリハビリテーション（以下，リハビリ）

パーキンソン病の運動障害には，パーキンソン病そのものによる振戦，固縮，無動，姿勢反射障害などの一次的な機能障害と，これらによる低活動性のために起こる廃用症候群を中心とした二次的な機能障害がある[1]．パーキンソン病全般に対するリハビリの有効性についてはパーキンソン病治療ガイドライン2011でも述べられており，運動療法が身体機能，健康関連QOL，筋力，バランス，歩行速度の改善に有効であり，歩行訓練が転倒の減少に寄与する．パーキンソン病診療ガイドライン2018ではさらに複数のエビデンスが蓄積されており，有効性が示されている[2]．パーキンソン病の運動症状には，外部刺激により症状が改善するという特徴があり，音刺激（声掛けやメトロノームのリズムに合わせて歩く）や視覚刺激（等間隔に引かれた線を跨ぐようにして歩く）を利用した歩行訓練が有効である．

## DBS術後のリハビリ

DBS術後から退院までの期間は刺激強度の調整期間でもあり，そのつど，刺激強度と症状の変動に合わせたリハビリを行う．術後早期は刺激を行っていなくても，電極を留置したことによるlesioning effectで症状が改善することがあるが，この効果は数週間程度で徐々に低下してくるため，その点も考慮する．また，刺激調整中にジスキネジアが強く出現することがあり，リハビリに支障をきたすこともあるが，そういった増悪期間においても活動量を向上・維持するため離床や床上リハビリを行うことは有効と思われる[2]．症状が安定した後は，患者の生活環境に則った実動作訓練が有効である．パーキンソン病患者の多くは転倒を経験しており，DBSによって運動症状の改善が得られたとしても，転倒への恐怖心から活動量が上がらず，それが姿勢反射障害やすくみ足の原因となることがある[3]．リハビリを行うなかで身体状況の変化を認識し，ボディイメージの再構築を行うことが，術後の動作獲得に重要である．退院後も刺激強度と症状を把握した上で，生活環境や身体状況に合致した練習内容を呈示することが重要である．

**文献**

1) 日本神経学会，監修．パーキンソン病治療ガイドライン作成委員会，編．パーキンソン病治療ガイドライン2011．東京: 医学書院; 2011.
2) 日本神経学会，監修．パーキンソン病診療ガイドライン作成委員会，編．パーキンソン病診療ガイドライン2018．東京: 医学書院; 2018.
3) 宇治川恭平，守屋正道，唐牛大吾．脳深部刺激療法を施行した若年性パーキンソン病患者に対する理学療法経験．臨床理学療法研究．2013; 30: 53-5.　　　　　　　　　　　　　　　　　〈佐々木達也〉

# 明らかに症状は改善していますが，満足感が得られていません．どうしたらいいでしょうか？

適切な手術適応基準で手術を行った場合，ほぼ全症例で off 時の運動症状や薬剤抵抗性の安静時振戦の改善は得られます．また，術後の健康に関連した QOL も改善させ[1]，長期間の手術に対する満足度も高く[2]，主観的な改善も得られることが多いです．患者の主観的な評価（患者満足度）は非常に重要であり，PD-Q 質問票や SF-36 検査を行い，術後の評価を行う必要があります．本人が満足感を得られていない場合，その理由を聞き，主観的な改善や満足度も向上させることが重要です．

　期待していたほどの改善ではない，一番治したい症状が改善していないなどの理由で，満足度が高くない場合には，術前の評価が十分でなかった可能性や，術前に過度な期待をさせる手術説明を行っていないかを見直す必要がある．薬を減らしたい希望があったが，GPi-DBS を選択したため，減薬がほとんどできていないケースなども十分な満足度が得られない原因となることがある．十分な症状の改善が得られている場合には，術前後における運動症状変化を示す患者本人の撮影されたビデオ動画を見てもらうことも効果的である．

## POINT

- 患者が一番困っている症状（改善したい症状）を術前によく確認する．
- 術前後の運動症状変化を示すビデオ動画などを見せて，改善具合を客観的に理解してもらう．

## 文献

1) Volkmann J, Albanese A, Kulisevsky J, et al. Long-term effects of pallidal or subthalamic deep brain stimulation on quality of life in Parkinson's disease. Mov Disord. 2009; 24: 1154-61.
2) Karl JA, Ouyang B, Colletta K, et al. Long-term satisfaction and patient-centered outcomes of deep brain stimulation in Parkinson's disease. Brain Sci. 2018; 8: pii: E60.

〈佐々木達也〉

# DBS の長期効果について教えてください.

**DBS 後 5〜6 年の経過では効果は良好に保たれるが,10 年もしくはそれ以上の長期の経過では,パーキンソン病の進行に伴い,運動症状,非運動症状とも悪化が認められます.**

## 運動症状に対する長期成績

STN-DBS,GPi-DBS とも 5〜6 年の経過では,off 時の運動症状,ジスキネジア,ADL に対する効果が維持され,STN では薬剤減量効果も持続する[1]. 8〜10 年の長期に及ぶと症状によって差が出現し,振戦,固縮,動作緩慢などは改善が持続するが,すくみ足や姿勢反射障害といった体軸症状に対する効果は低下しやすくなる[2-4]. また,Fasano らの報告では STN-DBS 術後 5 年と 8 年の off 時の運動症状を評価すると,どちらも術前と比較すると有意な改善を示すものの,その 3 年間の比較では 8 年後で症状が悪化していた[2]. また,on 時の運動症状ならびに ADL に関しては 9〜10 年後には術前と比較すると悪化することも報告されている 図1 [3].

これらの報告より,DBS の効果は術後 5〜6 年程度は良好に維持されるが,それ以上の長期になると,体軸症状の悪化や最良の on 状態そのものの悪化とともに ADL も徐々に低下すると考えられる.しかしこれは,DBS の効果が減弱するというよりも,パーキンソン病自体の病期の進行が大きく影響していると考えられる.

## 非運動症状に対する長期成績

認知機能は長期の経過で悪化が報告されているが[5],これはパーキンソン病の進行に伴う認知機能障害が原因とされる.他に抽象推理,エピソード記憶,実行機能,注意能力などに軽度の低下が報告されているが[2,6],これらも認知機能の低下が主な原因だと考えられている.

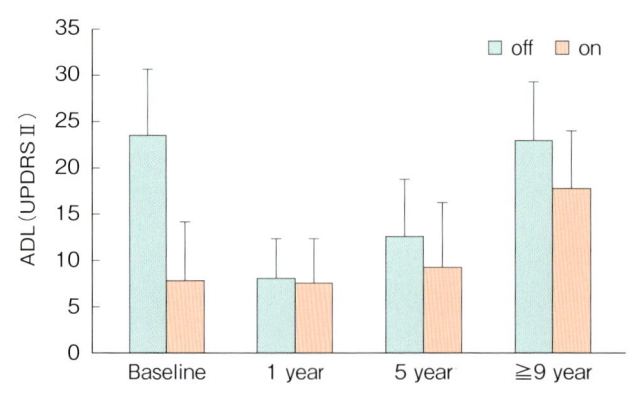

図1 on/off 時の ADL(UPDRSⅡスコア)の推移
(Zibetti M, et al. Mob Disord. 2011; 26: 2327-34)[3]

## ⊟ 文献

1) Moro E, Lozano AM, Pollak P, et al. Long-term results of a multicenter study on subthalamic and pallidal stimulation in Parkinson's disease. Mov Disord. 2010; 25: 578-86.
2) Fasano A, Romito LM, Daniele A, et al. Motor and cognitive outcome in patients with Parkinson's disease 8 years after subthalamic implants. Brain. 2010; 133: 2664-76.
3) Zibetti M, Merola A, Rizzi L, et al. Beyond nine years of continuous subthalamic nucleus deep brain stimulation in Parkinson's disease. Mov Disord. 2011; 26: 2327-34.
4) Castrioto A, Lozano AM, Poon YY, et al. Ten-year outcome of subthalamic stimulation in Parkinson disease, a blinded evaluation. Arch Neurol. 2011; 68: 1550-6.
5) Kim HJ, Jeon BS, Peak SH, et al. Long-term cognitive outcome of bilateral subthalamic deep brain stimulation in Parkinson's disease. J Neurol. 2014; 261: 1090-6.
6) Rizzone MG, Fasano A, Daniele A, et al. Long-term outcome of subthalamic nucleus DBS in Parkinson's disease: from the advanced phase towards the late stage of the disease? Parkinsonism Relat Disord. 2014; 20: 376-81.

〈細本 翔〉

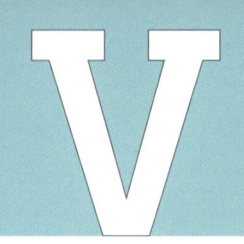

# V パーキンソン病患者の脳深部刺激療法後の心理面に及ぼす影響

 ── **A** 高齢者における脳深部刺激療法

73

## 高齢者のパーキンソン病患者に対する定位脳手術は安全に行えますか？　文献的にどれくらいの報告がありますか？

　これまで報告されている研究のうち，高齢者パーキンソン病患者に対するDBSについて多くは観察研究ですが，RCTやコホート研究など質の高い研究も報告されてきています．比較的影響力の大きな雑誌に掲載された質の高い研究の報告を以下に示します（ 表1, 2 ）．

　Weaverらは最善の薬物治療とDBSを比較したRCTのなかで，70歳以上のサブ解析でもDBSは薬物治療と比較して，術後6カ月の段階で有意に運動症状が改善し，また年齢による重大な合併症の出現率の差はなかったとしている[1]．Ory-Magneらは45例の前向きコホート研究で手術時の年齢

表1　高齢者のパーキンソン病患者に対するDBS治療

| 著者名 | 雑誌名 | 発表年 | 標的神経核 | 症例数 | 年齢区分 | 観察期間 |
|---|---|---|---|---|---|---|
| Bouwyn | J Parkinson Dis | 2016 | STN-DBS | 91 | <65, 65〜70, 70≦ | 6 m |
| Chiou | Clin Neurol Neurosurg | 2016 | STN-DBS | 72 | <70, 70≦ | 6 m |
| Delong | JAMA Neurol | 2014 | STN-DBS | 1757 | 65〜74, 75≦ | 90d |
| Derost | Neurology | 2007 | STN-DBS | 87 | <65, 65≦ | 2y |
| Levi | BMC Geriatrics | 2015 | STN-DBS | 107 | <65, 65≦ | 90d |
| Ory-Magne | Mov Disord | 2007 | STN-DBS | 45 | <65, 65≦ | 2y |
| Parent | J Neurosurg | 2011 | STN-DBS | 37 | <70, 70≦ | 1y |
| Russmann | Neurology | 2004 | STN-DBS | 52 | <60, 60〜70, 70≦ | 4y |
| Shalash | Parkinsonism and Related Disord | 2014 | STN-DBS | 110 | <55, 56〜64, 65≦ | 3〜5y (retrospective) |
| Weaver | JAMA | 2010 | STN or GPi-DBS | 255 | <70, 70≦ | 6 m（RCT） |
| Dafsari | Mov Disord | 2018 | STN-DBS | 120 | <59, 60〜69, 70≦ | 6 m |

**JCOPY** 498-32834

**表2** 高齢者のパーキンソン病患者に対する DBS の成績（若年者との比較）

| 著者名 | 内容 |
| --- | --- |
| Bouwyn | 70 歳以上の群も運動機能が改善．高齢群は一部の認知機能が若年群より低下． |
| Chiou | STN-DBS は高齢者にも有用．特に振戦と体幹症状とジスキネジアに有用．術後の合併症は高齢者と若年者で差がなかった |
| Delong | 術後の合併症は高齢者と若年者で差がなかった． |
| Derost | 運動機能改善，合併症は若年者と同様．術後の QOL は若年者の方がよい |
| Levi | 周術期の脳出血は高齢者 7.9%，若年者 2.9%．術後一過性の混乱は高齢者 13%，若年者 0% であった． |
| Ory-Magne | 運動機能改善は若年者と同様．高齢者は術後抑うつ傾向がある． |
| Parent | 高齢者はジスキネジアの改善程度が若年者より大きい．固縮の改善程度は若年者の方が大きい． |
| Russmann | 高齢者も術前より日内変動，ジスキネジアは改善を認めるが，改善度は若年者より低い．ADL や体軸症状は有意に増悪． |
| Shalash | 運動機能改善，合併症は若年者と差がなかった．認知機能のスコアが若年者より悪い（術前から）． |
| Weaver | 高齢者でも有意に運動症状は改善．年齢による重大な合併症の出現率，出現内容の差はなし． |
| Dafsari | PDQ-8 は高齢者でも術前より有意に改善も，改善度は若年者より悪い． |

と UPDRS PartⅡ，PartⅢ，axial score，LEDD，ジスキネジアの改善度は相関せず，高齢者ほど術後日内変動は改善するとしている．しかし術後 24 カ月後の QOL は改善が乏しく，高齢者ほど術後抑うつ傾向・無気力が出現したとしている[2]．Russmann らは 52 例の連続手術症例において，70 歳以上でも，日内変動，ジスキネジアは術前より改善を認めるが，ADL や体軸症状は有意に増悪し，また高齢者群での運動症状の改善度は若年者より低かったと報告している[3]．Dafsari らは 4 施設の STN-DBS 患者の前向きコホート研究において，70 歳以上の高齢者でも術前と比較し優位に総合的な QOL は改善したものの，改善度合いは若年者に劣り，改善項目は行動（activities of daily living）と stigma に留まったと報告している[4]．

　以下に観察研究も含めた高齢者パーキンソン病患者に対する DBS の効果を述べる．

1）術前の高齢者パーキンソン病患者の臨床症状（手術時年齢を除く）：手術時年齢以外の要素を分析すると，高齢者パーキンソン病患者では術前の L-dopa 反応性が低く，drug on 時の axial score も悪い傾向であった．また L-dopa 等価換算量（LED）は高齢者で少なかった．

2）運動症状：運動症状は術前と比較して有意に改善した．特に，症状の日内変動，L-dopa 投与によるジスキネジアは改善度が高い．運動症状全体の改善度は若年群と比較して低いという報告もある．寡動が術前の主症状である場合，手術の有効性は高いが，一方で固縮については高齢者では改善しにくいとする報告もあった．

3）体軸症状：体軸症状についても，若年者ほどではないが，高齢者でも改善する報告はある．しかし運動症状に比べ，成績は不良である．術前で drug on 時の axial motor score が悪い高齢者は術後改善が乏しく，有意に増悪したとする報告もある．術後，時間が経過するにつれて，若年者よりも体軸症状の進行は速い．

4）非運動症状：認知機能，精神症状，術後 1 年未満の短期間の評価では高齢者でも UPDRS PartⅠは改善した．しかし一部の高齢者では，認知機能や言語の流暢性が増悪し，抑うつ・無気力

傾向が出現した.

5) その他の症状: QOL については，運動・ADL・感情と stigma・認知・コミュニケーションの面で若年者において改善度が大きい.

6) 安全性: 高齢者でも手術合併症は変わりないという報告が多いが，術後脳出血の発症が高齢者で有意に多かったとする報告がある.

　手術を含めて治療を考える上で，高齢者パーキンソン病患者に対する DBS の特徴を理解し，手術適応を検討する必要がある.

### 文献

1) Weaver FM, Follett K, Stem M, et al. Bilateral deep brain stimulation vs best medical therapy for patients with advanced Parkinson disease: a randomized controlled trial. JAMA. 2009; 301: 63-73.
2) Ory-Magne F, Brefel-Courbon C, Simonetta-Moreau M, et al. Does ageing influence deep brain stimulation outcomes in Parkinson's disease? Mov Disord. 2007; 22: 1457-63.
3) Russmann H, Ghika J, Villemure JG, et al. Subthalamic nucleus deep brain stimulation in Parkinson disease patients over age 70 years. Neurology. 2004; 63: 1952-4.
4) Dafsari HS, Reker P, Stalinski L, et al. Quality of life outcome after subthalamic Stimulation in Parkinson's disease depends on age. Mov Disord. 2018; 33: 99-107.

〈桑原 研〉

# パーキンソン病患者の手術後の高次脳機能は悪化しますか？

語の流暢性の低下が最も頻度が高いです．認知機能については手術精度との関連も報告されているので，精度の高い手術を行えば認知機能低下は最小限に食い止めることができると考えています．

　パーキンソン病では認知機能低下は非運動症状のなかでも合併頻度が高く，20年後の追跡調査では患者の80％以上が認知症を発症する[1]．Parsonsらの報告によると視床下核刺激療法（STN-DBS）後にパーキンソン病患者の遂行機能，作動記憶が低下した[2]．WittらはSTN-DBSを受けた患者は手術を受けなかった患者と比較して遂行機能が低下することを報告している[3]．しかしながら，1万人以上の大規模研究においてはパーキンソン病患者の57％はSTN-DBS後でも認知機能に大きな変化は起こらないと報告している[4]．

　STN-DBS直後に全般的な認知機能が低下する報告は少なく，全般的にSTN-DBSは長期にわたり安全な治療法と考えられている．しかし，術後に語の流暢性が低下することは多く報告されている[5,6]．語の流暢性や作動記憶が低下する理由としては手術精度との関連が指摘されている．Wittらは刺激電極がSTN内に留置できていない患者は術後に語の流暢性が低下し，刺入経路に尾状核を通過した患者は作動記憶が低下することを報告している．また，TsaiらはSTNの腹側を強く刺激すると気分状態の増悪を引き起こし，認知機能が低下すると指摘している[7]．手術精度を高めることで術後の認知機能低下は最小限にすることができることが示唆されている．STN-DBSと認知機能の関連は過去に様々な研究があるが，詳細な認知機能検査を実施したうえでも一定の結果は得られていない．

## 文献

1) Hely MA, Reid WGJ, Adena MA, et al. The Sydney multicenter study of Parkinson's disease: the inevitability of dementia at 20 years. Mov Disord. 2008; 23: 837-44.
2) Parsons TD, Rogers SA, Braaten AJ, et al. Cognitive sequelae of subthalamic nucleus deep brain stimulation in Parkinson's disease: a meta-analysis. Lancet Neurol. 2006; 5: 578-88.
3) Witt K, Daniels C, Reiff J, et al. Neuropsychological and psychiatric changes after deep brain stimulation for Parkinson's disease: a randomised, multicentre study. Lancet Neurol. 2008; 7: 605-14.
4) Appleby BS, Duggan PS, Regenberg A, et al. Psychiatric and neuropsychiatric adverse events associated with deep brain stimulation: a meta-analysis of ten years' experience. Mov Disord. 2007; 22: 1722-28.
5) Pillon B, Ardouin C, Damier P, et al. Neuropsychological changes between 'off' and 'on' STN or GPi stimulation in Parkinson's disease. Neurology. 2000; 55: 411-8.
6) Krack P, Batir A, Van Blercom N, et al. Five-year follow-up of bilateral stimulation of the subthalamic nucleus in advanced Parkinson's disease. N Engl J Med. 2003; 349: 1925-34.
7) Tsai ST, Lin SH, Lin SZ, et al. Neuropsychological effects after chronic subthalamic stimulation and the topography of the nucleus in Parkinson's disease. Neurosurgery. 2007; 61: E1024-9; discussion E1029-30.

〈若森孝彰〉

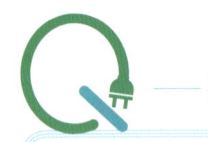 

# パーキンソン病患者の認知機能が改善することはありますか？

 🔌 **基本的に認知機能は術後変わらないか，低下します．ただ，改善する機能もあります．**

　過去の報告では，視床下核刺激療法（STN-DBS）によりパーキンソン病患者の認知機能は変わらない場合と低下する場合が多くを占めるが，認知機能が手術後に改善したという報告もみられる．STN-DBS を施行したパーキンソン病患者は，術前と比較して精神運動速度，作動記憶が有意に改善したと報告されている[1]．また，STN-DBS の刺激 on と off では STN-DBS の刺激 on の方が前頭葉機能検査（トレイルメイキングテスト，ウィスコンシンカード分類検査）において処理速度の改善がみられ，淡蒼球刺激療法における刺激 on と off では認知機能での違いはみられなかった[2]．したがって，STN-DBS の刺激 on は前頭葉機能を改善する可能性が示唆される．STN-DBS を施行したパーキンソン病患者 50 名中 12 名は 1 年後に WAIS-Ⅲの全検査 IQ が改善した．認知機能が改善した症例は手術時年齢が若く，抑うつが軽度の患者であった．STN-DBS を施行したパーキンソン病患者は，wearing off や薬剤抵抗性ジスキネジアの改善により日常の活動時間が長くなり，活動範囲が広がることで認知機能が改善する可能性も考えられる．

## 🗐 文献

1) Pillon B, Ardouin C, Damier P, et al. Neuropsychological changes between off and on STN or GPi stimulation in Parkinson's disease. Neurology. 2000; 55: 411-8.
2) Jahanshahi M, Ardouin CM, Brown RG, et al. The impact of deep brain stimulation on executive function in Parkinson's disease. Brain. 2000; 123: 1142-54.

〈若森孝彰〉

# パーキンソン病患者で認知症を合併している場合，定位脳手術の適応はありますか？

**軽度認知機能障害（MCI）の段階ではそれだけで手術適応外とはしていませんが，明らかな認知症の場合，手術適応はありません.**

定位脳手術を施行するパーキンソン病患者は軽度の認知機能低下を抱えている場合が多い．手術適応を考える上で手術前に軽度認知機能障害（MCI）の段階では手術適応外とはせず，そのほかの臨床症状，患者周囲の環境など十分吟味して，適応を評価する．手術前にパーキンソン病患者の詳細な認知機能検査を実施し，認知機能レベルを把握しておくことは非常に重要である．

認知症を伴うパーキンソン病（PDD）の診断基準としては Movement Disorder Society（MDS）によるものがある 表1 ．また，PDD は気分障害や精神症状を合併しやすく，手術後の周術期管理が難しい症例が多い．全般的認知機能の評価では Mini-Mental State Examination（MMSE）が使用されることが多いが，手術前のパーキンソン病患者はほぼ満点を取るため，MMSE では軽微な認知機能障害の把握は難しい[1]．全般的認知機能評価では Wechsler Adult Intelligence Scale-Ⅲ（WAIS-Ⅲ）を使用することが推奨されている[1]．WAIS-Ⅲでは全般的認知機能に加え，言語機能，作動記憶，視空間認知機能，処理速度を把握することができ，多領域の評価が可能である．すでに明らかな認知機能低下をきたした PDD 患者に対する手術適応は現在のところはないであろう．

表1 PDD 診断アルゴリズム

1. Queen Square Brain Bank の基準を満たす PD
2. 認知症よりも PD を先に発症している
3. MMSE が 26 点未満
4. 日常生活に支障をきたす認知機能低下
5. 下記の検査で少なくとも 2 つの障害を認める
   - 月の逆唱，言葉の逆唱，7 の引き算
   - 語の流暢性，時計描画
   - MMSE の五角形描画
   - 3 単語の遅延再生

## 文献

1) Wakamori T, Agari T, Yasuhara T, et al. Cognitive functions in Parkinson's disease: Relation to disease severity and hallucination. Parkinsonism Relat Disord. 2014; 20: 415-20.

〈若森孝彰〉

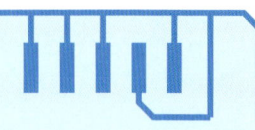

## パーキンソン病の症状の1つ「病的賭博」

　ドパミン補充療法や脳深部刺激によって，パーキンソン病の運動症状が改善する一方で，病的賭博や性行動亢進，買い物依存症など脱抑制性の行動異常が注目されるようになった．とりわけ病的賭博はよく研究されており，北米での病的賭博の有病率は全人口の約0.42％とされるが，パーキンソン病患者に限れば2.3〜8％と比較的高頻度に認められる．病的賭博はドパミン調整異常症候群に伴ってみられる他，ドパミンアゴニスト，脳深部刺激が原因としてあげられる．

　ドパミン調整異常症候群 dopamine dysregulation syndrome（DDS）はL-dopa の有効なパーキンソン病患者がドパミン補充療法薬への必要量を超えたドパミン補充薬を服用する，強迫的薬物使用を主徴候とする．薬が効いているときには病的賭博，買い物依存症など衝動制御障害を伴い，薬の効果が切れると気分が落ち込み不安が強くなる．

　ドパミンアゴニストによる病的賭博はドパミン調節異常症候群に伴うものよりもはるかに多いとされ，L-dopa にドパミンアゴニストを追加投与した際に生じることが大半である．これら薬剤に起因する衝動制御障害に対してはドパミン補充療法薬，特にドパミンアゴニストの減量，変更，中止を試みることで症状の改善が得られる．

　脳深部刺激については，STN-DBS 後に病的賭博から離脱したという報告がある一方で，STN-DBS 後に病的賭博が出現したとの報告もある．STN-DBSによりドパミン補充薬が減量できて症状が改善する一方で，精神機能の抑制がとれ，衝動を抑制できなくなって病的賭博を発症したと考えられる．刺激部位や刺激条件の調整，あるいは併用薬の工夫によって衝動制御障害を回避する努力が必要である．

　病的賭博は欧米では大きな問題となっているが，文化の違いなのか，わが国ではまだパーキンソン病自体では社会問題として顕在化していない．しかしながら海外の報告ではパーキンソン病に伴う病的賭博はパチンコやスロットマシン，カジノに次いでインターネット経由が20％を占めるという報告があり，インターネットの普及に伴いわが国でも増加していく可能性がある．

1) Gallagher DA, O'Sullivan SS, Evans AH, et al. Pathological gambling in Parkinson's disease: risk factors and differences from dopamine dysregulation. An analysis of published case series. Mov Disord. 2007; 22: 1757-63.
2) Fujimoto K. Disinhibitory abnormal behavior induced by treatment of Parkinson disease. Brain Nerve. 2012; 64: 373-83.
3) Fujimoto K. Pathological gambling and Parkinson disease. Brain Nerve. 2008; 60: 1039-46.

〈守本　純〉

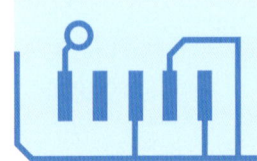

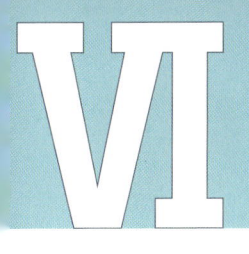

# VI

## 本態性振戦に対する治療の実際

**A** 術前評価

**77**

## 本態性振戦では，パーキンソン病患者の振戦とどこがちがいますか？

**本態性振戦は動作時振戦（姿勢時振戦，運動時振戦）のなかの姿勢時振戦であることが多く，パーキンソン病の振戦は基本的に静止時振戦です．姿勢時とは重力に逆らって随意的に肢の姿勢を保った状態です（両手の人差し指を顔の前でつけてもらうなどの姿勢）．動作時には，企図動作（動作が目標に向かう），タスク特異的動作（書字，楽器演奏）などが含まれます．静止時とは重力に逆らわない安静な（筋の随意収縮のない）状態をいいます．**

本態性振戦は，振戦周期が 4〜12 Hz で，随意運動で振幅が増強される．パーキンソン病の振戦は，振戦周期が 3〜6 Hz で，随意運動で振幅が軽減される．

本態性振戦の場合，姿勢を保持した後に振戦が出現するまでの潜時が平均 0.06 秒と非常に短い．パーキンソン病の場合，平均 6 秒以上の潜時で振戦が出現することもある（re-emergent tremor）．

本態性振戦患者の 50〜90% で，飲酒により振戦が軽減される．ただし，振戦抑制効果に必要な飲酒量は個人差が大きく，また飲酒により一時的に振戦が抑制されてもその後の振戦は飲酒前よりも増強される場合もある．よって，飲酒が治療に使用されることはない．

〈佐々田 晋〉

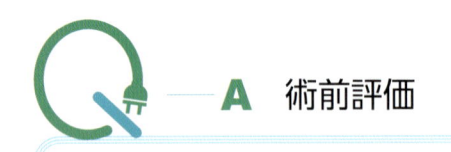

# 本能性振戦にもパーキンソン病の UPDRS のように術前に評価するようなスコアがありますか？

Fahn Tolosa Marin tremor rating scale が振戦の評価において最も頻用されるスケールです.

このスケールでは, 23 項目の評価項目が設定されている. そのうち 1～10 の項目が Part A, 11～15 が Part B, 16～23 の項目が Part C である. いずれの項目においても severity は 0～4 の 5 段階で評価される (0 が正常で, 4 が重症の振戦).

Part A はそれぞれの体の部位における振戦の severity である. 以下が評価される体の部位である (1: 顔, 2: 舌, 3: 声, 4: 頭, 5: 右上肢, 6: 左上肢, 7: 体幹, 8: 右下肢, 9: 左下肢, 10: 起立時の体幹, 脚). これらの部位で, 安静時, 姿勢時, 動作/企図時の評価を行う.

Part B はタスクをかけた際の機能評価である. 11 が書字, 12～14 が線を引く行為, 15 が液体をコップに注ぐ行為である. いずれも上肢の機能評価になる. 書字では, 患者自身の名前や簡単な文章を書いてもらう (最近では個人情報保護の観点より, あまり患者の名前を書いてもらうことはない. 学会発表などでその画像情報が使用できない). 字を書いてもらうため, 利き手のみの評価となる. 12 から 15 は右手左手ともに評価する.

Part C は生活上での機能評価である. 16: 話すこと, 17: 食事 (固形物を口に運ぶ行為), 18: 飲水 (コップを口に運ぶ行為), 19: 衛生維持, 20: 着衣, 21: 書字, 22: 労働 (家庭での作業も含む), 23: 社会的活動が評価項目となる. Part C は患者自身が評価者となる. しかし, 16 に関しては, ジストニアによる発生困難なのか声の振戦なのか判断が付きにくいため, 医療スタッフが評価者となる.

このスケールの使用に慣れた評価者であれば, 評価者間でのスコアの相違は非常に小さいと報告されている. そのため, 信頼性の高いスケールであるとされている.

当科でも, このスケールを使用している. 基本的には生活に困る振戦は上肢振戦であることが多く, Part A の上肢の項目, Part B の 11～14 の項目を活用するということが多い.

## 文献

1) Fahn S, Tolosa E, Marin C. Clinical rating score of tremor. In: Jankovic J, Tolosa E editors. Pakinson's Disease and Movement Disorders. Lippincot Williams and Wilkins; 1993. p.271-80.

JCOPY 498-32834

**表1** Fahn Tolosa Marin tremor rating scale

| | | | 安静時 | 姿勢時 | 動作/企図 |
|---|---|---|---|---|---|
| **Part A**<br>振戦の程度 | 1 | 顔 | | | |
| | 2 | 舌 | | | |
| | 3 | 声 | | | |
| | 4 | 頭部 | | | |
| | 5 | 右上肢 | | | |
| | 6 | 左上肢 | | | |
| | 7 | 体幹部 | | | |
| | 8 | 右下肢 | | | |
| | 9 | 左下肢 | | | |
| | 10 | 起立時の体幹・脚 | | | |
| | | | 右手 | 左手 | |
| **Part B**<br>タスクをかけた際の<br>機能評価 | 11 | 筆記（利き手のみ） | | | |
| | 12 | 線引き A（大うずまき） | | | |
| | 13 | 線引き B（小うずまき） | | | |
| | 14 | 線引き C（直線） | | | |
| | 15 | 水をコップに注ぐ行為 | | | |
| **Part C**<br>生活上での機能評価 | 16 | 話すこと | | | |
| | 17 | 食事 | | | |
| | 18 | 飲水（コップを口に運ぶ行為） | | | |
| | 19 | 衛生（髭剃りなど） | | | |
| | 20 | 着替え | | | |
| | 21 | 書字 | | | |
| | 22 | 仕事 | | | |
| | 23 | 社会的活動 | | | |

〈佐々田 晋〉

# 標的部位はどこになりますか.

Vim が標準的な標的です. 振戦抑制を目的とした定位脳手術では視床腹側中間核（Vim）が標準的な標的とされています. しかし, 最近では caudal zona incerta や posterior subthalamic area と呼ばれる領域を標的とした電気刺激が有効であるとの報告もみられます.

　最近では本態性振戦の発生, 振動の増幅のメカニズムとして cerebello-thalamo-cortical circuit の重要性が唱えられている. 以前より小脳は本態性振戦の発生源としての役割を持つと考えられてきた[1]. 本態性振戦患者での小脳の過活動[1-3]や小脳の代謝異常[4,5], 萎縮などの構造異常[6]が報告されている. また, 小脳歯状核に GABA 性の神経線維を投射する Purkinje 細胞が振戦発生に強く関与している可能性がある. 解剖学的な研究からは本態性振戦患者の小脳では, 歯状核の腫脹が認められたとの報告[7]や Purkinje 細胞の減少などの報告[8,9]もある. また, 下オリーブ核も振戦に影響を与える因子であると考えられている. 下オリーブ核は Purkinje 細胞に投射している. そして, 下オリーブ核と Purkinje 線維, 歯状核でループを形成し, このループが Purkinje 線維の共鳴を引き起こし, 小脳歯状核からの outflow を変調させ, cerebello-thalamo-cortical circuit を通じて振戦が伝搬していくと考えられている.

　一方で, 筋電図と脳波, 脳磁図の研究より, premotor cortex や motor cortex が本態性振戦の発生源として働いている可能性も指摘されている[10-12]. DBS ではないが, 運動野への transcranial magnetic stimulation（TMS）が振戦をリセットする能力があるとの報告[13]や振戦の振幅を軽減させるという報告[14]もある. また, sensorimotor cortex も振動を作る発生源の可能性も示唆されている. supplementary motor area（SMA, 補足運動野）も振戦発生に関係する部位と考えられている. SMA の灰白質の増加の度合い, SMA と motor cortex の connectivity の低下の度合いは本態性振戦患者の振戦の重症度と相関があると報告されている[15].

　以上より, 本態性振戦のメカニズムに関与する部位としては, 小脳の歯状核, Purkinje 細胞, 延髄の下オリーブ核, 視床外側核, somatosensory cortex, motor cortex, premotor cortex, SMA があげられる. これらすべてが cerebello-thalamo-cortical circuit の概念にまとめられる. Vim-DBS は, 一義的にはこの振戦の伝導回路で, inhibitor としての役割を担う. しかし, 最近では, その役割と同様に, 下オリーブ核, Purkinje 細胞, somatosensory cortex, motor cortex, premotor cortex, SMA への modulation の効果があると報告されている[16].

　posterior subthalamic area や zona incerta は視床外側核（特に Vim）へ投射する神経線維の通り道であり, この部位への DBS は神経線維への刺激ということになる. 最近では Vim-DBS よりもこれらの部位への DBS の方が, 振戦抑制効果が高いとの報告も散見される. 一方, Vim-DBS にしても, posterior subthalamic area-DBS にしても, zona incerta-DBS にしても, また, TMS にしても, cerebello-thalamo-cortical circuit に対する治療と考えることができる.

## 文献

1) Colebatch J. Preliminary report: activation of the cerebellum in essential tremor. Lancet. 1990; 336: 1028-30.
2) Jenkins IH, Bain PG, Colebatch JG, et al. A positron emission tomography study of essential tremor: evidence for overactivity of cerebellar connections. Ann Neurol. 1993; 34: 82-90.
3) Bucher SF, Seelos KC, Dodel RC, et al. Activation mapping in essential tremor with functional magnetic resonance imaging. Ann Neurol. 1997; 41: 32-40.
4) Louis ED, Shungu DC, Chan S, et al. Metabolic abnormality in the cerebellum in patients with essential tremor: a proton magnetic resonance spectroscopic imaging study. Neurosci Lett. 2002; 333: 17-20.
5) Pagan FL, Butman JA, Dambrosia JM, et al. Evaluation of essential tremor with multi-voxel magnetic resonance spectroscopy. Neurology. 2003; 60: 1344-7.
6) Cerasa A, Messina D, Nicoletti G, et al. Cerebellar atrophy in essential tremor using an automated segmentation method. Am J Neuroradiol. 2009; 30: 1240-3.
7) Louis ED, Faust PL, Vonsattel J-PG, et al. Neuropathological changes in essential tremor: 33 cases compared with 21 controls. Brain. 2007; 130: 3297-307.
8) Axelrad JE, Louis ED, Honig LS. Reduced Purkinje cell number in essential tremor: a postmortem study. Arch Neurol. 2008; 65: 101-7.
9) Shill HA, Adler CH, Sabbagh MN, et al. Pathologic findings in prospectively ascertained essential tremor subjects. Neurology. 2008; 70: 1452-5.
10) Hellwig B, Häußler S, Schelter B, et al. Tremor-correlated cortical activity in essential tremor. Lancet. 2001; 357: 519-23.
11) Raethjen J, Govindan RB, Kopper F, et al. Cortical involvement in the generation of essential tremor. J Neurophysiol. 2007; 97: 3219-28.
12) Schnitzler A, Münks C, Butz M, et al. Synchronized brain network associated with essential tremor as revealed by magnetoencephalography. Mov Disord. 2009; 24: 1629-35.
13) Britton TC, Thompson PD, Day BL, et al. Modulation of postural wrist tremors by magnetic stimulation of the motor cortex in patients with Parkinson's disease or essential tremor and in normal subjects mimicking tremor. Ann Neurol. 1993; 33: 473-9.
14) Hellriegel H, Schulz EM, Siebner HR, et al. Continuous theta-burst stimulation of the primary motor cortex in essential tremor. Clin Neurophysiol. 2012; 123: 1010-5.
15) Gallea C, Popa T, Garcia-Lorenzo D, et al. Intrinsic signature of essential tremor in the cerebello-frontal network. Brain. 2015; 138: 2920-33.
16) Gibson WS, Cho SH, Abulseoud OA, et al. The impact of mirth-inducing ventral striatal deep brain stimulation on functional effective connectivity. Cereb Cortex. 2016. Advance Access published on March 21, 2016.

〈佐々田 晋〉

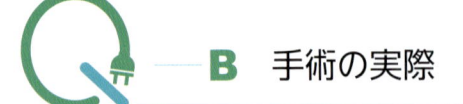 

**B** 手術の実際

**80**

# DBS と凝固術の選択はどうしますか？

 **それぞれの特徴を考慮しながら選択します.**

　凝固術は，針電極を脳局所に留置した状態で，針先の温度を上昇させ，ある一定時間その部位を凝固し（当科では針先の温度を 70〜75℃まで上昇させ，60 秒間凝固している），不可逆的に変性させてしまうものである．よって，DBS のように刺激装置などを体内に埋め込む必要はない．しかし，神経組織を不可逆的に変性させているのでその効果も合併症も基本的に不可逆的である．当科では，振戦の症状のみを取り，その後の症状の進行を考える必要の少ない本態性振戦に対して，長らく凝固術を用いてきた．凝固術の方が DBS に比べて，振戦抑制効果が高い，切れが良い印象があるからである．合併症を低く抑えることができるのであれば，手術後に外来でのこまめなコントロールを要さない凝固術は，今なお効果的な治療法であることに間違いはない．凝固術の最大の問題点は，両側の凝固術を行うと高頻度に構音障害，嚥下障害などが起こるため，両側の凝固術を避けるべきである，という点にある．両側手術をするとすれば DBS が勧められる．

　一方 DBS では，電極を脳内の局所に埋めこみ，刺激装置や刺激電極と刺激装置をつなぐためのリードを体内に埋め込む必要がある．頭部での手術部位のちょっとした膨らみや首にリード線が通っている状況，鎖骨下の刺激装置のふくらみなどが美容上の問題としてあげられる．また，術後の感染の問題や，加齢した際に皮膚から器械が露出してしまうこともある．また，刺激装置に組み込まれた電池が充電式でない場合は，数年（約 5 年）に 1 度刺激装置の交換が必要である．しかし，器械の進歩により，徐々に器械の小型化や充電式の刺激装置の拡充が進み，上記のような問題点は徐々に少なくなってきている．

　この治療法の最大の利点は，その刺激強度などをコントロールすることができることである．これにより症状に合わせて刺激強度を上げたり，刺激による合併症を抑えるため刺激強度を下げたりすることも可能である．あまりに合併症がひどい場合には，刺激をしないという選択すらあり得る．

　よって，振戦の症状が両側にあり症状の程度も両側で違いがなく，両側に対して治療希望，治療の必要性があるようであれば，DBS を選択する．一方振戦の症状が両側であっても，症状の程度に左右差があり，片側のみ治療希望がある，あるいは治療の必要性がある場合，また，振戦の症状が片側である場合は，DBS と凝固術のメリット，デメリットをしっかりと説明したうえで，患者の希望に合わせて治療を選択する．

〈佐々田　晋〉

**JCOPY** 498-32834

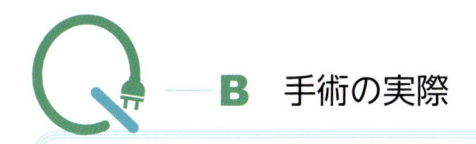

## B 手術の実際

81

# パーキンソン病の定位脳手術の手術方法との違いを教えてください.

 **主な標的となる Vim 核は，STN と異なり，直接視認ができません．術中のテスト刺激による効果確認が重要です．**

パーキンソン病に対する定位脳手術は多くが subthalamic nucleus（STN）が標的となる．一部の患者では globus pallidus internus（GPi）が標的になることもある．一方，本態性振戦に対する定位脳手術は通常 ventralis intermedius nucleus（Vim）が標的になる．よって，STN-DBS と Vim-DBS の手術方法の違いについて述べる．

まず，定位脳手術の大まかな手順を示すと，①仮標的の決定，②微小電極記録，③試験刺激，④電極留置の流れとなる．この 4 つの過程において STN-DBS と Vim-DBS で大きく違うのが①の仮標的の決定である．

### 仮標的の決定

AC-PC line を用いることは共通である．慣習的に STN の仮標的決定の際には AC-PC の中央点を 0 点として，仮標的の座標を表示することが多く，Vim の仮標的決定に際には PC を基準点として，仮標的点の座標を表示することが多い．

3 T-MRI でも視床内の個々の核を同定することは困難である．間接法でのターゲティングが主となり，Schartenbrand Warren atlas を用いる．標的は PC から外側 13～16 mm，前方 5～6 mm，上方 0～2 mm の範囲となる．

トラクトは Vim の前方にある Voa 核，Vop 核，後方の Vc 核も通過するように仮決定する．外側から刺入点を設定すると標的近傍の外側には内包後脚が存在するため，脳室を通過しない範囲で，なるべく，矢状面に平行に近い角度で設定する 図1 ．

### 微小電極記録

- STN: 我々はシングルトラックで行っている．STN に入ると神経細胞の発火が急激に活発になり，レコーディングは振戦や他動関節運動に一致した神経細胞の変調を促える．
- Vim: 仮標的と 2 mm 後方のマルトトラックで行うことが多い．振戦を誘発させておき，これを同期して活動する tremor cell を捉えることができる 図2 ．Vc も進入すると，顔面や四肢からの SEP を捉えることができる．

### テスト刺激

テスト刺激は必須である．外側の内包内を走行する皮質脊髄路と後方の Vc に関する感覚路が重要である．少なくとも仮標的の 2 mm 手前，標的，2 mm 奥を後方のトラックと合わせて 6 カ所で刺激し効果を確認している．振戦抑制効果については個々の患者で最も振戦が目立つ動作（書字，箸，コップを持つ場合）で行う 図3 ．我々の施設では 2 mA，60 μs，130 Hz から刺激を開始する．2 mA

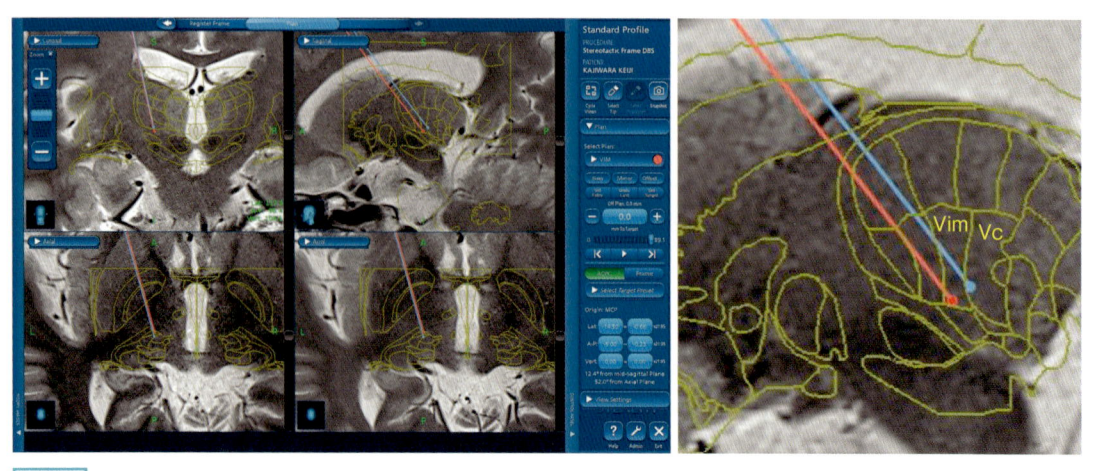

図1 ワークステーション上での Vim の設定

赤線: 標的のトラクト，青線: 2 mm 後方のトラクト

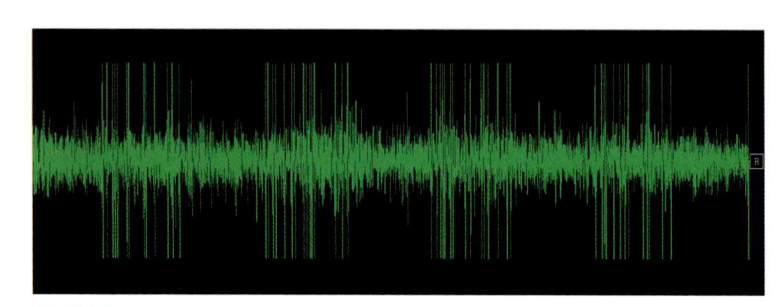

図2 標的の 1 mm 手前で 4〜5 Hz の振戦と同じ周波数の tremor cell の発火が得られた.

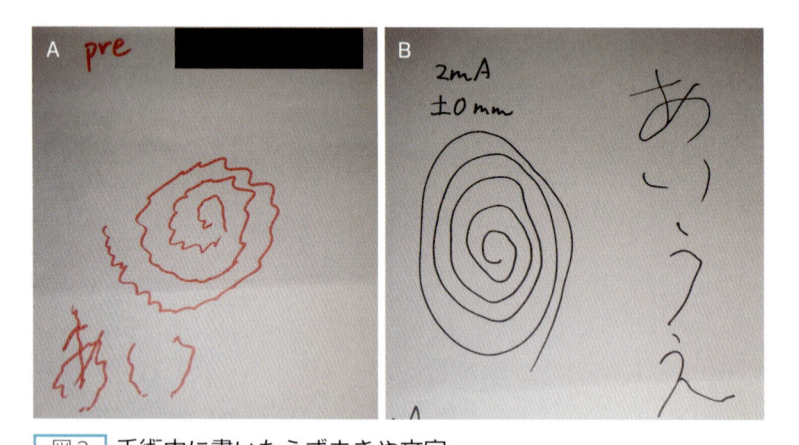

図3 手術中に書いたうずまきや文字

A: 刺激前，B: 標的を 2 mA でテスト刺激すると振戦の改善が得られている.

で振戦は抑制され，しびれが出現しなければ，良好な位置に電極は存在している．振戦抑制効果よりも有害事象が低い値で出現する場合は当然，標的の再設定を行う必要がある.

〈佐々田 晋　佐々木達也〉

JCOPY 498-32834

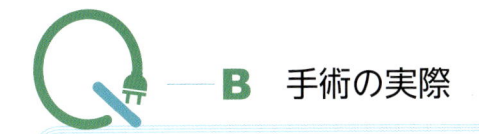
# トラクトグラフィが手術に有用であると聞きました．教えてください．

> 最近では cerebello-thalamo-cortical circuit への治療介入が，振戦治療に有効であるとの報告があります．Vim にしても，posterior subthalamic area にしても，この circuit 上の部位です．もし，この circuit が可視化できたとしたら，仮標的決定にも非常に有用です．トラクトグラフィの進歩が circuit の可視化を可能にするかもしれません．

　当科では，本態性振戦の電気刺激療法，凝固術に際して，従来からの間接的な仮標的決定に加えて，トラクトグラフィを使用した比較的直接的な仮標的決定も併用してきた[1]．

　我々は StealthViz™ というソフトウェアを使い，トラクトグラフィを描いてきた．この手法は，水分子の異方性を用いている．方向による水分子の動きの大きさの差が，水分子の異方性である．軸索の中の水分子は軸索に直交する方向には動きにくく，軸索に平行な方向に動きやすい．よって異方性が大きいわけだが，この異方性がすなわち，その voxel での軸索の方向ということになる．この方向を線として表現すると，隣り合う voxel で線をつないでいくと軸索（＝神経線維）を描出できる．実際には，ソフトウェアのワークステーション上で 2 カ所以上の関心領域を設定しその関心領域同士に神経線維を描出できるかどうかを調べる．太くしっかりとした神経線維が描けるようであればその関心領域間には太い神経線維束による強いつながりがあることが示せる．最近のトレンドとして，上述のように cerebello-thalamo-cortical circuit への治療介入があげられており，当科では定位脳手術を受ける本態戦振戦患者でのこの circuit の描出を試みてきた．また有害事象としてあげられる片麻痺，感覚障害などは pyramidal tract や spino-thalamo-cortical circuit に関連していると考えられ，これらの神経線維の描出も行ってきた．cerebello-thalamo-cortical circuit の描出では，関心領域を上小脳脚，ACPC 平面での視床外側核，大脳皮質に置いた 図2 ．pyramidal tract の描出では，大脳脚，内包，一次運動野を，spino-thalamo-cortical circuit の描出では，medial lemniscus，ACPC 平面での視床外側核，一次感覚野を関心領域とした 図1 ．これにより図のようなトラクトグラフィを描出することができた 図1, 2 ．我々はさらに cerebello-thalamo-cortical circuit を cerebello-thalamo-premotor circuit と cerebello-thalamo-M1（一次運動野）circuit に分割して描出した．そして，定位脳手術術後の CT あるいは MRI をファイバートラクトグラフィに fusion することで，電極，凝固巣の位置と神経線維の関係性について検討した．するといずれの症例も振戦抑制効果は高かったが，電極，凝固巣の位置は cerebello-thalamo-premotor cortical fiber tractography の上にあった．このことから cerebello-thalamo premotor cortical fiber tractography が振戦抑制効果の高い標的であると推察した[1]．

　このような手法で症例を集積していけば，振戦抑制効果の高い部位を決定していくことが可能かも

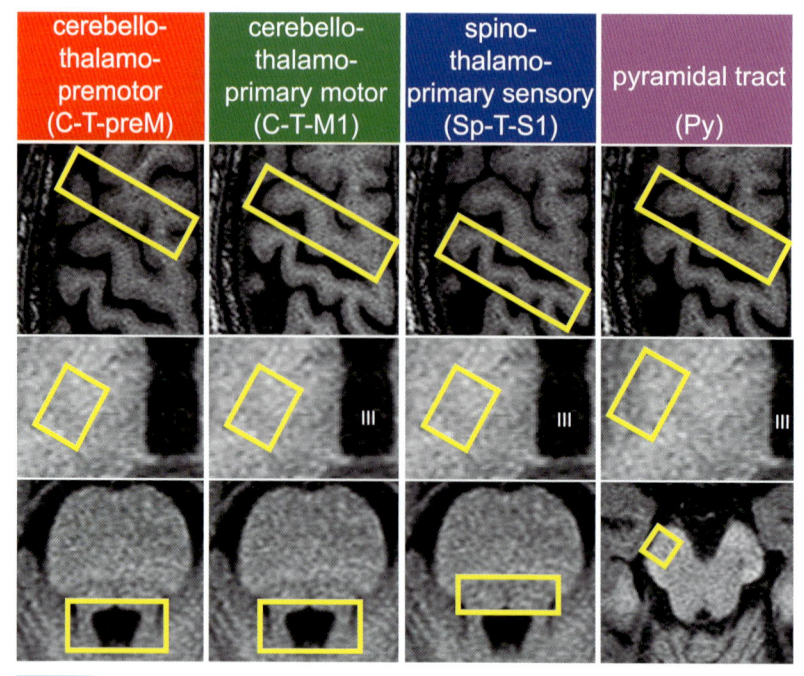

図1 関心領域の設定

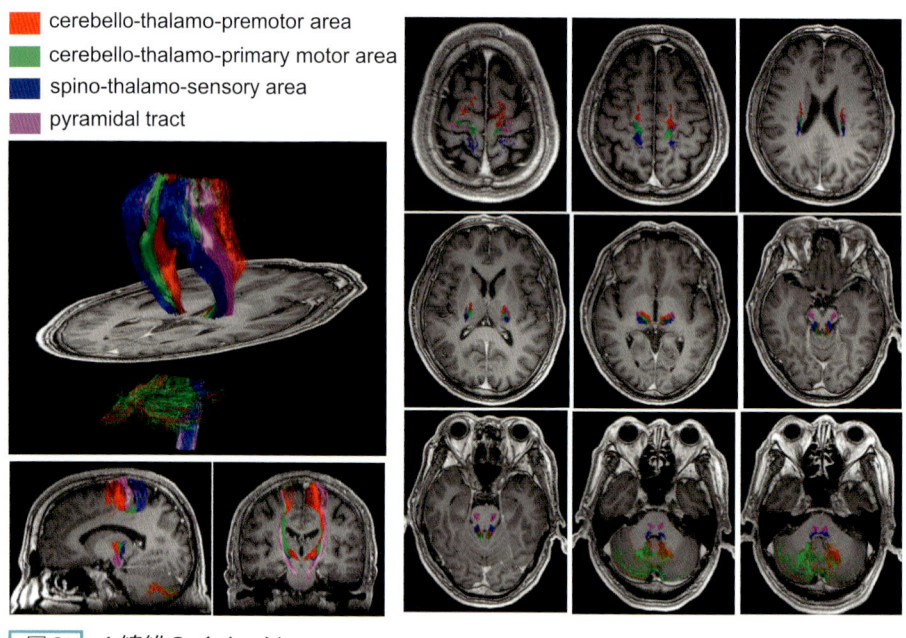

- cerebello-thalamo-premotor area
- cerebello-thalamo-primary motor area
- spino-thalamo-sensory area
- pyramidal tract

図2 4線維のイメージ

しれない．そして，現時点ではアトラスなどを用いた間接的な仮標的決定が主流であるが，トラクトグラフィの正確性などが向上すれば，神経線維に対する直接的な仮標的決定が可能になるかもしれない．また pyramidal tract や spino-thalamo-somatosensory cortical circuit を避けることにより，

JCOPY 498-32834

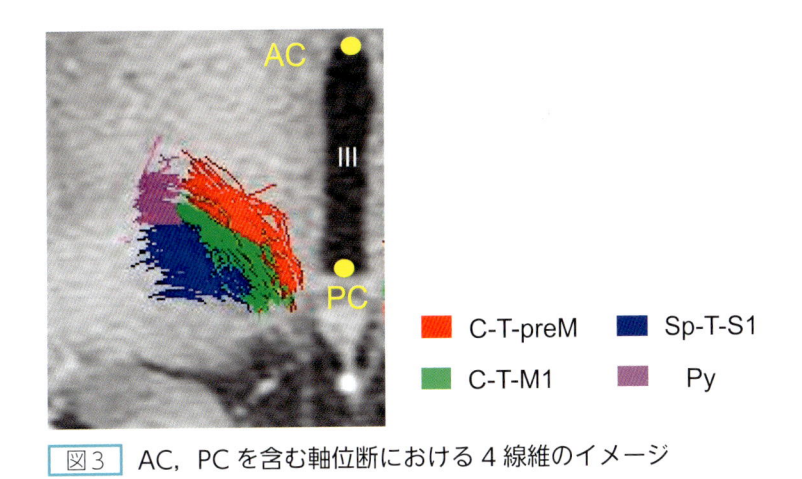

図3　AC，PC を含む軸位断における 4 線維のイメージ

麻痺や感覚障害などの有害事象を避けることもできるかもしれない.

### 📑 文献

1) Sasada S, Agari T, Sasaki T, et al. Efficacy of fiber tractography in the stereotactic surgery of the thalamus for patients with essential tremor. Neurol Med Chir (Tokyo). 2017; 57: 392-401.

〈佐々田 晋〉

##  c 刺激調整 83

# Vim-DBS の場合の刺激調整について教えてください.

**Vimで特に注意する有害事象はしびれなどの感覚異常と構音障害です.**

Vim が標的の場合, 手術での標的とした部位には 1 番電極を留置することが多いが, 標的にディレクショナル電極を留置したい場合には 2 番電極を留置する. 各極ごとに振戦抑制の閾値と有害事象出現を調べることは, STN の場合と同様である. Vim 近傍刺激による有害事象として注意することは, しびれ, 構音障害, 上下肢の筋収縮, 失調症状である[1]. 特に注意が必要なのは外側の pyramidal tract への刺激波及による構音障害と, 後方の Vc へ刺激が波及するしびれである. しびれが許容できない場合は 1 つ浅い（手前）の電極を使用する. 十分振戦が抑制されず, 有害事象が生じてしまう場合には, 双極刺激への変更や, ディレクショナルモードを用いて有害事象を生じる側の刺激を抑制する. 本態性振戦の場合, 症状の進行は限られるので, 一度良好な調節ができた場合には, 外来で大きく変更する必要はない. しかし数年の経過で効果が低下することがあり, 病状の進行や DBS の耐性が考えられている[2]. そのため, 就寝時は刺激を off にしておくなどの対策をとることがある.

### 文献

1) Dowsey-Limousin P. Postoperative management of Vim DBS for tremor. Mov Disord. 2002; 17 Suppl 3: S208-11.
2) Favilla CG, Ullman D, Wagle Shukla A, et al. Worsening essential tremor following deep brain stimulation: disease progression versus tolerance. Brain. 2012; 135: 1455-62.

〈佐々田 晋〉

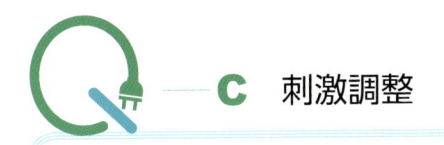

**c　刺激調整**

84

## 本態性振戦以外の振戦に対して手術適応は ありますか？

**適応はあります．先に述べたパーキンソン病以外にも，脳卒中後の振戦 （Holmes 振戦）に対しても治療効果が報告されています[1]．**

　振戦を呈する代表的な疾患としてはパーキンソン病である．ただ，パーキンソン病の場合は，振戦優位であったとしても，STN-DBS にも振戦抑制効果はかなりあり，その後のパーキンソン病の進行なども考えると，安易に振戦治療のみに目を向けるのは避けた方がよいと思われる．また，最近の知見では，その病理的な原因が異なったとしても振戦の発生には，何らかの形で cerebello-thalamo-cortical circuit が関与していると考えられるようになった．よって，振戦と呼ばれる疾患に関しては，手術以外の治療方法が無効であれば，手術を試みる価値はあると思われる．

### 文献
1) Mendonça MD, Meira B, Fernandes M, et al. Deep brain stimulation for lesion-related tremors: A systematic review and meta-analysis. Parkinsonism Relat Disord. 2018; 47: 8-14.

〈佐々田 晋〉

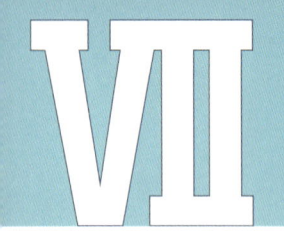 

 **A** 術前評価

85

## ジストニアとはどのような疾患ですか？

 ジストニアは「持続的なまたは間欠的な筋収縮により，異常な反復運動，姿勢，またはその両方を特徴とする運動疾患」と定義される運動異常症です[1-11].

ジストニアは全身のあらゆる部分に生じ，またその原因も多岐にわたる．異常姿勢に代表されるジストニア姿勢（dystonic posture），動作時にジストニアが出現する動作時ジストニア（action dystonia），などの運動姿勢障害が主体である[6,9,11]．ジストニア運動はねじれ運動，もしくは振戦様である[9,12]．診断ではジストニア特有の異常姿勢・運動障害が患者ごとにほぼ一定であり大きな変化がないことが基本である（定型性: stereopity）．特定の動作・環境で症状の出現や増悪を認める現象（動作特異性: task specificy），特定の感覚刺激によりジストニアが改善する現象（感覚トリック: sensory trick）も臨床診断に重要かつ特徴的な所見である[1,2,5,9,10]．感覚トリックの例として，痙性斜頸患者が顔面に手を触れる感覚刺激で斜頸が改善するものが有名である（ 図1～3 参照）．他にも，特定の姿勢をとることでジストニア運動が消失する現象（null point），ジストニアが出現する部位とは無関係な部位の活動によりジストニア運動が改善または悪化する現象（state function），健側の同部の動作で病側同部のジストニアが誘発される現象（ミラー現象: mirroring あるいは mirror dystonia），主動筋および拮抗筋が同時に収縮する現象（共収縮: co-contraction）なども特徴的である[4,8,9]．起床時に症状が軽い早朝効果（morning benefit）も認めることもある[8,10]．一般的なジストニアの運動障害の特徴を端的に表現すると，「速度は速すぎず・遅すぎず，リズムは律動的すぎず，振幅は大きすぎず小さすぎず，である」[4]．また，ジストニア患者はうつ病や不安障害などの精神疾患の合併率が高いことも外科治療計画を立てるうえで留意しておくポイントでもある[7]．

定位脳手術の適応を検討するにあたり，一次性ジストニアか二次性ジストニアかどうかの大別，罹患筋群の広がり，患者の年齢，遺伝的要因の有無（特に DYT1 かどうか）が重要であると考える[12]．一次性ジストニアとは明確な外的要因を伴わないものであり，原発性あるいは本態性ジストニアともいわれる．代表的疾患は DYT1 に代表される遺伝性ジストニアである．二次性ジストニアは何らかの外的病因に続発するものであり，脳卒中，頭部外傷，代謝障害などによる脳の器質的損傷にともなった症候群である．パーキンソン病などの神経変性疾患に合併するジストニアも二次性ジストニアに分類される．一次性ジストニアついては罹患頻度は10万人に10人程度だが，二次性ジストニアを含めると多くの潜在患者が存在していると考えられる．一次性ジストニアは若年患者が必然的に多く，罹患範囲が広い傾向にあり，二次性ジストニアは脳出血や外傷が主な原因のため成人患者が多い[7,12]．

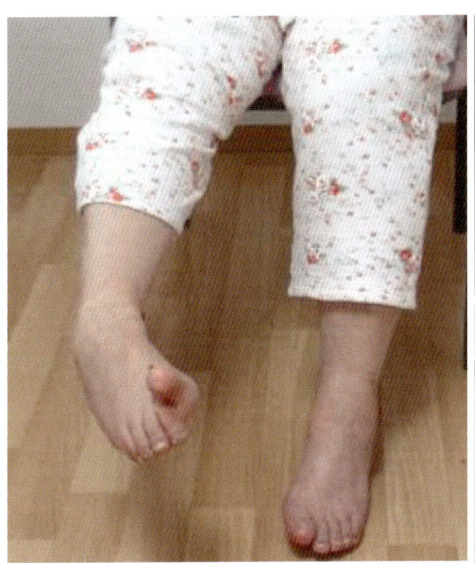
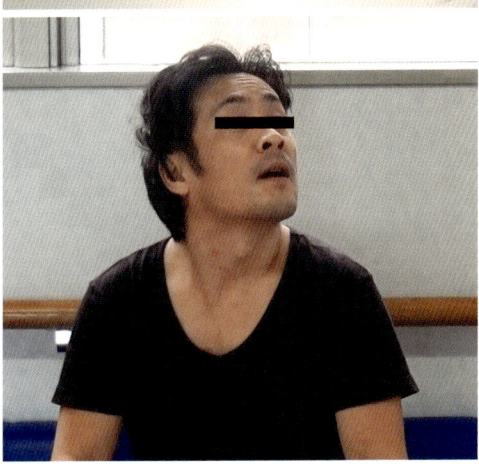

図1 図2
図3

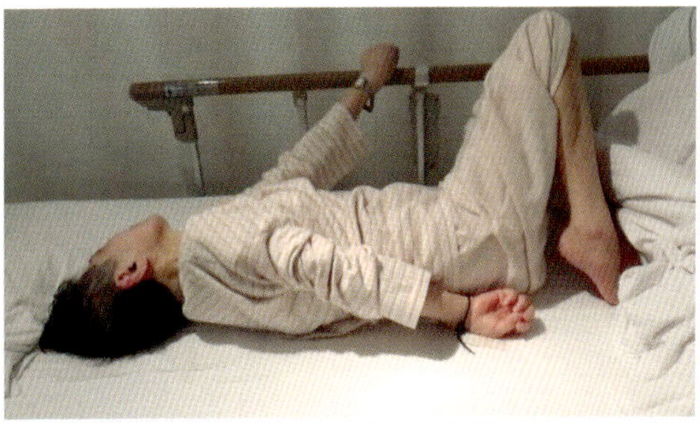

**図1 局所性ジストニアの例**
パーキンソン病患者に生じた単下肢のジストニア．立位歩行が困難．

**図2 全身性ジストニアの例**
体幹・頸部・四肢の強い捻転と緊張が生じ立位困難である．

**図3 痙性斜頸の例**
主に右胸鎖乳突筋のジストニアを認める．

**表1 2011年までのAlbaneseジストニア分類**

| Axis I．病因 | Axis III．罹患部位 |
|---|---|
| ・一次性ジストニア | ・局所性 |
| ・ジストニアプラス | ・分節性 |
| ・遺伝性神経変性に伴うジストニア | ・多巣性 |
| ・発作性ジストニア | ・全身性 |
| ・二次性ジストニア | ・片側性 |
| ・発作性ジストニア | |
| | |
| Axis II．発症年齢 | |
| ・若年発症 | |
| ・高齢発症 | |

(Belint B, et al. Curr Opin Neurol. 2015; 28: 423-36[3)], Albanese A, et al. Eur J Neurol. 2011; 18: 5-18[13)]より改変)

表2  2013 年の Albanese らのジストニアの分類

| Axis 1. 臨床特徴での分類 | Axis 2. 病因での分類 |
| --- | --- |
| 発症年齢<br>・乳幼児期（出生〜2 歳）<br>・幼少期（3〜12 歳）<br>・青年期（13〜20 歳）<br>・成人早期（21〜40 歳）<br>・成人後期（>40 歳）<br><br>罹患部位<br>・局所性<br>・分節性<br>・多巣性<br>・全身性（下肢症状有無を付記）<br>・片側性<br><br>時間経過<br>・症状の経過<br>　固定性<br>　進行性<br>・症状の変化<br>　持続性<br>　動作特異性<br>　昼行性<br>　発作性<br><br>随伴症状<br>孤立性か他の運動障害の合併があるか<br>・孤立性ジストニア<br>・複合型ジストニア<br><br>他の神経症状あるいは全身性症状があるか<br>・同時に症状を呈する神経症状の記載 | 神経系病変<br>神経変性がある<br>器質的病変がある<br>神経変性や器質的病変を認めない<br><br>遺伝性か後天性か<br>遺伝性<br>・常染色体優性<br>・常染色体劣性<br>・X 染色体劣性<br>・ミトコンドリア性<br><br>後天性<br>・周産期脳損傷<br>・感染<br>・薬物<br>・毒物<br>・脳血管障害<br>・腫瘍<br>・脳損傷<br>・心因性<br><br>特発性<br>・孤発性<br>・家族性 |

(Albanese A, et al. Mov Disord. 2013; 28: 863-73[2]), Balint B, et al. Curr Opin Neurol. 2015; 28: 423-36[3]), 中村雄作. 臨床神経. 2017; 57: 362-72[9]), Albanese A, et al. Eur J Neurol. 2011; 18: 5-18[13]) より改変)

ジストニアは罹患部位により局所性，分節性，全身性，多巣性，片側性に分類される．罹患部位は身体を頭部上半分，頭部下半分，頸部，咽頭，体幹，上肢，下肢の 7 区分に分類し，その罹患数によりそれぞれ定義する[2,9]．局所性ジストニア（focal dystonia）では単一部分の罹患であり，成人発症のジストニアでは最多である．2013 年の最新の Albanese らのジストニア分類では，分節性ジストニア（segmental dystonia）は隣接した 2 つ以上の部位が罹患したもの（例，頭部＋頸部，体軸＋頸部など），全身性ジストニア（generalized dystonia）は「体幹＋その他 2 部位以上の罹患したもの」と定義されている[2,9]．この分類では全身性ジストニアは体幹が主症状であり，下肢については付属症状として扱う．多巣性ジストニア（multifocal dystonia）は隣接しない 2 部位以上の罹患，片側性ジストニアは身体の半側の症状のみのジストニアである．治療法選択にあたりジストニアの分類が重要であるが，古典的な Fahn らの分類をふくめ現在まで複数が提唱されてきており，統一された見解

がないのが実情である[7]．2011 年以前は原因，発症年齢，罹患部位の 3 軸でおもに分類されてきていたが 表1 ，現在提唱されている最新の Albanese の分類法ではジストニアの臨床特徴（発症年齢，罹患部位，時間経過，随伴症状）と病因（神経病変，遺伝性 or 後天性）の 2 軸での分類方法がとられ 表2 ，より症候学が重視される傾向となっている[2,3]．実際，一次性・二次性ジストニアのカテゴライズも各分類法・時代において流動的であり[7]，2013 年の Albanese の分類では専門用語としての記載がなくなったものの，本稿では電気刺激治療法への適応の理解が得られやすいため使用していることを留意されたい．

## 文献

1) Albanese A, Lalli S. Is this dystonia?　Mov Disord. 2009; 24: 1724-31.
2) Albanese A, Bhatia K, Bressman SB, et al. Phenomenology and classifidation of dystonia: a consensus update. Mov Disord. 2013; 28: 863-73.
3) Balint B, Bhahita KP. Dystonia: an update on phenomenology, classification, pathogenesis and treatment. Curr Opin Neurol. 2015; 28: 423-36.
4) Frucht SJ. The definition of dystonia: Current concept and controversies. Mov Disord 2013: 28: 884-8.
5) 後藤　惠: ジストニア. 脳神経. 2004; 56: 843-53.
6) 梶　龍兒, 佐藤健太, 佐光　旦, 他. ジストニアの診断と治療―病態生理的アプローチ. 臨床神経. 2008; 48: 844-7.
7) 梶　龍兒, 編. ジストニアのすべて―最新の治療指針. 東京: 診断と治療社; 2013.
8) 目崎高広. ジストニアの病態と治療. 臨床神経. 2011; 51: 465-70.
9) 中村雄作. ジストニアの診断とボツリヌス療法. 臨床神経. 2017; 57: 362-72.
10) 平　孝臣. ジストニアの治療の最前線. 脳と発達. 2011; 43: 183-8.
11) 横地房子. パーキンソン病とジストニアに対する脳深部刺激療法. BRAIN and NERVE. 2009; 61: 473-83.
12) 山田和慶, 篠島直樹, 浜崎　禎. パーキンソン病・不随意運動症に対する DBS のアップデートと将来展望. 脳外誌. 2017; 26: 873-81.
13) Albanese A, Asmus F, Bhatia KP, et al. EFNS gudelines on diagnosis and treatment of primary dystonias. Eur J Neurol. 2011; 18: 5-18.

〈金　一徹〉

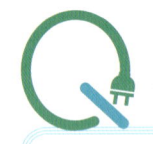 

**A 術前評価**

**86**

## ジストニアの神経症状をどのように術前評価すべきですか.

ジストニアの正確な診断が最も重要で，運動の特徴・持続的姿勢・随伴症状の有無の評価を行います.

　ジストニアの神経症状の術前評価では，脳神経外科医のみならず神経内科医や精神科医による評価，作業療法士・理学療法士・臨床心理士も含めた多職種による総合的評価が有用である．ジストニアの診断は段階的な評価が基本であり，まずは運動障害の鑑別から始まり，その後ジストニアのなかでの鑑別疾患を系統的に評価する．つまり患者の症状が本当に臨床的にジストニアといえるかどうか，という初めの診断が最も重要である[1]．ジストニアの「持続的なまたは間欠的な筋収縮により，異常な反復運動，姿勢，またはその両方を特徴とする運動疾患」の定義とその症候に合致しているかどうかがキーポイントである[1,2]．患者の臨床症状のみからのジストニアへの診断に至るまでのアル

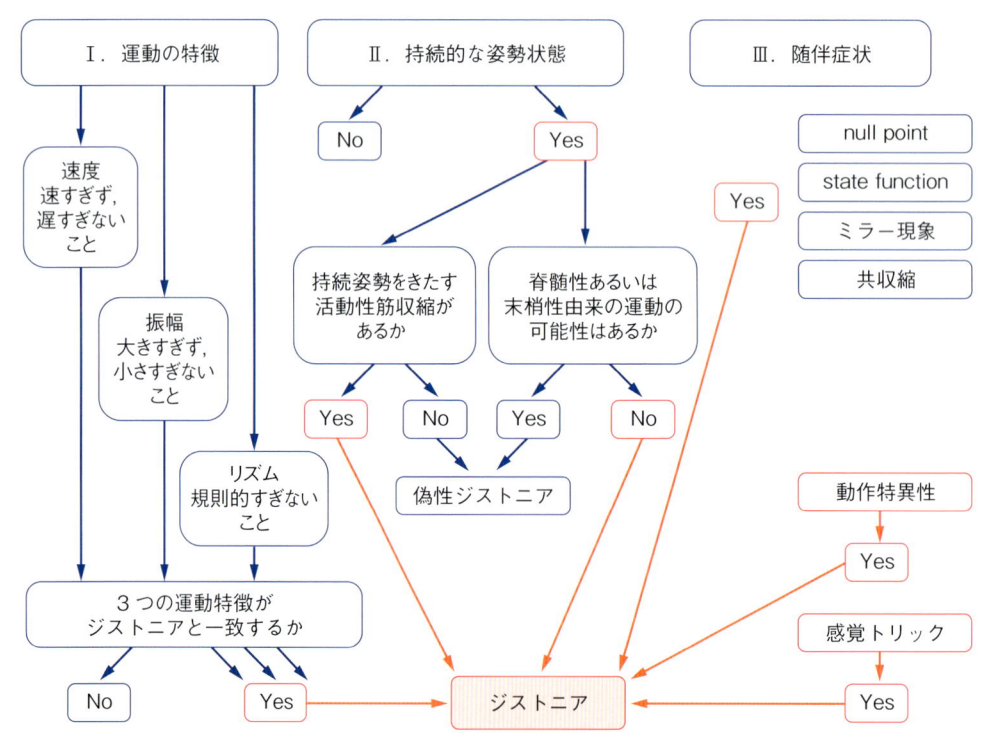

図1　臨床症状からジストニアを診断するアルゴリズム (Frucht SJ. Mov Disord. 2013; 28: 884-8[2]を一部改変)

JCOPY 498-32834

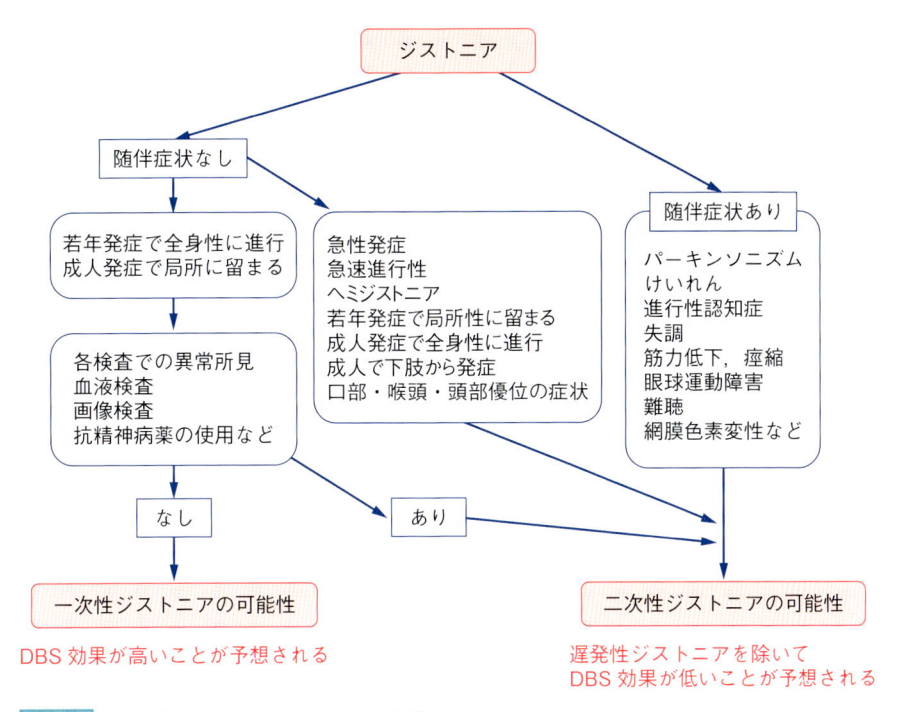

図2 一次性・二次性ジストニア分類までのフローチャート

（梶 龍兒，編．ジストニアのすべて—最新の治療指針．東京: 診断と治療社; 2013[3]，Schneider SA, et al. Eur J Neurol. 2010; 17（Suppl 1）: 52-5[4] より改変）

ゴリズムを示す 図1 ．このアルゴリズムは以下の3系統の基本的な臨床症状の項目から構成されている．

1) 運動の特徴（速度・振幅・リズムはどうか）
2) 持続的姿勢（異常な姿勢につながる筋収縮・筋活性があるか，ジストニア類似を呈する他の状態があるか）
3) 随伴症状の有無（特に感覚トリック，動作特異性が重要で，他 null point，ミラー現象，state function，共収縮のうち1つでも認めるか）[2]

次にそれを一次性ジストニアと二次性ジストニアに大別する[3,4]．このステップはDBSの治療効果に直結するため重要である．臨床的な特徴としては，一次性ジストニアでは振戦・ミオクローヌス以外を除きジストニアのみが認められる．一方，二次性ジストニアは原因が多岐にわたり，ジストニア以外にもけいれん，パーキンソニズム，失調，難聴，眼球運動障害，認知症などの諸症状を伴う場合や，MRIでの異常所見，血液検査・髄液・代謝機能・脳波などの基本検査で異常所見を認める場合もある[3-5]．一次性，二次性の大別と並行してジストニアの局在（全身性，局所性，分節性，多巣性，片側性）および鑑別診断をしていくことになる．一次性ジストニアであればDBS効果は高いことが，二次性ジストニアであれば遅発性ジストニアを除きDBS効果は低いことが概ね予想できる[3] 図2 ．また罹患部位の分布により，DBSの刺激部位，両側性か片側性の適応の判断となる．個別の鑑別診断では遺伝子検査，組織生検などの特殊検査を検討する[5]．ジストニアの評価ではその確定診断に応じたスケールを使用し，運動症状，機能，神経心理学的評価を実施する．神経症状の評価にはビデオ撮影はまず必須であり，可能であれば二重盲検による評価が望ましい[3,6,7]．また，ジストニアの患者は

うつ病や不安障害の合併が多く[3]，DBS を計画するにあたり，周術期および術後の長期管理の忍容性があるかの多職種間検討は重要である．

### 文献

1) Albanese A, Lalli S. Is this dystonia? Mov Disord. 2009; 24: 1724-31.
2) Frucht SJ. The definition of dystonia: Current concept and controversies. Mov Disord. 2013: 28: 884-8.
3) 梶 龍兒, 編. ジストニアのすべて―最新の治療指針. 東京: 診断と治療社; 2013.
4) Schneider SA, Bhatia KP. Secondary dystonia-clinical clues and syndromic associations. Eur J Neurol. 2010; 17 (Suppl 1): 52-5.
5) Fung VS, Jinnah HA, Bhatia K, et al. Assessment of the patient with isolated or combined dystonia: an update on dystonia syndromes. Mov Disord. 2013; 24: 889-8.
6) Comella CL, Leurgans S, Wuu J, et al. Rating scale for dystonia: A multicenter assessment. Mov Disord. 2003; 18: 303-12.
7) 横地房子. パーキンソン病とジストニアに対する脳深部刺激療法. BRAIN and NERVE 2009; 61: 473-83.

〈金 一徹〉

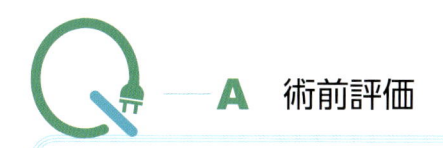

## A 術前評価

# 87

# ジストニアのスケールはどのようなものがありますか？

**全身性ジストニアには Burke–Fahn–Marsden Dystonia Rating Scale（BFMDRS）が, 痙性斜頸には Toronto Western Spasmodic Torticollis Rating Scale（TWSTRS）が頻用されます.**

　ジストニア評価スケールは複数提唱されており，Burke-Fahn-Marsden Dystonia Rating Scale（BFMDRS），Unified Dystonia Rating Scale（UDRS），Global Dystonia Scale（GDS）が全身性ジストニアの評価に用いられている．BFMDRS は 1985 年に提唱された評価スケールで，現在最も汎用されており，運動評価スケール（movement scale）と日常生活動作を評価する機能評価スケール（disability scale）で構成されている[1-6]．運動評価スケールは身体 9 部位での誘発因子と重症度と加重から値を求め，合計 120 点満点である．機能評価スケールは会話や食事動作などの 7 つの機能について 4〜6 点のスコアリングを行い合計 30 点である．いずれも得点が高いほどジストニア重症度は高い[2,3]．UDRS は 14 カ所の部位でより詳細な評価が可能で，最高 112 点である[3,5,6]．GDS は同

表1　ジストニアの評価尺度の例

| 分類法 | 主なジストニアへの適応 | 特徴 |
|---|---|---|
| Burke-Fahn-Marsden Dystonia Rating Scale（BFMDRS） | 全身性ジストニア | 身体 9 カ所の評価．運動評価，機能評価，広範囲の評価が可能．ジストニアの評価で最も汎用． |
| Unified Dystonia Rating Scale（UDRS） | 全身性ジストニア | 身体 14 カ所の評価．広範囲の評価が可能 |
| Global Dystonia Scale（GDS） | 全身性ジストニア | UDRS と同様の 14 カ所の評価．簡便，加重が均一． |
| Toronto Western Spasmodic Torticollis Rating Scale（TWSTRS） | 痙性斜頸 | 重症度・機能評価・疼痛評価で評価可能．最も頻繁に使用．やや複雑． |
| Tsui Rating Scale | 痙性斜頸 | 比較的簡便で用いられやすい．不随意運動の評価も可能． |
| Writer's Cramp Rating Scale（WCRS） | 書痙 | 一般的な評価で使用．症状，姿勢，速度で評価． |
| Arm Dystonia Disability Scale（ADDS） | 書痙 | 日常生活での機能評価．7つの質問により構成． |
| Jankovic Rating Scale（JRS） | 眼瞼けいれん | 8点満点．眼瞼けいれんの頻度と重症度で評価． |
| Blephalospasm Disability Index（BSDI） | 眼瞼けいれん | JRS と同様に信頼性が高い．簡素．患者による日常生活での自己評価． |

**表2** Burke–Fahn–Marsden Dystonia Rating Scale: 主に全身性ジストニアへの評価方法. ジストニアの評価として最も汎用性が高い.

**運動評価スケール**

| 部位 | 誘発因子 | 重症度 | 加重 | 部位別計算値 |
|---|---|---|---|---|
| 目 | 0〜4 | ×0〜4 | 0.5 | 0〜8 |
| 口 | 0〜4 | ×0〜4 | 0.5 | 0〜16 |
| 会話と嚥下 | 0〜4 | ×0〜4 | 1.0 | 0〜8 |
| 頸部 | 0〜4 | ×0〜4 | 0.5 | 0〜8 |
| 右上肢 | 0〜4 | ×0〜4 | 1.0 | 0〜16 |
| 左上肢 | 0〜4 | ×0〜4 | 1.0 | 0〜16 |
| 体幹 | 0〜4 | ×0〜4 | 1.0 | 0〜16 |
| 右下肢 | 0〜4 | ×0〜4 | 1.0 | 0〜16 |
| 左下肢 | 0〜4 | ×0〜4 | 1.0 | 0〜16 |
| 合計 | | | | 最大 120 |

**誘発因子**

| | |
|---|---|
| A．一般（会話と嚥下以外） | 0．安静時と動作時にいずれもジストニアなし<br>1．特定の動作のみでジストニアが出現<br>2．不特定多数の動作でジストニアが出現<br>3．遠隔部の動作でジストニアが出現したり，安静時でも時々ジストニアが出現<br>4．安静時でもジストニアが出現 |
| B．会話と嚥下 | 1．時々，いずれか一方，もしくは両方の症状あり<br>2．しばしば，いずれか一方の症状あり<br>3．しばしば，いずれか一方の症状があり，他方の症状も時々ある<br>4．しばしば，両方の症状がある |

**重症度**

| | |
|---|---|
| 目 | 0．ジストニアなし<br>1．わずか．時々瞬目あり<br>2．軽度．頻回に瞬目するが攣縮持続による閉瞼なし.<br>3．中等度．攣縮からの閉瞼状態持続があるが，ほとんど開眼可能.<br>4．重度．攣縮による閉瞼状態持続があり，30％以上の時間閉瞼状態である. |
| 口 | 0．ジストニアなし<br>1．わずか．時々顔をしかめたり口の動きがでる．たとえば，開口，歯の食いしばり，舌不随意運動など.<br>2．軽度．症状出現する時間は全体の 50％以下.<br>3．中等度のジストニア運動や筋攣縮がほとんどの時間出現している.<br>4．重度のジストニア運動や筋攣縮がほとんどの時間出現している. |
| 会話と嚥下 | 0．正常<br>1．わずか．言葉は容易に理解可能．または時々息がつまる.<br>2．言葉の理解に若干の困難あり．または頻繁に息がつまる.<br>3．言葉の理解が著明に困難．または固形物を飲みこめない.<br>4．ほぼ完全な発語の障害あり．または柔らかいものや液体の嚥下が著明に困難. |
| 頸部 | 0．ジストニアなし<br>1．わずか．時々傾く.<br>2．明らかな痙性斜頸だが軽度.<br>3．中等度の痙性斜頸<br>4．重度の痙性斜頸 |

JCOPY 498-32834

表2 つづき

| | |
|---|---|
| 上肢 | 0．ジストニアなし<br>1．わずか．臨床的には問題なし．<br>2．軽度．明らかなジストニアだが障害なし．<br>3．中等度．把握はある程度可能．<br>4．重度．有効な把握は不可能． |
| 体幹 | 0．ジストニアなし<br>1．わずかに偏倚しているが臨床的には問題なし．<br>2．明らかに偏倚しているが立位・歩行の障害にはならない．<br>3．中等度の偏倚．立位・歩行の障害となっている．<br>4．極度の偏倚．立位・歩行の障害となっている． |
| 下肢 | 0．ジストニアなし<br>1．わずか．臨床的には問題なし．<br>2．軽度．介助なく早く歩行可能．<br>3．中等度．歩行が重度に障害されているか介助が必要．<br>4．重度．障害側での立位・歩行は不可能． |

**Disability scale**

| 機能 | 点数 |
|---|---|
| 会話 | 0〜4 |
| 書字 | 0〜4 |
| 食事動作 | 0〜4 |
| 摂食と嚥下 | 0〜4 |
| 保清 | 0〜4 |
| 着衣 | 0〜4 |
| 歩行 | 0〜6 |
| | 合計 30 点 |
| A．会話 | 0．正常<br>1．わずかに障害があるが，言葉は容易に理解可能．<br>2．理解に若干の困難あり．<br>3．理解がかなり困難．<br>4．完全かほぼ完全な構語不能． |
| B．書字 | 0．正常<br>1．わずかに障害があるが，容易に読める．<br>2．ほとんど読めない．<br>3．読めない．<br>4．ペンの保持ができない． |
| C．食事動作 | 0．正常<br>1．トリックを使えば自力摂取可能．<br>2．自力摂取可能だが，切ることはできない．<br>3．手づかみでのみ摂取可能．<br>4．全介助． |
| D．摂食と嚥下 | 0．正常<br>1．時々息がつまる．<br>2．しばしば息が詰まり，嚥下困難．<br>3．固形物が嚥下困難．<br>4．軟かいものや液体の著明な嚥下困難． |
| E．保清 | 0．正常<br>1．拙劣だが自立している．<br>2．いくつかの動作で介助が必要．<br>3．ほとんどの動作で介助が必要．<br>4．全介助． |

| 表2 | つづき |

| F．着衣 | 0．正常 |
|---|---|
| | 1．拙劣だが自立している． |
| | 2．いくつかの動作で介助が必要． |
| | 3．ほとんどの動作で介助が必要． |
| | 4．全介助． |
| G．歩行 | 0．正常 |
| | 1．わずかな異常．指摘されるのは困難 |
| | 2．中等度異常．明らか． |
| | 3．高度異常． |
| | 4．要介助 |
| | 6．車いす　　　　　　★5はないことを注意 |

（梶　龍兒．ジストニアのすべて―最新の治療指針．東京: 診断と治療社; 2013[4]，Burke RE. Neurology. 1985; 38: 73-77[2]）

様の 14 カ所で計 140 点満点のスコアリングである[3,6]．BFMDRS や UDRS は運動評価について信頼性がいずれも高いが，重度のジストニアを想定して作成されており，軽度の分節性や局所性ジストニアへの評価には適していない[4]．

限局性ジストニアである痙性斜頸への評価で最も用いられる Toronto Western Spasmodic Torticollis Rating Scale（TWSTRS）は重要であり，重症度（持続期間，感覚トリックなども含む），機能評価，疼痛評価などを総合したものである[3,6-8]．重症度評価は最大 35 点，機能評価は最大 30 点，疼痛評価は最大 30 点で評価する．重症度スケールにおける信頼性および妥当性が高いというメリットがあるが[7,8]，日常診療で用いるにはやや複雑さがある．また，Tsui Rating Scale も伝統的に痙性斜頸の評価に用いられており，重症度を，頭位偏倚の程度，持続性の有無，体軸偏倚の程度，振戦などの不随意運動の程度と持続性によってスコア化するものである[7]．TWSTRS と比較して簡便で日常診療で有用性が高いこと，不随意運動の評価が可能であることなどの利点がある．一方で，感覚トリックの評価が不可能であるなどの問題も指摘されている．一般的には TWSTRS での評価が現在の主流である[7]．

また，書痙に対して Writer's Cramp Rating Scale（WCRS），Arm Dystonia Disability Scale（ADDS）などがある[4,9]．WCRS は臨床評価を基準化したものであり，書字中のジストニア症状および肘・手関節・手指のジストニア姿勢・症状持続時間・書字振戦のサブスコアを評価する項目と書字速度を評価する項目の 2 つで構成されている．

ADDS は日常生活におけるジストニア症状の機能障害を評価する[9]．

他にも，眼瞼けいれんについては Jankovic Rating Scale（JRS），若倉らの眼瞼ジストニアの程度分類，Blephalospasm Disability Index（BSDI），などの評価項目が有用である．JRS は眼瞼けいれんの頻度と重症度で評価を行うものである[1,5,10]．また，一般的なジストニアに共通して Visual Analogue Scale（VAS）も単純ではあるが疼痛評価へ有用である[11]．

機能評価は BFMDRS で項目に含まれているが，独立したより詳細な方法として Short-Form Health Survey（SF-36）や PD Questionnaire 39（PDQ-39）が QOL 評価へ用いられている[4,5,11]．また神経心理学検査として Mini-Mental State Examination（MMSE）や Mattis Dementia Scale なども使用される[11]．

### ☰ 文献

1) Albanese A, Sorbo FD, Comella C, et al. Dystonia rating scale: critique and recommendations. Mov Disord. 2013; 28: 874-83.
2) Burke RE. Validity and reliability of a rating ale for the primary torsion dystonias. Neurology. 1985; 38: 73-7.
3) Comella CL, Leurgans S, Wuu J, et al. Rating scale for dystonia: A multicenter assessment. Mov Disord. 2003; 18: 303-12.
4) 梶 龍兒, 編. ジストニアのすべて—最新の治療指針. 東京: 診断と治療社; 2013.
5) Thobois S, Taira T, Comella C, et al. Pre-operative Evaluation for DBS in dystonia. Mov Disord. 2011; 26 (Suppl 1): S17-22.
6) 横地房子. パーキンソン病とジストニアに対する脳深部刺激療法. BRAIN and NERVE. 2009; 61: 473-83.
7) Jost WH, Hefter H, Stenner A, et al. Rating scales for cervical dystonia: a critical evaluation of tools for outcome assessment of botulinum toxin therapy. J Neural Transm. 2013; 120: 487-96.
8) 梶 龍二, 大澤美貴雄, 柳沢信夫, TWSTRS 評価者間信頼性検討委員会: 痙性斜頸患者における Toronto Western Spasmodic Torticollis Rating Scale (TW STRS) の評価者間信頼性の検討. BRAIN and NERVE. 2009; 61: 65-71.
9) Zeuner KE, Peller M, Knutzen A, et al. How to assess motor impairment in writer's cramp. Mov Disord. 2007; 22: 1102-9.
10) 日本神経眼科学会 眼瞼けいれん診療ガイドライン委員会. 眼瞼けいれんガイドライン. 日眼会誌 2011; 115: 617-28.
11) Kupsch A, Tagliati M, Vidailhet M, et al. Early postoperative management of DBS in dystonia: programming, response to stimulation, adverse events, medication changes, evaluations, and troubleshooting. Mov Disord. 2011; 26 (Suppl 1): S37-53.

〈金 一徹〉

# 88

# 特に DBS の効果の高いジストニアはありますか？

**両側 GPi-DBS は一次性ジストニアにおける全身性・分節性ジストニアについては有効性が非常に高く，治療法として確立しています**[1-6]．

　特に，DYT1 変異による一次性の遺伝性ジストニアへの長期治療効果は確立されており，約 7 割の改善率が期待できる[4,5]．ジストニア罹病期間が短いもの，症状が軽いもの，手術時の年齢が若年のほど，固縮が強くないほどその効果は高い[1,2,5]．また，一般的には四肢・頸部・体幹への有効性が高く，口・顔面への効果はやや劣るとされている．しかし，眼瞼けいれん，口・顔面・頸部のジストニアを合併する Meige 症候群などへの GPi-DBS の有効性も認められている[6,7]．

　従来，二次性ジストニアへは一般的に GPi-DBS の効果は低いと考えられてきた．これは二次性ジストニアの原因が脳卒中，外傷，変性疾患などであり多くが広範な脳の器質的・形態的異常を伴うためである[6,7]．しかし，二次性ジストニアの中でも例外的に GPi-DBS が著効する病態があることに留意する．代表的なものは遅発性ジストニア（tardive dystonia）という精神病薬や抗うつ薬などのドパミン遮断薬の長期内服患者の一部に遅発性に生じる病態である[1-3,7-9]．本疾患は薬剤が原因であり，基本的に遅発性ジストニアついて重要な点は，原因薬剤を終了してもきわめて難治であり基本的に内服治療での改善が期待できにくいことである[9]．遅発性ジストニアは全身いずれの部位でも生じるが，8 割以上の患者の頭頸部筋群が障害される[9]．痙性斜頸の患者のなかの一部には遅発性ジストニアによる例もあり，内服歴の確認は重要である．遅発性ジストニアは疾患概念が広く普及しておらず，診断率が低いのが現状である．精神疾患が背景にある患者が多いため，運動異常・姿勢異常を認めても，心因性症状の 1 つと過少診断されている場合もあり疾患概念の啓蒙が重要である．遅発性ジストニアは GPi-DBS により早期に効果を認め，約 7～8 割の高い改善率と長期の維持効果がある[2,4,5,8]．また，頭蓋内病変を伴う二次性ジストニアでも GPi に特に器質的異常がないものには有効例もあるため，難治性の場合は積極的な GPi-DBS の適応を考慮してよいと考える[10]．ジストニア患者における GPi-DBS の推奨度について，また一般的なジストニアへの定位脳手術のアウトカム予測について

表1　ジストニアでの GPi-DBS の推奨度

| 考慮してもよいが効果の保障はできない | 推奨（保存的治療が限界） | 強く推奨 | 非常に強く推奨（DBS を第 1 適応としてよい） |
|---|---|---|---|
| ・先天性代謝性異常によるジストニア<br>・脳性麻痺によるもの<br>・単純な痙性斜頸<br>・他の二次性ジストニア | ・Meige 症候群<br>・複雑な痙性斜頸 | ・遅発性ジストニア | ・DYT1 全身性ジストニア<br>・非 DYT1 一次性全身性ジストニア |

（梶　龍兒，編．ジストニアのすべて―最新の治療指針．東京: 診断と治療社; 2013[3]を改変）

表2 ジストニア患者への定位脳手術のアウトカム予測因子

| 手術アウトカム | 良 ← | | → | 不良 |
|---|---|---|---|---|
| 病因 | 一次性 | | | 二次性[*1] |
| 頭部 MRI | 正常 | | | 異常 |
| 罹患部位 | 四肢, 頸部 | 体幹 | □ | 咽頭 |
| 遺伝子 | DYT1 | DYT11 | | DYT6 |
| 症候 | 動作性ジストニア | | | 固縮状態 |
| 手術時期 | 早期 | | | 晩期 |
| 植え込み方法 | 両側性 | | | 片側性 |
| 手術の種類 | DBS | | | 凝固術[*2] |
| 刺激部位 | 淡蒼球 | | | 視床[*2] |
| 刺激電流 | 高値 | | | 低値 |

[*1]遅発性ジストニアを除く

[*2]末梢性局所性ジストニア（代表: 書痙）を除く

(Fasano A, et al. Curr Opin Neurol. 2015; 28: 423-36[2])を改変)

表1,2 に示す[2,3].

## 文献

1) Barbey A, Bloch J, Vingerhoets FJ. DBS in dystonia and other hyperkinetic movement disorders. Curr Treat Options Neurol. 2015; 17: 373.
2) Fasano A, Lozano AM. Deep brain stimulation for movement disorders: 2015 and beyond. Curr Opin Neurol. 2015; 28: 423-36.
3) 梶 龍兒, 編. ジストニアのすべて—最新の治療指針. 東京: 診断と治療社; 2013.
4) 日本定位・機能神経外科学会ガイドライン作成委員会・実行委員会. 定位・機能神経外科治療ガイドライン. 第2版. 東京: 協和企画; 2013.
5) Vidailhet M, Jutras MF, Grabli D, et al. Deep brain stimulation for dystonia. J Neurol Neurosurg Psychiatry. 2013; 84: 1029-42.
6) 山田和慶, 篠島直樹, 浜崎 禎. パーキンソン病・不随意運動症に対するDBSのアップデートと将来展望. 脳外誌. 2017; 26: 873-81.
7) 岩室宏一. これまでのDBSの適応とその効果—パーキンソン病以外の疾患. 医学のあゆみ. 2015; 254: 213-6.
8) Gruver D, Trottenburg T, Kivi A, et al. Long-term effect of pallidal deep brain stimulation in tardive dystonia. Neurology. 2009; 73: 53-8.
9) 大澤美貴雄. 遅発性ジストニアとその対策. BRAIN MEDICAL. 2009; 21: 37-43.
10) 梶 龍兒, 佐藤健太, 佐光 旦, 他. ジストニアの診断と治療—病態生理的アプローチ. 臨床神経. 2008; 48: 844-7.

〈金 一徹〉

# 書痙，痙性斜頸はどこに分類されますか？

**書痙，痙性斜頸は局所性ジストニアに分類されます．**

## 書痙

　書痙（Writers' clamp）とは書字時の上肢での筋肉の随意性が困難となり，書字が困難となるジストニアである[1,2]．局所性ジストニアであり，特定の動作を長時間反復することにより誘発される動作特異性ジストニア（task-specific dystonia）の代表的疾患で，原因が不明な一次性ジストニアである[1,3]．書痙は患者の職業との関連性が強く，文学業，理髪業，調理師，演奏家などでみられる職業性ジストニアの１つを構成している[4,5]．演奏家では上肢動作局所性ジストニアが５％に認められるが，心因性やあるいはオーバーワーク・腱鞘炎として扱われていることもあり，疾患概念の啓蒙が重要である[2,6,7]．実際，書痙は19世紀初頭に報告されたものの，長年心因性として扱われており1980年代にジストニアとして扱われるようになった[6]．書痙は20～30歳代での若年発症が多く，典型的な書痙は選択的視床Vo核凝固術に反応性が高い[1,2,6,7]．また，視床Vo核への片側DBSについてもその有用性が報告されている[1,2,5,8]．凝固術とDBSのいずれが優れているかについてのコンセンサスは現時点では得られていない．各症例に応じて適応を判断するが，若年発症が多数でありDBS施術による一生涯にわたる定期的な刺激装置交換の負担やデバイスの感染リスクを考慮し，筆者らの施設では書痙へは視床凝固術を第１適応の方針としている．

## 痙性斜頸

　痙性斜頸は頸部ジストニアとも呼ばれ，局所性ジストニアの一形態である．大半の症例が頭位の偏倚を主症状とする．痙性斜頸は局所性ジストニアでは最多とされ，主に一次性ジストニアに分類されるが，二次性ジストニアである遅発性ジストニアでの主要な症状の１つでもあることに留意する．また近年，パソコン作業などの同一姿勢も因子となり職業性ジストニアの１つを構成している[5]．痙性斜頸は肩こり，緊張型頭痛などと診断されている場合もあり，疾患概念の普及が必要である．好発年齢は30～40歳代と書痙と比較して若干高い傾向にある[2,3]．頭位偏倚は様々パターンがあり，一様ではなく，他部位のジストニア合併例を認めることもある（　図1　を参照)[2]．また，多くの患者で顔面への刺激により斜頸の改善を認める感覚トリック（sensory trick）を認める（　図2, 3　参照）．長期間の痙性斜頸患者においては頸椎変形を伴うことも多い[5]．

　治療はボツリヌス毒素の原因筋群への施注が第１選択であり基本的な治療戦略である[4,5]．しかし，ジストニア症状への対症療法であり，最終的にボツリヌス毒素を不要とする寛解に至るのは３割ほどである[4]．近年，ボツリヌス毒素無効例への両側GPi-DBSの有効性が報告されている[5,8,9]．おおむね6～7割と比較的良好なTWSTRSの改善を認めており欧州神経学会議ガイドラインでも推奨度は高く（レベルB)[5]，本邦においても今後の発展が期待される．また，二次性ジストニアである遅発性ジストニアは頸部～顔面のジストニアが中心であり，GPi-DBSの有効性が高く[2,5,9]，一次性ジストニ

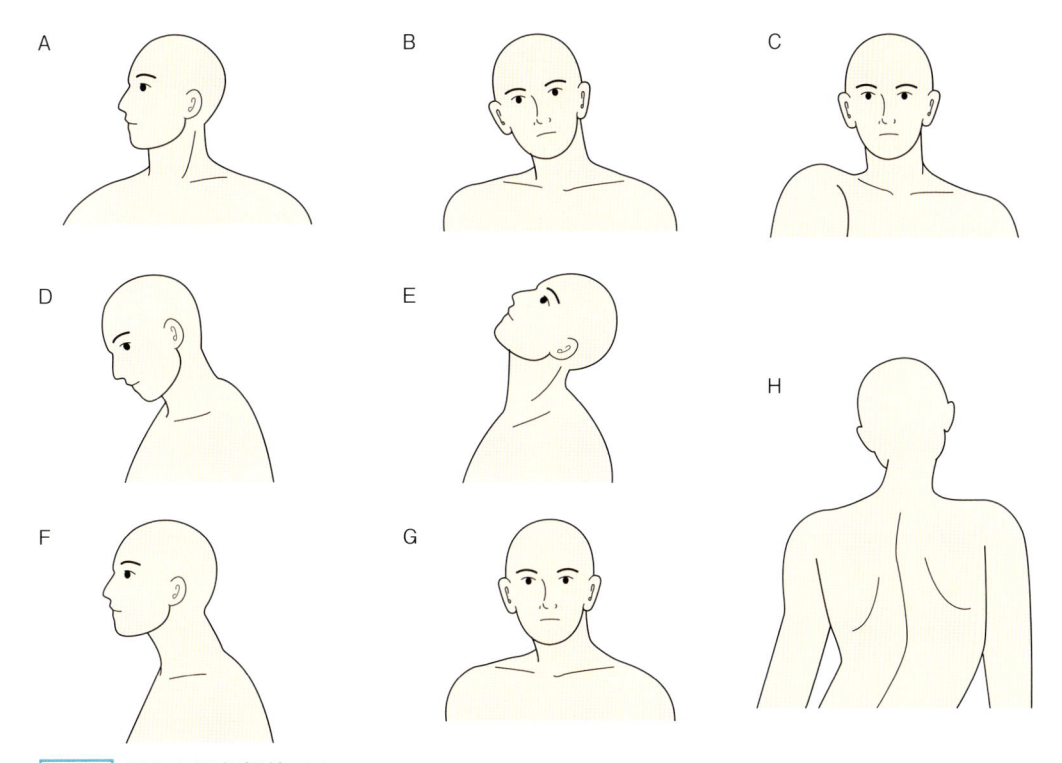

**図1** 様々な頸部偏倚パターン

A: 回旋，B: 側屈，C: 肩挙上，D: 前屈，E: 後屈，F: saggital shift（下顎前突），G: lateral shift，H: 側彎
（梶　龍兒，編. ジストニアのすべて―最新の治療指針. 東京: 診断と治療社; 2013）[2]

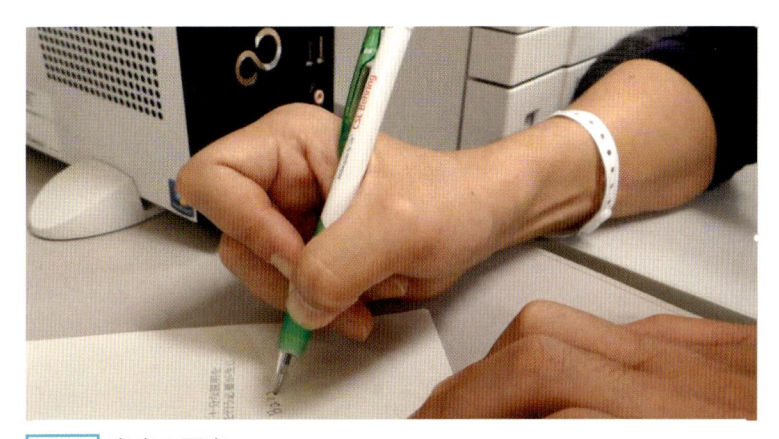

**図2** 書痙の写真

書字時に前腕から末梢にかけて，異常筋緊張が出現する.

アとの鑑別は非常に重要である.

　一部の施設では STN-DBS の有効性も報告されているものの一般的ではない[5,9]．また，他の手術方法として選択的末梢神経遮断術があり，痙性斜頸に特化した治療法である[2,5,7]．選択的末梢神経遮断術と DBS の治療効果は同程度の効果があり，疼痛緩和は DBS のほうが高い傾向にある[5]．

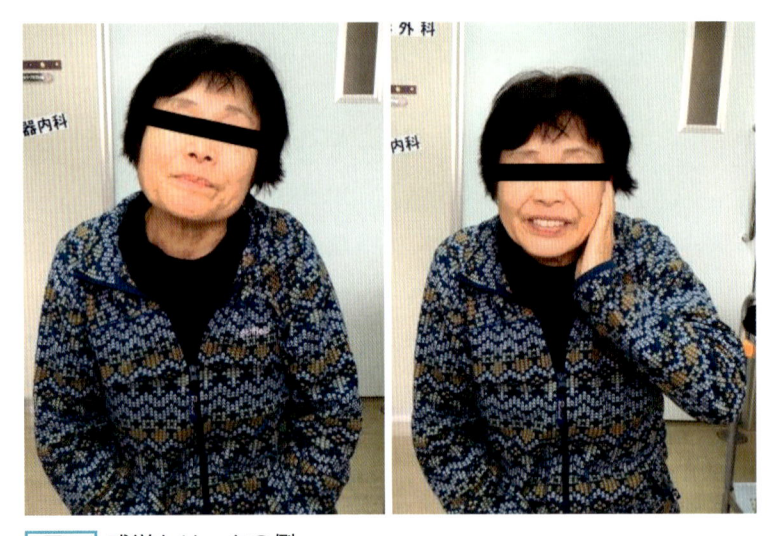

**図3　感覚トリックの例**
頬部へ手を当てることで斜頸の一時的な改善を認める.

**表1　書痙と痙性斜頸**

| | 書痙 | 痙性斜頸 |
|---|---|---|
| ジストニア分類 | 一次性ジストニア，局所性 | 主に一次性ジストニア，局所性 |
| ジストニアの特徴 | 動作特異性（taskspecifc）：反復動作にて増悪あり | 感覚トリック（sensory trick）：顔面に触れるなどの感覚刺激により症状が改善 |
| 好発年齢 | 20～30歳代の比較的若年層 | 30～40歳代 |
| 疫学 | 約2人/10万人<br>男性に多い傾向 | 2～3人/10万人<br>本邦では男性＞女性 |
| 職業との関連 | 強い | 一部あり |
| 内服治療 | 効果は乏しい | 効果は乏しい |
| ボツリヌス毒素の適応 | 本邦では保険上なし | あり．第1適応 |
| 定位脳手術 | 選択的Vo凝固術が有用<br>視床Voや淡蒼球への片側DBSも有効報告あり | 両側GPi-DBS（BTX無効例）<br>STN-DBS（ごく少数の施設で） |
| 定位脳手術での改善率 | 約8割と良好 | 良好．平均6～7割の改善率 |
| 鑑別疾患 | 心因性<br>本態性振戦<br>本態性書字振戦，など | 心因性<br>遅発性ジストニア<br>筋性斜頸，骨・関節性，など |
| 評価スケール | Writer's Cramp Rating Scale（WCRS）<br>Arm Dystonia Disability Scale（ADDS） | Toronto Western Spasmodic Torticollis Rating Scale（TWSTRS）<br>Tsui Rating Scale |

JCOPY 498-32834

## 文献

1) Fukase C, Katayama Y, Kano T, et al. Thalamic deep stimulation for writer's cramp. J Neurosurg. 2007; 107: 977-82.
2) 梶　龍兒, 編. ジストニアのすべて―最新の治療指針. 東京: 診断と治療社; 2013.
3) 福田弘毅, 中島健二. ジストニアの疫学. 脳神経. 2005; 57: 923-34.
4) 中村雄作. ジストニアの診断とボツリヌス療法. 臨床神経. 2017; 57: 362-72.
5) 日本定位・機能神経外科学会ガイドライン作成委員会・実行委員会. 定位・機能神経外科治療ガイドライン. 第 2 版. 東京: 協和企画; 2013.
6) 平　孝臣. 書痙の脳神経外科治療. 脳外誌. 2005; 14: 465-70.
7) 平　孝臣. ジストニアの外科治療. 臨床神経. 2012; 52: 1077-9.
8) Vidailhet M, Jutras MF, Grabil D, et al. Deep brain stimulation for dystonia. J Neurol Neurosurg Psychiatry. 2013; 84: 1029-42.
9) Barbey A, Bloch J, Vingerhoest FJ. DBS in dystonia and other hyperkinetic movement disorders; Curr Treat Options Neurol. 2015; 17: 373.

〈金　一徹〉

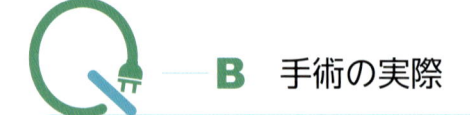 

## ジストニアではどこをターゲットにしますか？両側ですか一側ですか？

 ジストニアでは GPi をターゲットにすることが多く，症状にあわせて片側・両側を刺激します．

　現在ジストニアへの定位脳手術の基本的ターゲットは GPi と Vo 核である．全身性に近い病態あるいは局所症状に留まる病態でそれぞれ GPi-DBS は最も有効であり[1-4]（Q26 参照），症状の局在・罹患筋群の多さにより両側性または片側性と適応を使い分けている．GPi は近位筋群を支配する脚橋核-脳幹系に対する投射線維をもつため，GPi-DBS は顔面・体軸に関連した近位筋群のジストニアに対して有効である[2,5]．DYT1 ジストニアなど全身性ジストニアあるいは分節性ジストニアへは体幹・歩行，姿勢異常障害への治療効果を期待して原則両側 GPi-DBS を適応としている[1,4,6]．一般的な痙性斜頸に対しては局所性ではあるものの，疾患の特性上両側 GPi-DBS が有効である[4,6]．片側性ジストニアにおいては罹患部位対側への片側 GPi-DBS が有効である[7]．また，視床の投射性出力は大脳皮質を介して四肢末梢部の筋活動を調整しており，特に視床腹側核（Vo 核）は上肢末梢の動作特異性ジストニアである書痙へ有効性が高いターゲットである[1-4,8-10]．同部への凝固術は治療法としてきわめて効果的であり，また片側 DBS も有効性が確認されている[3-6]．GPi-DBS でのターゲットは基本的にパーキンソン病への手術と同様の感覚運動領域である後腹側外側部である[1,5,8]．GPi には体部位局在があり，腹側から背側へむかって口腔顔面，上肢，下肢の領域と考えられている 図1 [11]．後腹側外側部への刺激効果が最も強く，特に上肢・体幹部のジストニアへの治療効果が顕著であ

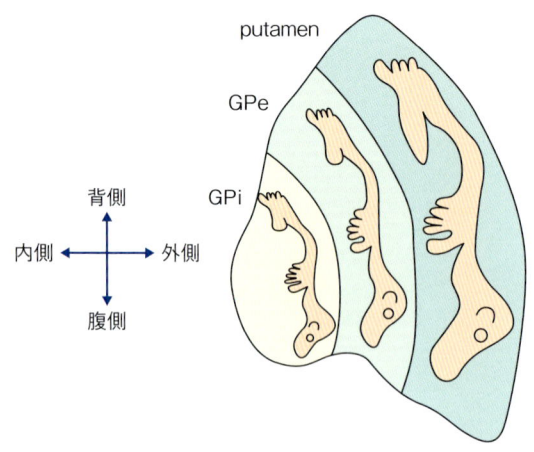

図1　GPi 周辺構造の体部位局在（板倉　徹. 定位脳手術入門. 東京: 医学書院; 2005[11]を改変）

| 表1 | ジストニアに対する主な標的 | |
|---|---|---|
| 標的 | 両側性 | 片側性 |
| GPi | 全身性ジストニア<br>分節性ジストニア<br>多巣性ジストニア | 片側性ジストニア |
| Vo | | 動作特異性の上肢局所性ジストニア(代表疾患は書痙) |
| (STN) | (全身性ジストニア)<br>(痙性斜頸) | |

り，前背側刺激では下肢への効果が高い[1]．

## 文献

1) Barbey A, Bloch J, Vingerhoest FJ. DBS in dystonia and other hyperkinetic movement disorders. Curr Treat Options Neurol. 2015; 17: 373.
2) 山田和慶, 篠島直樹, 浜崎 禎. パーキンソン病・不随意運動症に対する DBS のアップデートと将来展望. 脳外誌. 2017; 26: 873-81.
3) 横地房子. パーキンソン病とジストニアに対する脳深部刺激療法. BRAIN and NERVE. 2009; 61: 473-83.
4) Vidailhet M, Jutras MF, Grabil D, et al. Deep brain stimulation for dystonia. J Neurol Neurosurg Psychiatry. 2013; 84: 1029-42.
5) 後藤 惠. ジストニア. 脳神経. 2004; 56: 843-53.
6) 日本定位・機能神経外科学会ガイドライン作成委員会・実行委員会. 定位・機能神経外科治療ガイドライン. 第2版. 東京: 協和企画; 2013.
7) Kwon CS, Hasegawa H, Sokratous G, et al. Globus pallidus internus deep brain stimulation for traumatic hemidystonia following penetrating head injury. World Neurosurg. 2016; 92: 586. e1-4.
8) 梶 龍兒, 編. ジストニアのすべて―最新の治療指針. 東京: 診断と治療社; 2013.
9) 目崎高広. ジストニアの病態と治療. 臨床神経. 2011; 51: 465-70.
10) 平 孝臣. ジストニアの治療の最前線. 脳と発達. 2011; 43: 183-8.
11) 板倉 徹. 定位脳手術入門. 東京: 医学書院; 2005.

〈金 一徹〉

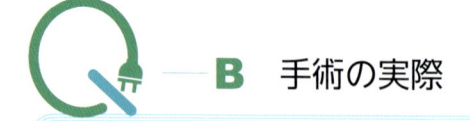
# パーキンソン病の手術とはどのような違いがありますか？

> ジストニアへの一般的な電気刺激療法は **GPi–DBS** です.

　GPiのターゲットについてはパーキンソン病と同様でありGPiの後腹側外側部に存在する運動感覚領域である. 一方, ジストニアでの手術においては, 成人の書痙などの局所性ジストニアを除き, 全身麻酔下での手術とすることが多い. 全身性ジストニアでは安静を保つことが難しい点と, テスト刺激効果の発現が早期には認めにくいためである. 全身麻酔であっても微小電極記録は可能である. 淡蒼球内部では細胞が密な部位と粗の部分が交互に出現し, ターゲットより 6~8 mm 程手前に存在する GPi と GPe との境界に存在する内側髄板では 1 mm 程の長さで細胞活動が乏しく GPi に入ると高頻度発射が記録される. 当施設ではテスト刺激ではパーキンソン病の場合と同様のパラメータの刺激出力 1.0 mA, パルス幅 60 μs, 頻度 130 Hz で開始し, 3~3.5 mA まで漸増する. 全身麻酔下のため詳細な有害事象の観察は不可能であるため, 顔面と対側上下肢の motor contraction のチェックにのみ留まる. 使用する DBS 電極であるが, 電極間が 0.5 mm, 1.5 mm のいずれも使用されるが, 我々の施設では 0.5 mm のものを用いている.

　実際の刺激はパーキンソン病より高い出力やパルス幅で行うことが多い. 外来での刺激変更ではパーキンソン病であれば, 症状は比較的早期に反応するが, ジストニアは症状改善まで時間がかかることが多い. またジストニアの場合, 小児例に対して DBS を行うことがある. この場合は患者の頭蓋の成長を意識した電極留置が必要である.

〈金　一徹〉

## B 手術の実際

# 92

# 書痙の手術方法について教えてください.

書痙を含む末梢性の局所性の視床 Vo 核凝固術は反応性が高く[1-11]，本施設でも凝固術を施行していますが，刺激術も施行しています.

　凝固術は術者間での効果が一定でなく，術後の調節性に乏しいものの，手術時間が短く，患者負担は少ない傾向にある．また，罹患肢対側への片側 DBS も有効性が報告されており，施行も各施設において検討できる[1,4]．凝固術と DBS のいずれが良好な成績かについては明確なコンセンサスは現時点ではないため，患者への適応については慎重に判断する[4,6]．書痙の患者は若年が多く，長期間の機械のメンテナンスの必要性，感染リスク，定期的な IPG 交換の必要性，などを十分に説明しておく必要がある[4,8,11]．成人での局所性ジストニアの定位手術では局所麻酔での覚醒下手術が可能であり，テスト刺激の効果も判定しやすい．実際の手術の流れは本態性振戦の Vim 凝固術と同様であり，Q81 を参照されたい．

　Vo 核は前半部（Voa）と後半部（Vop）の 2 部で構成されており，淡蒼球内節からの入力系を受けている．特に Voa 核が書痙治療において重要な役割があると考えられており，ターゲットは Voa/Vop 境界部へ設定する[2,7-9]．術前計画では AC-PC の中点 (midcommissural point) より 2 mm 後方，AC-PC ラインより 1 mm 上方，外側へ 13.5 mm をターゲットとして設定する[2,7-9]．しかし視床は第三脳室の拡大などに個人差があり，特に lateral については幅がある 図1 ．適切な位置に留置されている場合，術中のテスト刺激（同様のパラメータの刺激強度 1.0 mA，幅 60 µs，頻度 130 Hz で開始し，3~3.5 mA まであげる）で，症状の改善が確認できる 図2, 3 ．その後，45~50℃，

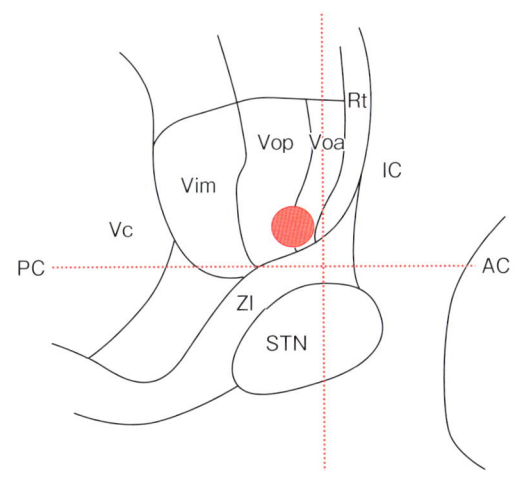

図1 Vo 凝固術時のターゲット位置（平　孝臣. 脳外誌. 2005; 14: 465-70)[9]

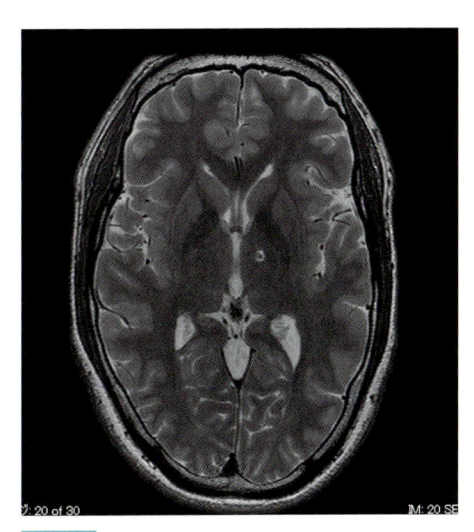

図2 左視床 Vo 核凝固術後

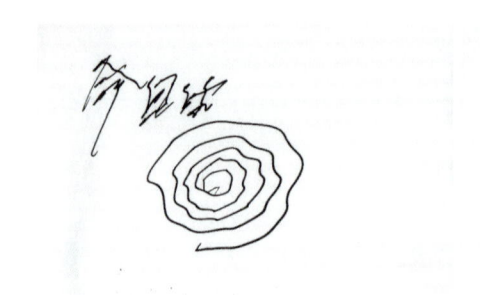
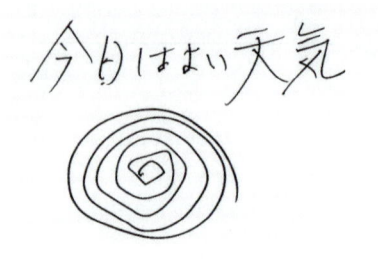

**図3** 手術中テスト刺激前後での書字変化

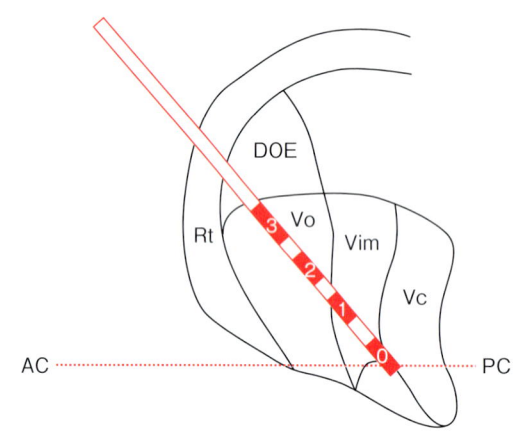

**図4** 片側 DBS におけるコンタクト位置
(Fukase C, et al. J Neurosurg. 2007;
107: 977-82[3]を一部改変)

30 秒の低温域でテスト凝固を行い，有害事象が
なければ 75℃，60 秒間，治療的凝固を行う．症
状の改善に応じて，適宜，凝固を追加する．凝固
後の MRI 画像を提示する **図2**．

　片側視床 DBS については視床凝固術と同様の
ターゲット設定をする例や[1]，Vo/Vim へのより
幅広い効果を期待して先端部を Vim/Vc の境界
に設定する例もある[3]．後者の場合，AC-PC line 上
の Vim/Vc 境界部に contact 0，Vim 腹側に con-
tact 1，Vim 中心または Vop に contact 2，Vop
背側または Voa に contact 3 におく[3] **図4**．
この留置方法で Vo 単独よりも詳細な調節性が得
られることが期待できる．

### 文献

1) Cho CB, Park HK, Lee KJ, et al. Thalamic deep brain stimulation for writer's cramp. J Korean Nueu-rosurge Soc. 2009; 46: 52-5.
2) Doshi PK, et al. Stereotactic thalamotomy for task-specific dystonia. Mov Disord Mov Clinical Prac-tice. 2017; 4: 245-8.
3) Fukase C, Katayama Y, Kano T, et al. Thalamic deep stimulation for writer's cramp. J Neurosurg. 2007; 107: 977-82.
4) 梶　龍兒，編．ジストニアのすべて─最新の治療指針．東京: 診断と治療社; 2013.
5) 目崎高広．ジストニアの病態と治療．臨床神経．2011; 51: 465-70.
6) 日本定位・機能神経外科学会ガイドライン作成委員会・実行委員会．定位・機能神経外科治療ガイドライン．第 2 版．東京: 協和企画; 2013.
7) Shibata T, Hirashima Y, Ikeda H, et al. Stereotactic Voa-Vop complex thalamotomy for writer's cramp. Eur Neurol. 2005; 53: 38-9.
8) Taira T, Hori T. Stereotactic ventrooralis thalamotomy for task-specific focal hand dystonia(writer's cramp). Stereotact Funct Neurosurg. 2003; 80: 80-91.
9) 平　孝臣．書痙の脳神経外科ジャーナル．脳外誌．2005; 14: 465-70.
10) 平　孝臣．ジストニアの治療の最前線．脳と発達．2011; 43: 183-8.
11) 横地房子．パーキンソン病とジストニアに対する脳深部刺激療法．BRAIN and NERVE. 2009; 61: 473-83.

〈金　一徹〉

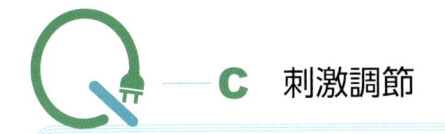

# ジストニアの術後，刺激はどのように調整しますか？

GPi-DBS を基準として述べますが，パーキンソン病の刺激条件がほぼ画一的であるのに対して，ジストニアでの刺激条件は非常にバラエティーに富み，各施設でさまざまです．

パルス幅が長いもの，短いもの，また刺激頻度が高頻度であるもの低頻度であるものなど多様である[1-5]．しかしながら原則的にパーキンソン病への調整と比較して強い刺激強度を用いることが多く，より広いパルス幅が有効であると考えられている．したがって，他の運動疾患の DBS 調整と比較してバッテリー消費量が必然的に多くなり，刺激装置の取り換え頻度が高くなる傾向にある[3,5]．

ジストニアでの DBS 調整における最も特徴的なことは，刺激による改善過程が進行性である点である．最大の刺激効果が得られるまで時間がかかる傾向にあり，2 年近く要するものもある[4,5]．また，臨床効果はジストニアの運動要素のうち間欠的動作や振戦などの改善が先に認められ，続いて持続的な筋緊張が改善する[4]．一般的に術後は数カ月の経過で多くのジストニアは改善を認め，術後 1 年以上の中長期経過でも改善を認める[3,4]．また，遅発性ジストニアは例外的に早期から改善を認める．DBS による緩徐な神経再生，ネットワークの再構成が生じていると考えられている[5]．

当科では DBS 電極留置と IPG 植え込みを同日に実施しており，刺激は翌日から開始している．開

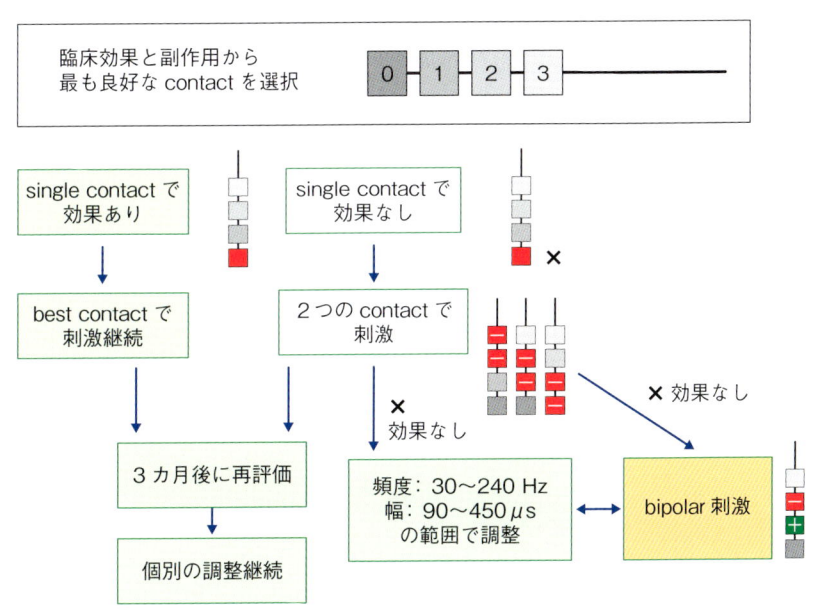

図1 ジストニアでの DBS 後の調整プロトコル（Kupsch A, et al. Mov Disord. 2011; 26 (Suppl 1): S37-53[3]を参照して作成）

始条件であるが，single contact, monopolar での刺激を基本とし，パルス幅 90 μs，頻度 130 Hz，副作用と臨床効果をみながら刺激出力を上げる．3.6 V 以上の刺激強度はバッテリー消費量が著明であり，推奨度は低い[3]．ジストニアにおける刺激調整のアルゴリズム表を 図1 に示す．single contact で臨床効果が認められなければ，隣接した 2 点の contact での刺激を試す．それでも効果がない場合，bipolar 刺激または刺激頻度と幅を変更して調整していく[3]．60 Hz での低頻度刺激での有効性報告もあるため，調節に難渋している際には検討してもよい[2,3]．ジストニアの術後の調整での注意点として，安定した GPi-DBS を急に中止すると，ジストニア症状の急激な悪化（dystonic storm）が生じる危険性があることである．生命の危険をときに伴うため，ジストニアへの DBS 治療中は電池残量の綿密な管理が重要である[4]．

## POINT

 臨床症状の改善に時間がかかる場合があることを術前に説明しておく．

### 文献

1) 梶 龍兒, 編. ジストニアのすべて—最新の治療指針. 東京: 診断と治療社; 2013. p.107-13.
2) 後藤 惠. ジストニア. 脳神経. 2004; 56: 843-53.
3) Kupsch A, Tagliati M, Vidaihet M, et al. Early postoperative management of DBS in dystonia: programming, response to stimulation, adverse events, medication changes, evaluations, and troubleshooting. Mov Disord. 2011; 26 (Suppl 1): S37-53.
4) 日本定位・機能神経外科学会ガイドライン作成委員会・実行委員会. 定位・機能神経外科治療ガイドライン. 第 2 版. 東京: 協和企画; 2013.
5) 横地房子. パーキンソン病とジストニアに対する脳深部刺激療法. BRAIN and NERVE. 2009; 61: 473-83.

〈金 一徹〉

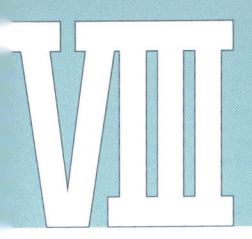

# VIII 電極・刺激装置の選択

94

# DBS は 3 社の電極が使用できると聞きました.
# 各社の特徴を教えてください.

DBS 電極, IPG について各社の特徴について 表1, 2 に示します.

表1 3 社のDBS 電極の特徴

| 会社名 | 日本メドトロニック株式会社 | ボストン・サイエンティフィック ジャパン株式会社 | | アボットメディカルジャパン株式会社 | |
|---|---|---|---|---|---|
| 商品名 (型番号) | 3387-28, 40 3389-28, 40 | Vercise CartesiaTM Directional Lead | Twist Lead | DBS 4 極リード | Infinity 8 極リード |
| 写真 | 3387 3389 | | | | |
| 電極の数 | 4 極 | 8 極 | 8 極 | 4 極 | 8 極 |
| 電極 (ケーブル) の太さ | 直径 1.27 mm | 1.3 mm | 1.3 mm | 1.4 mm | 1.36 mm 以下 |
| 1 電極の長さ | 1.5 mm | 1.5 mm | 1.5 mm | 先端電極のみ 3 mm その他 1.5 mm | 1.5 mm |
| 電極間距離 | 3387: 1.5 mm, 3389: 0.5 mm | 0.5 mm | 0.5 mm | 1.5 mm・0.5 mm | 1.5 mm・0.5 mm |
| 特徴など | 28 は, リード長 28 cm 40 は, リード長 40 cm | ・高精度な刺激を可能にするディレクショナルリード ・リードの方向性を示す放射線不透過リードマーカー | ・プログラミングしやすい電極スパンと電極間隔の両方を実現. | ・電極の先端がアクティブ | ・セグメント化された電極を使用することで, 従来の全周タイプの電極より少ない電流量で効果が得られる可能性がある ・高精度な刺激を可能にするディレクショナルリード |

表2 3社のIPGの特徴

| 会社 | 日本メドトロニック株式会社 | | ボストン・サイエンティフィックジャパン株式会社 | | アボットメディカルジャパン株式会社 | |
|---|---|---|---|---|---|---|
| 商品名 | Activa SC | Activa RC | Vercise Gevia™ | Vercise™ PC | Brio™ Dual 8 | Infinity™5・7 |
| 写真 | | | | | | |
| 大きさ（縦×横×厚さ（mm）） | 55×60×11 mm | 54×54×9 mm | 53.0×47.0×13.0 mm | 70.9×49.5×11.3 mm | 48×53×10 mm | 56×50×13 mm 67×50×14 mm |
| 重さ | 45 g | 40 g | 記載なし（22 mL） | 55 g（33 mL） | 29 g（18 cc） | 50 g（30 cc）・58 g（39 cc） |
| MRI対応の有無 | 条件付き全身MRI対応 | 条件付き全身MRI対応 | 条件付き全身MRI対応 | 禁忌 | MRI非対応 | MRI非対応 |
| 充電 or 非充電式 | 非充電式 | 充電式 | 充電式 | 非充電式 | 充電式 | 非充電式 |
| 耐用年数目安 | 4～6年 | 15年 | 10年以上 | 3年以上 | 10年（強制停止なし） | バッテリー容量 5.3Ah・7.5Ah |
| 特徴 | ・IPG 1台に，リード1本接続可能<br>・定電圧・定電流モード選択可能<br>・インターリービング刺激 | | ・MICC（Multiple Independent Current Control）テクノロジー搭載: 定電流（16の独立した電源） | | ・最小，最軽量<br>・シンプルな充電器システム | ・医師用プログラマに，Bluetooth®技術が搭載され，IPGとのワイヤレス通信が可能<br>・非侵襲的にソフトウェアをアップデートすることが可能 |

〈佐々木達也〉

JCOPY 498-32834

# 充電式・非充電式のメリットとデメリットは何ですか？

95

いずれもメリットとデメリットがあり，メリットを有用に使います．

　充電式・非充電式のメリットとデメリットを 表1 に示した．一方のメリット・デメリットが，そのまままもう一方のデメリット・メリットとなる．両者の使い分けは患者に説明したうえで希望を優先するようにしているが，若年者では充電式を，充電操作に不安をもつ高齢者の場合は，非充電式を選択することが多い．全身性ジストニアのように比較的高い出力が必要な疾患の場合も充電式にしている．

表1 充電式・非充電式 IPG のメリット・デメリット

|  | 充電式 | 非充電式 |
|---|---|---|
| メリット | ・交換回数が少なくて済む（10 年以上）<br>・両側手術の場合でも IPG は 1 つですむ | ・充電操作不要 |
| デメリット | ・定期的な充電操作が必要 | ・約 4〜5 年で交換が必要<br>・両側手術の場合，IPG は 2 つ必要 |

〈佐々木達也〉

# 最近よくディレクショナルリードということばを耳にします．どういったものですか？

**ディレクショナルリードとは水平方向と垂直方向の多指向性刺激を実現させた DBS 電極です．**

近年，ディレクショナルリードが普及している[1-3]．本邦で使用できるディレクショナルリードは従来の 4 極の電極の先端から 2，3 番目の電極が 3 分割され配置されており，独立して刺激することが可能である 図1 ．これにより，従来の 4 極の電極と比較して，自由度の高い刺激設定が可能となっている．主な利点は以下の 2 つである．

## 副作用の回避

水平方向への刺激設定が可能になったことから，刺激により出現していた副作用を回避した設定をすることが可能となる．また電極留置時のやむを得ない電極のずれをある程度解消される可能性がある．

## 長期有用性

進行性のパーキンソン病などでは，長い期間をかけて，出力を少しずつ上げていくが，より広い治療閾値が得られることで，より長く DBS の効果が得られる可能性がある．

ディレクショナルリード　　　　　自由度の高い刺激設定が可能

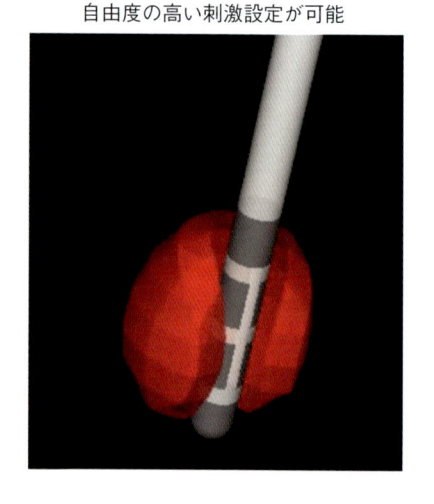

断面図

図1 ディレクショナルリード

今後はディレクショナルリードが主流になっていくと考えられるが，刺激調整が複雑になり，多くの時間がかかる可能性がある．神経内科やコメディカルとの連携も含めた DBS 治療が重要である．

### 文献

1) Contarino MF, Bour LJ, Verhagen R, et al. Directional steering: A novel approach to deep brain stimulation. Neurology. 2014; 83: 1163-9.
2) Hariz M. Deep brain stimulation: new techniques. Parkinsonism Relat Disord. 2014; 20 Suppl 1: S192-6.
3) Pollo C, Kaelin-Lang A, Oertel MF, et al. Directional deep brain stimulation: an intraoperative double-blind pilot study. Brain. 2014; 137: 2015-26.

〈佐々木達也〉

# MICC 刺激方法とは何ですか？ 教えてください.

 MICC とは Multiple Independent Current Control の略です.
MICC とは 16 個の独立した電流供給源をもつシステムで，それぞれの電流値を独立してコントロールできます.

　電極のリード抵抗値は植込み後に変化をするが，MICC は各電極の amplitude をコントロールできる電流制御の技術であり，抵抗値が変化しても設定した電流値を維持する．長期にわたり有効かつ安全な治療の提供が可能である．

## POINT

- 各電極の電流量のコントロールが可能である.
- 抵抗に左右されず，安定した刺激を提供することができる.
- ディレクショナルリードの軸方向に沿った刺激部位の調整が可能である.

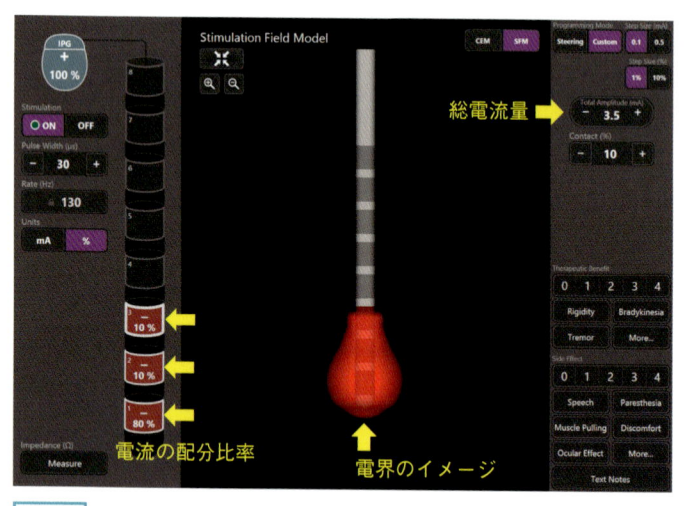

図1　MICC の設定画面
任意の電極に陽極，陰極をプログラミングでき，作成したプログラムにより想定される電界が画面に表示され，イメージしやすい．

〈佐々木達也〉

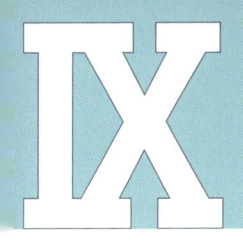

# IX DBS の合併症

**A** 合併症

98

## DBS の合併症にはどのようなものがありますか？

⚡ **DBS は特殊な手術であり，術後管理，刺激調節などで特有の合併症が存在します．DBS の合併症は主に手術に関するもの，デバイスに関連するもの，および刺激に関わるものにそれぞれ大きく分けられます．**

○手術合併症: 頭蓋内出血，脳梗塞，けいれん発作，術後せん妄，電極周囲の脳浮腫，頭痛，手術部位の疼痛，嘔気など

○デバイスに関連する合併症: DBS 機器の感染，電極位置のずれ（electrode migration），リード断線（lead fracture），IPG の破損（IPG malfunction）など

○刺激に関わる合併症: ジスキネジア，構音障害，眼球運動障害，知覚異常，認知機能低下，幻覚，不穏，衝動制御障害など

　STN-DBS を施行した 37 のコホート研究，921 人の患者のメタアナリシスでの合併症率を示した[1] 表1 ．少し古い報告であり，実際には合併症率はもっと低い印象であるが，手術を行ううえではどれも重要であり，十分な注意をすれば，最小限に抑えることができる．本書はまさに安全で確実な手術を行うため，言い換えれば合併症を抑え，100％の患者で症状改善を目指すためにしたためた本であり，精読いただければ，多くの合併症を回避できると信じている．また手術全般で，Kalakoti らは high volume center と medium volume center では有意に創部合併症，心臓合併症，入院期間の延長，予定外の退院（転帰の不良）が，low volume center より少なかったと報告しており[2]，DBS 手術件数の多い施設の方が，手術成績が良いとしている．欧米と比較して 1 施設当たりの手術件数が少ない本邦では，1 例毎に十分注意して手術に臨む必要がある．個別の重要な合併症対策については次項で述べる．

表1 STN-DBS の合併症

| 手術 | デバイス関連 | 刺激に関するもの |
| --- | --- | --- |
| 一過性の混乱（15.7%） | 電極・リードの再留置（4.4%） | 構音障害（9.3%） |
| 頭蓋内出血（3.9%） | デバイスの不調（3.0%） | 体重増加（8.4%） |
| 感染（1.7%） | 感染（1.9%） | うつ症状（6.8%） |
| けいれん発作（1.5%） | デバイス位置の移動（1.5%） | 眼球運動障害（3.6%） |
| 肺塞栓症（0.3%） | | ジスキネジア（2.6%） |
| | | 躁症状（1.9%） |

## ▣ 文献

1) Kleiner-Fisman G, Herzog J, Fisman DN, et al. Subthalamic nucleus deep brain stimulation: summary and meta-analysis of outcomes. Mov Disord. 2006; 21 Suppl 14: S290-304.
2) Kalakoti P, Ahmed O, Bollam P, et al. Predictors of unfavorable outcomes following deep brain stimulation for movement disorders and the effect of hospital case volume on outcomes: an analysis of 33642 patients across 234 US hospitals using the National (Nationwide) Inpatient Sample from 2002 to 2011. Neurosurg Focus. 2015; 38: E4.

〈桑原 研〉

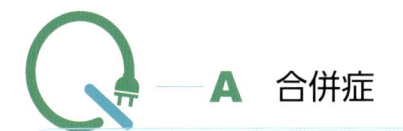 **A** 合併症

# 出血を予防するためにはどうすればよいですか？

 岡山大学病院で行っている主だった頭蓋内出血予防の試みは，1）電極刺入点，進入経路上の血管構造を避ける，2）MER 穿刺回数を少なくする，3）術中血圧の管理を行うの 3 つです．

　頭蓋内出血は DBS 周術期の主要な合併症の 1 つで，DBS に伴う頭蓋内出血は 1～2%程度と報告されている[1]．

　頭蓋内出血のリスク因子として，高齢，男性であること，DBS を必要とする原疾患がパーキンソン病，術中の微小電極記録 microelectrode（MER）の数などが報告されている[1]．

①電極刺入点，進入経路上の血管構造を避ける

　電極刺入の際に，刺入点・進入経路上に血管構造（脳表の動静脈，側脳室周囲の静脈，脳実質内血管）を避ける必要がある．手術支援システムでの手術計画は，3T-MRI での造影 T1 強調画像の 3 方向画像，T2 強調画像（水平断，冠状断，矢状断），STIR 画像を用いることで，微小な血管構造を確認できる．硬膜開放後に脳表を十分に確認することも当然重要である．

②MER 穿刺回数を少なくする

　トラックの数・穿刺の回数が増えれば，当然出血のリスクが増加する．当科では視床手術以外は原則シングルトラックで微小電極記録を行っている．少ない穿刺回数で済むように，術前のプランニングは非常に重要である．

③術中血圧の管理を行う

　手術中の過度な高血圧は頭蓋内出血のリスクと考えられる．収縮期血圧 140 mmHg 以下を目標として，高値となる場合はニカルジピンなどで降圧を行う．

　血管構造を避け，MER の穿刺回数を減らすためには，正確な手術手技が求められる．誤差の少ない正確な電極留置手技が頭蓋内出血のリスクを低下させると考えられる．

## 文献

1) Sansur CA, Frysinger RC, Pouratian N, et al. Incidence of symptomatic hemorrhage after stereotactic electrode placement. J Neurosurg. 2007; 107: 998-1003.

〈桑原 研〉

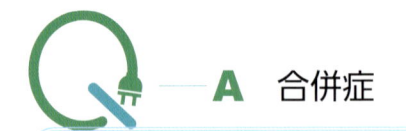 

**A** 合併症

**100**

## IPG が感染しました．どのように対処したらいいですか？

感染の程度を見極め，明らかな IPG 感染であれば，波及程度により抜去が必要になります．

　DBS は体内に人工物である機器（IPG，皮下ケーブル，頭蓋内電極）を埋め込む手術であり，DBS 機器の感染が問題となることがある．感染率は，DBS 機器の改良に伴い低下傾向と考えられ，最近の報告では約 4~6％程度である[1]．感染症状は機器埋め込み部周囲の発赤，腫脹，熱感や発熱などが生じ，非常にまれであるが頭蓋内に波及すると髄膜炎となることがあるため早急な治療が必要である[1]．感染の発症時期は術後 30 日以降であることが多く，術後早期の頻度は少ない[2]．

　感染のリスクファクターは糖尿病などの併存疾患，staged-surgery，埋め込み機器への抗生剤の塗布の有無などが報告されている．

　起炎菌の多くはグラム陽性球菌である．全体の 75％は MSSA，*P. acnes* もしくはその両方の混合感染である[1]．少数ではあるが，*Acinetobacter baumanii* や *Pseudomonas* が原因菌の感染の報告もある．当科で行っている感染予防・感染後の対応について以下に示す．

### 感染予防

- 抗生剤投与: 当科では手術当日は，執刀 30 分前から 4 時間おきの抗生剤投与〔主にセファゾリン（CEZ）1 g〕を行い，術後 3 日間 CEZ 1 g の 3 回投与を行っている．
- IPG 留置: 留置部位を大胸筋の筋膜下にしている．IPG を筋膜，皮下組織で縫合し，二重で覆っている
- 糸: 感染に強いとされるモノフィラメントの吸収糸である PDS（polydioxanone）を使用している．
- 皮下ケーブルの皮下通し: 可能な限り，表皮から浅い位置にならないように注意している．
  帽状腱膜などの縫合をタイトに行うことは言うまでもない．

### 感染後の対応

　DBS 電極挿入部，皮下ケーブル接合部，IPG 部で感染することが多い．いずれも皮膚が薄くなりやすい部位であり，過度な圧迫がかかると，皮膚が菲薄し，機器が露出しやすい ┌図1┐．発赤や圧痛が出現した場合はまずは抗生剤の加療を行い，短期間でフォローアップする．しかし機器に感染している場合は抜去が必要である．

　IPG 感染の場合はどこまで感染が波及しているかを見極めることが重要である．感染は機器を伝って上行していくために，発赤，圧痛の有無をよく観察する．DBS 電極への感染の波及を極力避けるために，十分安全とされる延長ケーブルの上方に皮膚切開を設けて，これより下方の機器を抜去することが望ましい．

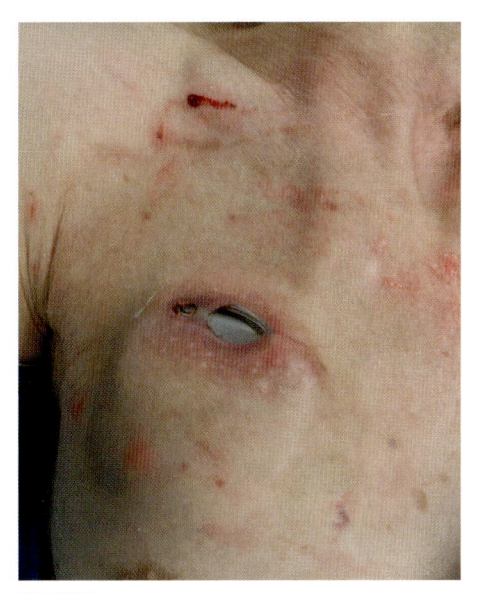

図1 患者が皮膚炎で皮膚を掻いてしまい，感染が IPG に波及した.

　延長ケーブル接合部，DBS 電極挿入部感染の場合は基本的には全システムの抜去が必要である．抗生剤はグラム陽性球菌感染が多いため，培養結果が出るまでは CEZ 1 g の 1 日 3 回投与を行っている．頭蓋内に炎症が波及することは非常にまれではあるが，これまでの報告では DBS 機器を抜去後 2～3 カ月は抗生剤投与を継続することが多い．DBS 治療を中断している期間は，薬物治療の強化が必要である．感染が完全に改善した後，DBS 機器の再留置を行うが，刺入部や IPG 留置部を変更するかなど，注意する点は多い．

### 文献

1) Adode-Iyamah KO, Chiang HY, Woodroffe RW, et al. Deep brain stimulation hardware-related infections: 10-year experience at a single institution. J Neurosurg. 2018; 1-10.
2) Temel Y, Ackermans L, Celik H, et al. Management of hardware infections following deep brain stimulation. Acta Neurochir (Wien). 2004; 146: 355-61.

〈桑原 研〉

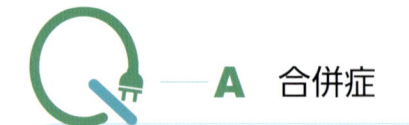 

# DBS の手術後に硬膜下血腫を生じました. その場合どのように対処したらよいでしょうか？

 　DBS 患者は比較的高齢で運動症状を呈する患者が多く，頭部打撲につながる転倒などのリスクが高いため，脳深部刺激療法の経過中に，慢性硬膜下血腫を合併することがあります. 穿頭洗浄術を要することがあるだけでなく，血腫による電極位置のずれなどにも注意する必要があります.

　穿頭洗浄術を行う際には慎重な操作が必要となる. 穿頭については，DBS 電極，皮下ケーブルを避ける必要がある. 通常の穿頭位置よりやや尾側で，側頭筋内で穿頭を行うとよい. 頭蓋内操作については，DBS 電極の位置を十分に意識しながら，洗浄，ドレナージチューブ留置を行う. 感染に注意することも忘れてはならない.

　電極位置のずれについては，慢性硬膜下血腫の術後経過とともに縮小してくるとの報告が多い. Oyama らは DBS 中の硬膜下血腫により電極位置のずれが生じた 4 例を報告し，全例で時間経過とともに電極位置のずれは縮小し，電極の再留置は不要であったと報告している[1]. Henderson らは周術期の硬膜下血腫の 1 例を報告し，穿頭術後の電極位置のずれは 6 カ月の経過で縮小し，ずれの残存はあったものの，電極を残すことができたと報告している[2].

　当科では 2007 年 1 月から 2016 年 12 月までに当科で DBS を施行した 275 症例を後方視的に検討した結果，慢性硬膜下血腫に対し穿頭洗浄を施行した症例は 3 症例（1.1%）であった. 電極位置

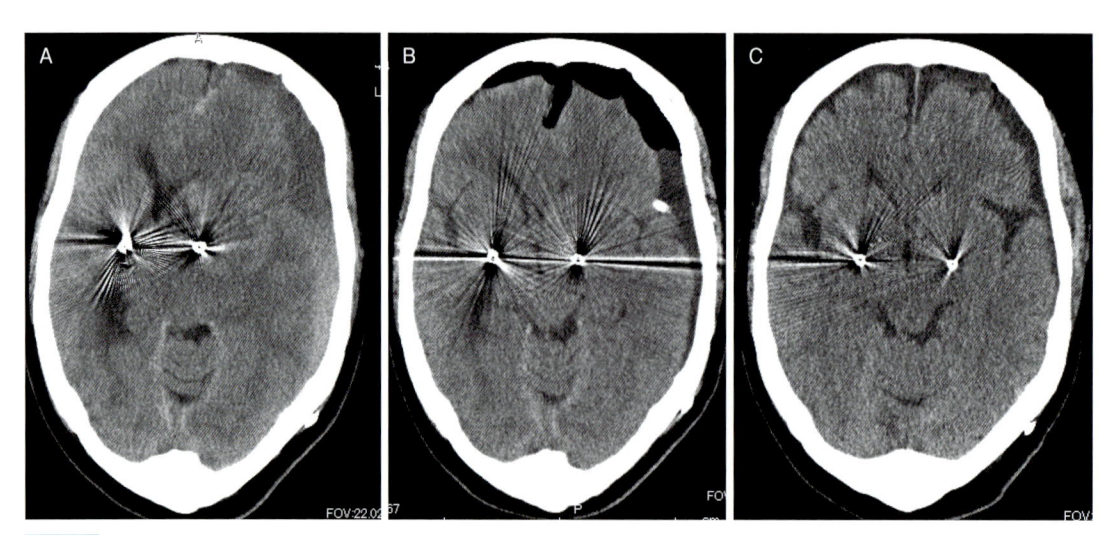

　図1　GPi-DBS 術後 3 カ月後，明らかな頭部打撲の機転はなく，意識障害が出現した.
A: CSDH 発症時，B: 穿頭洗浄術後，C: 穿頭洗浄術 2 週間後　DBS 電極位置の偏移も改善した.

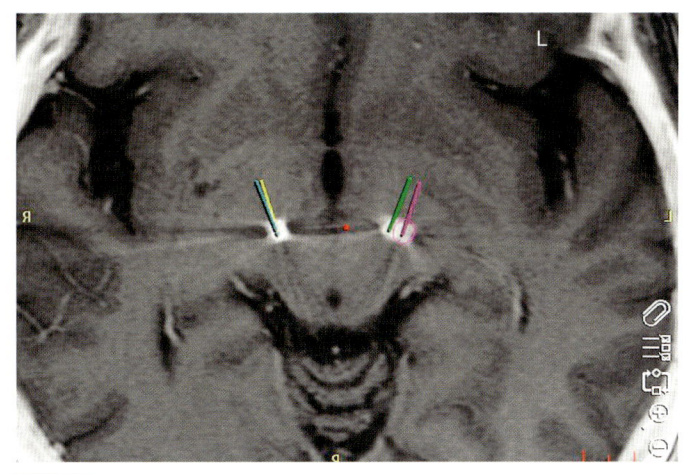

**図2** STN-DBS の症例: 左 CSDH 術後 7 年の経過で左 DBS 電極は内側に 1.7 mm のずれが残存した。この症例は臨床効果が減弱しており，電極の再留置を行った．

黄色: CSDH 前の右 DBS 電極
水色: CSDH 後の右 DBS 電極（電極のずれはない）
ピンク色: CSDH 前の左 DBS 電極
緑色: CSDH 後の左 DBS 電極（電極のずれが残存している）

のずれは時間経過とともに縮小傾向ではあるが 図1 ，1 症例は電極位置のずれが残存し，電極再留置を行った 図2 ．以上から，通常，血腫により，脳とともに圧迫された電極は，脳のブレインシフト改善に従い，電極の位置も改善する．しかし原因は不明だが，本症例のように電極位置のずれが残存する可能性があり，刺激効果の低減している症例では電極の再留置を検討する必要がある．

### 📄 文献

1) Oyama G, Okun MS, Zesiewicz TA, et al. Delayed clinical improvement after deep brain stimulation-related subdural hematoma. Report of 4 cases. J Neurosurg. 2011; 115: 289-94.
2) Henderson EY, Goble T, D'Haese PF, et al. Successful subthalamic nucleus deep brain stimulation therapy after significant lead displacement from a subdural hematoma. J Clin Neurosci. 2015; 22: 387-90.

〈桑原 研〉

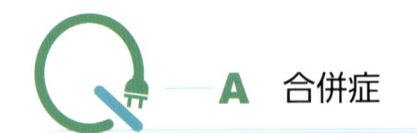 

**A 合併症**

**102**

## 視床下核手術後，精神症状が出現したり，増悪したりすることがあります．どのように対応すればよいですか？

 術後に精神神経症状が生じた場合は，腹側，内側の刺激を避けるなどの刺激調整を行いますが，DBS そのもので出現することもあるので，内服薬の調整や，精神科コンサルトのタイミングも重要です（Q66，68 参照）．

　DBS に伴う精神神経症状にはうつ症状，不安感，躁症状，多幸感，混乱などがあり，STN-DBS は GPi-DBS と比較して，精神神経症状や認知機能障害の出現頻度が高いといわれている[1]．しかしパーキンソン病患者の非運動症状として，抑うつ，不安感，無気力，幻覚，妄想などが存在し，DBS による精神症状の増悪かパーキンソン病自体の症状によるものか判断が難しい場合がある．

　STN-DBS のパーキンソン病に伴ううつ症状への影響は増悪[2]・改善[3]それぞれ報告されているが，増悪するとの報告が多い．術前のうつ症状の存在は，術後のうつ症状および術後の QOL 悪化の予測因子と考えられており，術前にうつ症状を呈している患者に対する STN-DBS 手術は慎重に検討するべきである．

　また，STN-DBS による自殺企図の報告もある．Weintraub らはパーキンソン病患者の DBS と best medical treatment（BMT）の RCT において，観察期間での新たな自殺企図は DBS 群で 1.9%，BMT 群で 0.9% と DBS 群で多く，また DBS 群内でも STN-DBS 群と GPi-DBS 群では，STN 1.5%，GPi 0.7% と STN 群で高い傾向があったと報告している[4]．

　DBS 後のうつ症状の増悪や自殺企図は，術後のドパミン作動薬の減薬も原因の 1 つと考えられており，術後のドパミン作動薬の減薬は慎重に行う必要がある．術後の精神症状には注意を払い，自殺企図が垣間見える場合は，精神科にも相談する必要がある．

　Witt らはパーキンソン病に対する STN-DBS において，術後認知機能や意味言語流暢度の低下をきたした症例の電極位置は，低下していない症例の電極位置で囲んだ部位よりも腹側よりに多く存在したと報告しており[5]，また Ablseoud らが，精神神経症状は STN 内側の単極刺激で出現しやすいことを報告している[6]．我々脳外科医は，こういった精神症状に悪影響を及ぼすとされる部位を避けた精確な手術を行うことが，何より重要である．

### 文献
1) Williams NR, Foote KD, Okun MS. STN vs. GPi deep brain stimulation: Translating the rematch into clinial practice. Mov Disord Clin Pract. 2014; 1: 24-35.
2) Herzog J, Volkmann J, Krack P, et al. Two-year follow-up of subthalamic deep brain stimulation in Parkinson's disease. Mov Disord. 2003; 18: 1332-7.
3) Troster AI, Jankovic J, Tagliati M, et al. Neuropsychological outcomes from constant current deep brain stimulation for Parkinson's disease. Mov Disord. 2017; 3: 433-40.

4) Weintraub D, Duda JE, Carlson K, et al. Suicide ideation and behaviours after STN and GPi DBS surgery for Parkinson's disease: results from a randomized, controlled trial. J Neurol Neurosurg Psychiatry. 2013; 84: 1113-8.
5) Witt K, Granert O, Daniels C, et al. Relation of lead trajectory and electrode position to neuropsychological outcomes of subthalamic neurostimulation in Parkinson's disease: results from a randomized trial. Brain. 2013; 136: 2109-19.
6) Abulseoud OA, Kasasbeh A, Min HK, et al. Stimulation-induced transient nonmotor psychiatric symptoms following Subthalamic Deep Brain Stimulation in Patients with Parkinson's Disease: association with clinical outcomes and neuroanatomical correlates. Stereotact Funct Neurosurg. 2016; 94: 93-101.

〈桑原 研〉

JCOPY 498-32834

Ⅸ. DBSの合併症　169

# 103

# 電気刺激により構音障害が出現します. どのように対処したらいいですか?

**構音障害が生じる場合,双極刺激の利用,出力の低減で対応します. ディレクショクショナルリードによる症状改善も期待できます.**

刺激による副作用として言語障害は4～17%の頻度で出現する[1]. 主な原因として, motor limb of internal capsule への刺激の波及が考えられており[2], Vim-DBS や STN-DBS でより出現頻度が高い. STN の場合は, 内側後方に存在する fasciculus cerebellothalamicus (fct) への刺激波及によっても, 語音明瞭度が低下すると報告されている[3] 図1 . 術中に最適と思われる位置に電極を留置したにもかかわらず, 術後に構音障害が出現する場合は, 刺激条件の調整を行う必要がある. 通常パーキンソン病の運動症状は出力増加に伴い改善するが, 構音障害は出現しやすくなるため, まずは構音障害の出現しない範囲において, 運動症状の改善も得られる出力で刺激を行う.

同出力では, 単極刺激は双極刺激より広範囲の刺激をする. 単極誘導で構音障害が出現する場合は, 双極誘導に切り替え, 狭い範囲での刺激を行う. それでも, 十分な運動症状の改善が得られず, 構音障害が出現する場合には, 電極の再留置を検討する必要がある.

本邦でも 2017 年よりディレクショナルリードシステムが使用可能となった. これまでの電極では刺激範囲は刺激電極に対して同心円状に広がっていたが, ディレクショナルリードシステムでは刺激の方向性を調整できるため, 副反応が出現する部位への刺激を避けることができる. 構音障害などの問題を解決する可能性も期待できる.

📖 **文献**

1) Deuschl G, Herzog J, Kleiner-Fisman G, et al. Deep brain stimulation: postoperative issues. Mov Disord. 2006; 21 Suppl 14: S219-37.
2) Pollak P, Krack P, Fraix V, et al. Intraoperative micro- and macrostimulation of the subthalamic nucleus in Parkinson's disease. Mov Disord. 2002; 17 Suppl 3: S155-61.
3) Astrom M, Tripoliti E, Hariz MI, et al. Patient-specific model-based investigation of speech intelligibility and movement during deep brain stimulation. Stereotact Funct Neurosurg. 2010; 88: 224-33.

図1 **AC-PC level から 3.6 mm 尾側の軸位断**

fct: fasciculus cerebellothalamicus, RN: red nucleus, STN: subthalamic nucleus

〈桑原 研〉

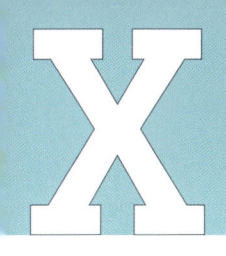

# X 脊髄刺激療法

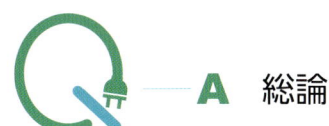

104

## 脊髄刺激療法（SCS）とは何ですか？

 　脊髄硬膜外腔に刺激電極を留置し，脊髄後索を中心とした電気刺激により難治性の慢性疼痛を治療する方法です．

### 脊髄刺激療法とは

　脊髄刺激療法（spinal cord stimulation: SCS）は，難治性の慢性疼痛に対する治療として，脊髄硬膜外腔に脊髄刺激電極を留置し，体内植え込み型刺激装置を腹部や殿部の皮下に埋め込み，脊髄後索を中心に微弱な電気刺激を行うことで，疼痛の緩和を図る治療法である 図1 ．体外から専用のプログラマを用いて刺激調整を行うことが可能であり，患者自身も患者用のプログラマを用いてリモコン操作を行い，刺激のオンオフや，強弱を調整することが可能である．慢性疼痛に対する他の治療に対して抵抗性であっても，一定の治療効果が得られるため，慢性の難治性疼痛に対して，非常に有効な治療の1つとして確立されている．

### SCS の歴史と現在

　疼痛に対して電気刺激によって疼痛緩和を図る試みは古くから行われており，紀元前2750年頃の

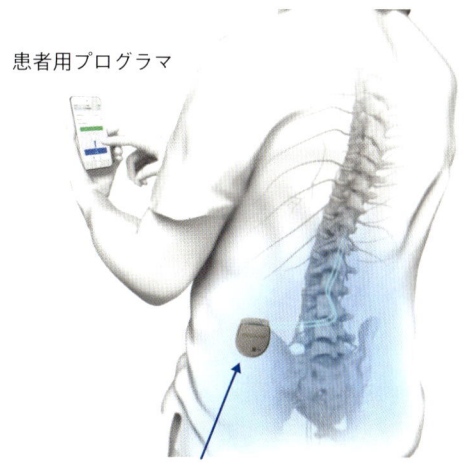

患者用プログラマ

体内植え込み型刺激装置
（implantable pulse generator：IPG）

図1 脊髄刺激療法（SCS）

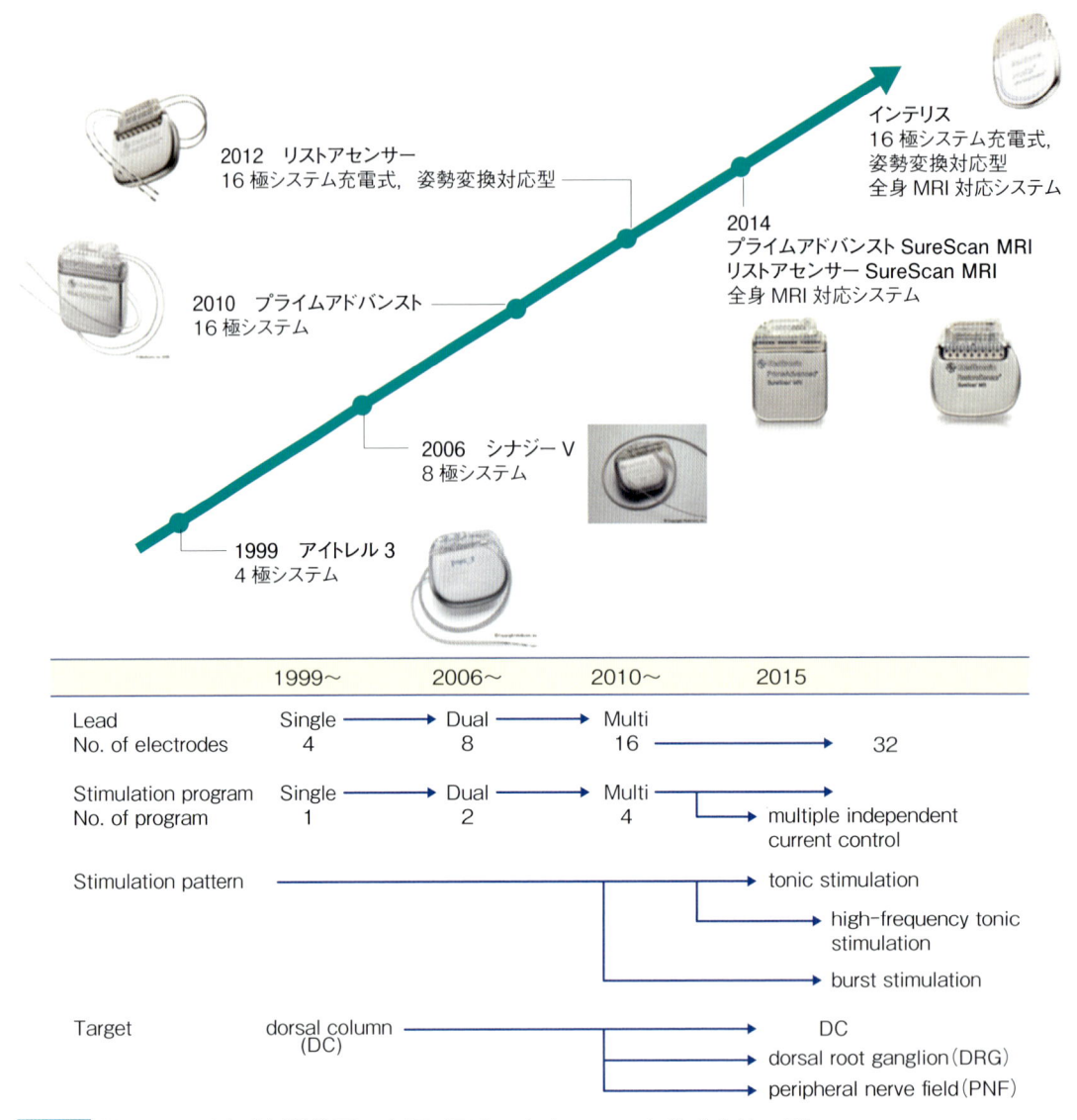

図2 植え込み型脊髄刺激装置の変遷（日本メドトロニック株式会社の例）

古代エジプトでシビレエイや電気ウナギを疼痛の治療に用いた記載がある．18世紀の英国において摩擦起電機が発明され，病院で疼痛の治療機器として使用されていた．現在の経皮的電気刺激(transcutaneous electrical nerve stimulation: TENS) として発展している．

　脊髄を電気刺激することで，疼痛緩和を行う発想は，1965年に Melzack と Wall により gate control theory が唱えられたことが大きい[1]．実際の臨床応用は1967年，Shealy により末期癌患者に対して，椎弓切除下に後索刺激が行われたのが最初である[2]．本邦では1971年に下地らが帯状疱疹後神経痛や複合性局所疼痛症候群の患者に対して硬膜外腔に電極留置が行われた．その後，経皮的に電極リードを留置することが可能となり，1988年に高度先進医療として認可され，1992年に難治性慢性疼痛に対する治療として保険適応となった．しかし当時は1本の電極リードに体外式の刺激装置を使用したものであり，刺激部位のコントロールやデバイスの管理に課題があった．1999年に完

全植え込み型の刺激装置が保険適応となってからは，SCS の実施症例数も増加するようになり，2006 年に 2 本の電極リードで，最大 8 極の刺激電極が選択でき，2 つのプログラムによる同時刺激が行えるようになってから刺激の調節性は飛躍的に改善した 図2 ．

　SCS が導入された最初の 10 年間は SCS の成功率は低く，その理由としてどのような疼痛症候群に対して SCS が有効であるかの理解が進んでおらず，十分な患者選択が行われなかったこと，SCS 自体に技術的な限界があったことがあげられる．

　近年，SCS のデバイスが次々と開発され，多列，多極の電極リードの使用や新しい刺激方法（超高頻度刺激，バースト刺激）を行う脊髄刺激装置の使用が可能になった．複雑な疼痛部位に対して，適切な電気刺激が行えるようになり，新しい刺激方法によって治療成績の向上および適応疾患の拡大が期待される．

### 文献

1) Melzack R, Wall PD. Pain mechanisms: a new theory. Science. 1965; 150: 971-9.
2) Shealy CN, Mortimer JT, Reswick JB. Electrical inhibition of pain by stimulation of the dorsal columns: preliminary clinical report. Anesth Analg. 1967; 46: 489-91.

〈上利 崇〉

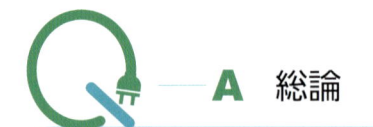

# SCS の作用機序を教えてください.

**順行性または逆行性伝導による作用機序が考えられています.**

　神経障害性疼痛に対する SCS の鎮痛機序に関しては，いまだ完全に解明されていないが，大きく 2 つの機序が提唱されている．SCS では後索（dorsal column: DC）刺激により，太い有髄線維（Aβ 線維）が脱分極し，双方向性に刺激が伝導する．この刺激が，1）順行性伝導による作用機序と，2）逆行性に伝導し，DC 内の Aβ 線維の側副枝を介して，後角内の異常な過敏性を抑制する，または Aβ 線維の後根（dorsal root: DR）内を伝わり，より末梢に作用すると考えられている　図1 ．

## 順行性伝導による作用機序（supraspinal mechanism）

　順行性に上脊髄性（supraspinal）に中枢へ投射し，中脳中心灰白質や視床に直接作用し，下行性疼痛抑制系を賦活化することで，脊髄後角の広作動域（wide dynamic range: WDR）ニューロンを

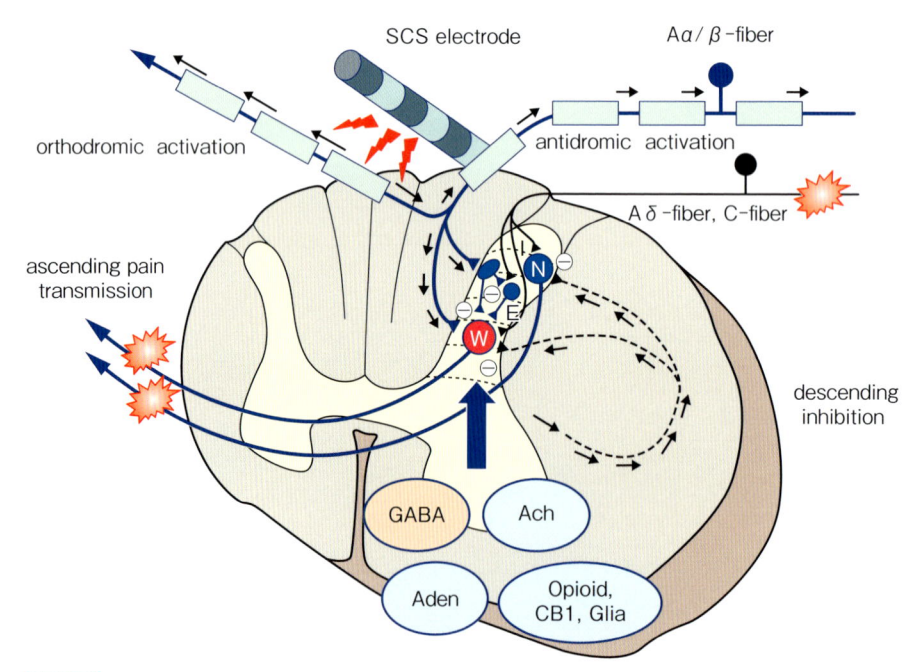

図1　神経障害性疼痛に対する従来の SCS の作用機序

1）順行性刺激により，下降性疼痛抑制系の活性化により広作動域（WDR）ニューロンを抑制する．2）ニューロンの抑制が起きる．3）逆行性刺激により分節性に後角の抑制性介在ニューロンを活性化して WDR ニューロンを抑制する，と考えられている．I: 抑制性介在ニューロン，E: 興奮性介在ニューロン，N: 侵害受容性投射ニューロン，CB1: エンドカンナビノイド

抑制すると考えられている．頸椎レベルで選択的に DC の lesion を行った動物モデルで，lesion 部位よりも頭側の DC 刺激により疼痛が有意に抑制された[1]．また，SCS に反応する動物では，吻側延髄腹内側部（rostroventromedial medulla: RVM）での 5-HT 細胞と，OFF-cell（下行性疼痛抑制系）の活性化が認められたと報告されている[2]．

### 逆行性伝導による作用機序（segmental mechanism）

一方，刺激が逆行性に伝導し，DC 内の Aβ 線維の側副枝を介して，分節性（segmental）に後角内の抑制性介在細胞を活性化し，WDR ニューロンを抑制する，または Aβ 線維の後根（dorsal root: DR）内を伝わり，より末梢に作用すると考えられている．

DC 上の電極の留置部位と神経障害性疼痛モデルへの鎮痛効果をみた研究では，障害された坐骨神経が脊髄後角へ進入するレベルの DC 刺激の SCS は，より頭側での SCS よりも鎮痛効果が優れていることから，SCS は，上脊髄性よりも脊髄分節性に作用すると考えられている．DC 刺激による逆行性のインパルスにより，脊髄後角の抑制性および興奮性の神経伝達物質のバランスは変化し，グルタミン酸の細胞外濃度の減少と，GABA 濃度の増加が認められる[3,4]．また，WDR ニューロンの過活動の抑制が認められる[5]．また，WDR ニューロンに関わる因子として，GABA 以外にも，アセチルコリンや，アデノシンの関与，エンドカンナビノイド受容体の活性化，グリア細胞活性化の抑制，オピオイド受容体の活性化も関与しているとされる[6]．

### 文献

1) El-Khoury C, Hawwa N, Baliki M, et al. Attenuation of neuropathic pain by segmental and supraspinal activation of the dorsal column system in awake rats. Neuroscience. 2002; 112: 541-53.
2) Song Z, Ansah OB, Meyerson BA, et al. Exploration of supraspinal mechanisms in effects of spinal cord stimulation: role of the locus coeruleus. Neuroscience. 2013; 253: 426-34.
3) Cui JG, Linderoth B, Meyerson BA. Effects of spinal cord stimulation on touch-evoked allodynia involve GABAergic mechanisms. An experimental study in the mononeuropathic rat. Pain. 1996; 66: 287-95.
4) Cui JG, O'Connor WT, Ungerstedt U, et al. Spinal cord stimulation attenuates augmented dorsal horn release of excitatory amino acids in mononeuropathy via a GABAergic mechanism. Pain. 1997; 73: 87-95.
5) Yakhnitsa V, Linderoth B, Meyerson BA. Spinal cord stimulation attenuates dorsal horn neuronal hyperexcitability in a rat model of mononeuropathy. Pain. 1999; 79: 223-33.
6) Linderoth B, Foreman R. Conventional and novel spinal cord stimulation algorithms: hypothetical mechanisms of action and comments on outcomes. Neuromodulation. 2017; 20: 525-33.

〈上利 崇〉

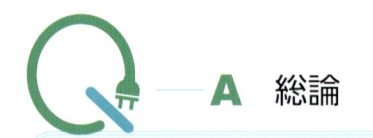 

# SCS が有効な疾患を教えてください.

 〰 **治療抵抗性の神経障害性疼痛および虚血性疼痛に対し，SCS は有効です.**

　脊椎手術後症候群（failed back surgery syndrome: FBSS）の神経障害性疼痛を主とする下肢痛に対して，2 つのランダム化比較試験（RCT）があり，SCS 治療群は薬物・理学療法単独群や再手術群と比較して，50%以上の疼痛抑制効果が有意に高く，QOL の向上および薬物の減量が得られ，中長期にわたり疼痛抑制効果が維持された[1,2]．Kumar らの PROCESS study では 2 年の経過をみたが，下肢痛に対してはその後も疼痛抑制効果が維持できていたにもかかわらず，腰部痛などの体幹部痛に対しては有意な改善が得られなかった[3]．しかし，その後の治療デバイスの向上や，新しい刺激方法（超高頻度刺激，バースト刺激）では，体幹部痛に対しても従来の SCS よりも有意な鎮痛効果のエビデンスが得られている（Q107 参照）．

　有痛性糖尿病性神経障害に対する SCS の効果をみた 3 本の前向き研究と 1 本の後ろ向きコホート研究をまとめたシステマティックレビューでは，疼痛抑制効果があり，中長期の効果の持続が認められている[4]．さらに 2012 年以降，SCS と薬物治療を比較した RCT が 2 つあり，いずれも SCS で鎮痛効果および QOL の向上が認められた[5,6]．

　虚血性疼痛に対する SCS に関しては，5 つの RCT と 1 つの前向き研究をまとめた Ubbink らの2013 年コクランレビューがあり，保存的治療と比較して SCS により鎮痛効果が得られ，下肢切断率の低下が認められた[7]．また下肢温存には，ある程度血流が保たれている症例（経皮的酸素分圧（$TcPO_2$）で 10 から 30 mmHg）を選択すればよいという報告がある[8]．一方，他の研究では下肢温存に対する SCS の有効性が認められておらず明確なエビデンスがない．

　複合性局所疼痛症候群（complex regional pain syndrome; CRPS type I）に対し SCS の効果をみた RCT は 1 つあり，6 カ月，2 年の時点で SCS 治療群は理学療法単独群と比較して，有意な疼痛抑制効果を認め，患側肢の機能改善，QOL の改善がみられた[9]．一方，5 年の長期においては疼痛抑制効果に有意な差は認められなかった[10]．

　帯状疱疹後疼痛，幻肢痛，脊髄損傷による疼痛に対する治療効果については，症例報告が散見されるが RCT の報告はない[11]．脊髄損傷のうち，完全脊髄損傷では，後索機能も障害を受けており，損傷部より下方の疼痛に対しては，SCS による刺激感を誘発させることができない．また，脳卒中後疼痛に対して SCS が有効である場合がある[12]．

**◰ 文献**

1) North RB, Kidd DH, Farrokhi F. et al. Spinal cord stimulation versus repeated lumbosacral spine surgery for chronic pain: A randomized, controlled trial. Neurosurgery. 2005; 56: 98-107.
2) Kumar K, Taylor RS, Jacques L, et al. Spinal cord stimulation versus conventional medical management for neuropathic pain: a multicentre randomised controlled trial in patients with failed back

surgery syndrome. Pain. 2007; 132: 179-88.

3) Kumar K, Taylor RS, Jacques L, et al. The effects of spinal cord stimulation in neuropathic pain are sustained: A 24-month follow-up of the prospective randomized controlled multicenter trial of the effectiveness of spinal cord stimulation. Neurosurgery. 2008; 63: 762-70.
4) Pluijms WA, Slangen R, Josten EA, et al. Electrical spinal cord stimulation in painful diabetic poly-neuropathy, a systematic review on treatment efficacy and safety. Eur J Pain. 2011; 15: 783-8.
5) de Vos CC, Meier K, Zaalberg PB, et al. Spinal cord stimulation in patients with painful diabetic neuropathy: a multicentre randomized clinical trial. Pain. 2014; 155: 2426-31.
6) Slangen R, Schaper NC, Faber CG, et al. Spinal cord stimulation and pain relief in painful diabetic peripheral neuropathy: a prospective two-center randomized controlled trial. Diabetes Care. 2014; 37: 3016-24.
7) Ubbink DT, Vermeulen H. Spinal cord stimulation for non-reconstructable chronic critical leg isch-aemia. Cochrane Database Syst Rev. 2013; CD004001.
8) Amann W, Berg P, Gersbach P, et al. Spinal cord stimulation in the treatment of non-reconstructa-ble stable critical leg ischaemia: results of the European Peripheral Vascular Disease Outcome Study (SCS-EPOS). Eur J Vasc Endovasc Surg. 2003; 26: 280-6.
9) Kemler MA, Barendse GA, van Kleef M, et al. Spinal cord stimulation in patients with chronic reflex sympathetic dystrophy. N Engl J Med. 2000; 343: 618-24.
10) Kemler MA, de Vet HC, Barendse GA, et al. Effect of spinal cord stimulation for chronic complex regional pain syndrome Type I: five-year follow-up of patients in a randomized controlled trial. J Neurosurg. 2008; 108: 292-8.
11) Kumar K, Hunter G, Demeria D. Spinal cord stimulation in treatment of chronic benign pain: chal-lenges in treatment planning and present status, a 22-year experience. Neurosurgery. 2006; 58: 481-96.
12) Aly MM, Saitoh Y, Hosomi K, et al. Spinal cord stimulation for central poststroke pain. Neurosurgery. 2010; 67: ons 206-12.

〈上利 崇〉

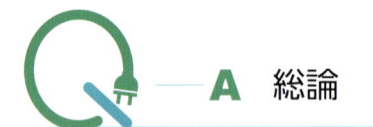

# A 総論

## SCS の新しい刺激方法について教えてください.

 超高頻度刺激，バースト刺激などが臨床で行われています.

近年，従来の刺激方法（トニック刺激）とは別に，新しい刺激方法である超高頻度刺激（10 kHz）（ネルボ社），バースト刺激（アボット社）を行える刺激装置が開発されて，海外では使用されている．本邦ではこのうちバースト刺激を行う刺激装置が 2017 年 5 月から使用可能となった.

バースト刺激は脳内の生理的なバースト発火に似せた刺激であり，開発者の De Ridder にちなんでバースト DR 刺激と呼ばれている．周波数は 40 Hz で，5 つのパルスからなっており，バースト内の周波数は 500 Hz で，パルス幅およびパルス間隔が 1 msec である 図1 .

超高頻度刺激，バースト刺激の両者に共通する臨床的特徴は，SCS により誘発される刺激感（パレステジア）がなくても，鎮痛効果が得られることである．従来のトニック刺激では，SCS によるパレステジアが疼痛に置き換わることによって鎮痛効果が発揮されていた．刺激が疼痛部位以外の体部位に及ぶと，患者は不快感を訴える場合や，体位変化によって，パレステジアの強弱の変化がみられるため，刺激の調整に苦慮する場合があったが，パレステジアフリーの新しい刺激方法では，これらの

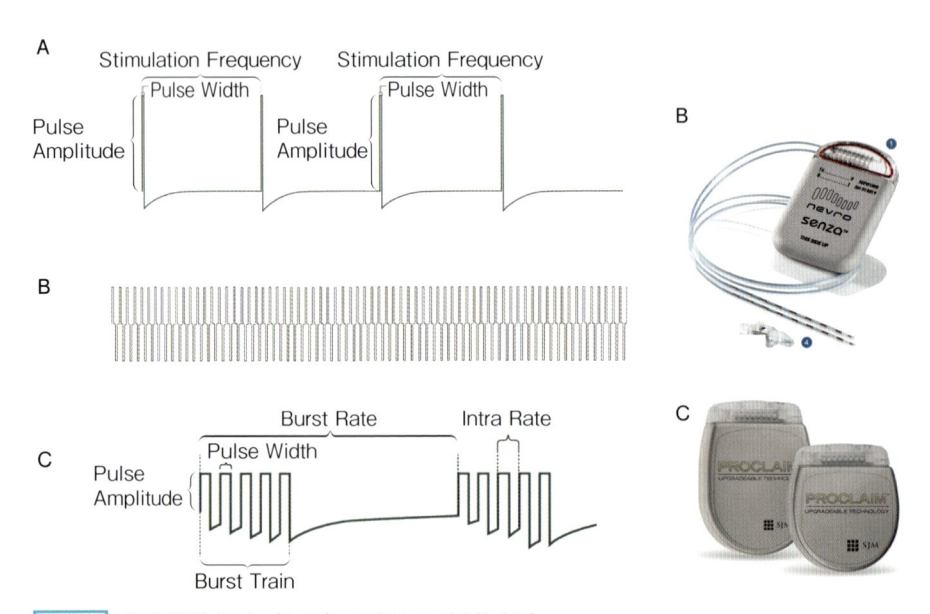

図1 脊髄刺激療法（SCS）の新しい刺激方法
A: 従来の刺激方法（トニック刺激），B: 超高頻度刺激（10 kHz），双極パルス波形となるため，電荷の集積は起きない．C: バースト刺激，1 回の刺激で 5 連続のバーストのパルスを行うため電荷の蓄積が起きる．バースト刺激終了後に，電荷がゼロに戻る（パッシブリチャージ）

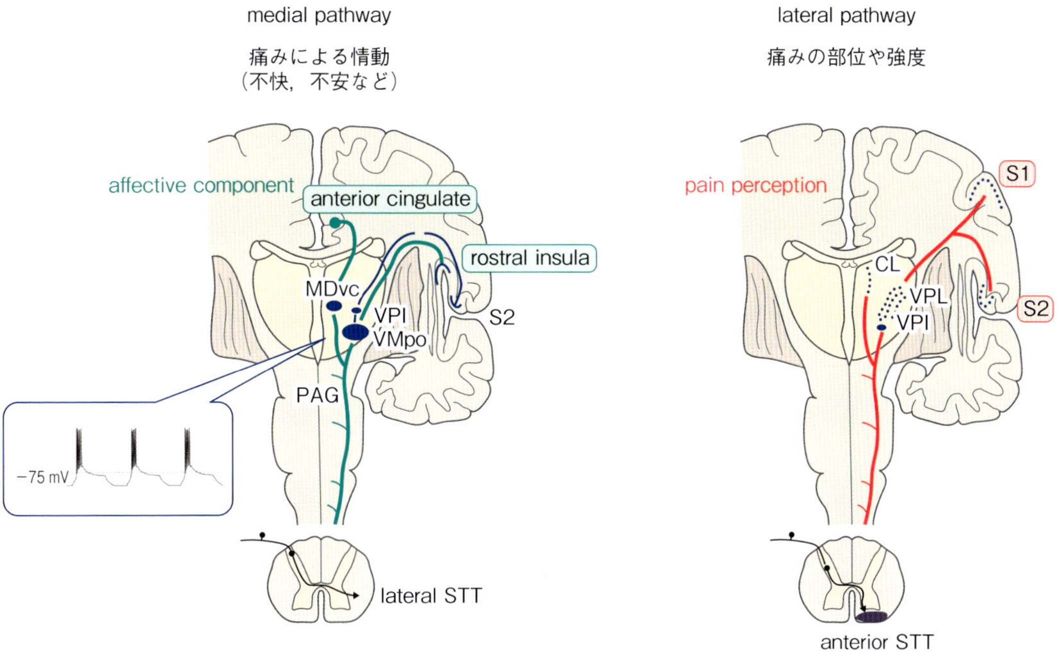

medial pathway
痛みによる情動
（不快，不安など）

lateral pathway
痛みの部位や強度

affective component
anterior cingulate
rostral insula
MDvc
VPI
VMpo
S2
PAG
−75 mV
lateral STT

pain perception
S1
CL
VPL
VPI
S2
anterior STT

図2 疼痛伝導路 (De Ridder, et al. Neuromodulation. 2016; 19: 47-59[8])より一部改変)

問題を気にすることなく，刺激を広範囲に及ばせることで，疼痛部位を十分にカバーすることが可能となっている．そのため，技術的に刺激を行うことが困難であった腰部痛などの軸性疼痛に対しても比較的容易に SCS を行うことが可能となっており，軸性疼痛に対して従来の SCS よりも良好な鎮痛効果が得られたエビデンスレベルの高い報告がなされている[1,2]．

## 超高頻度刺激，バースト刺激の作用機序

高頻度刺激は実際の臨床では 1 kHz から 10 kHz の頻度が用いられており，パレステジアを生じさせずに，鎮痛効果を発揮することが可能である．高頻度刺激により軸索に対して可逆的な伝導ブロックを起こすことが想定されている．Ranvier 絞輪のナトリウムチャネルを不活性化させることで，伝導ブロックが起きるが[3,4]，コンピュータモデルでは，15～18 μm の大径線維は約 4 kHz で，8～9 μm の線維は 8 kHz で神経活動を遮断し，パレステジアを生じないことが示されている[5]．これらは臨床で使用されている周波数よりも上回っているため，脊髄への伝導ブロックとは別に，疼痛の認知に対する上位中枢の働きに直接的に作用している可能性がある．

バースト刺激は，動物実験の侵害刺激に対してバースト刺激が薄束核ニューロンの自発活動に影響を与えないことが示されており，パレステジアを生じさせない機序の 1 つと考えられている[6]．また，侵害刺激に対する脊髄後角での広作動域（wide dynamic range: WDR）ニューロンの SCS による抑制効果は，GABAb 受容体拮抗薬の灌流により，トニック刺激では WDR ニューロンの抑制効果が消失するのに対して，バースト刺激では影響されなかった[7]．このことからバースト刺激は，脊髄後角 WDR ニューロンに対して，GABA を介さないトニック刺激とは異なる作用機序があると考えられる．上位中枢への作用機序に関して，慢性疼痛患者での SCS 刺激中の脳波解析によると，バースト刺激ではトニック刺激と比べて有意なアルファ周波数帯の活動が，外側前頭前野，一次体性感覚野，後帯状回で有意な活動がみられており，バースト刺激がトニック刺激よりも内側系，外側系，下行性

疼痛抑制経路に対して強い影響を与える可能性があることが示唆された[8]  .

## 文献

1) Kapural L, Yu C, Doust MW, et al. Novel 10-kHz high-frequency therapy (HF10 therapy) is superior to traditional low-frequency spinal cord stimulation for the treatment of chronic back and leg pain: The SENZA-RCT randomized controlled trial. Anesthesiology. 2015; 123: 851-60.
2) Deer T, Slavin KV, Amirdelfan K, et al. Success using neuromodulation with BURST (SUNBURST) Study: Results from a prospective, randomized controlled trial using a novel burst waveform. Neuromodulation. 2018; 21: 56-66.
3) Lempka SF, McIntyre CC, Kilgore KL, et al. Computational analysis of kilohertz frequency spinal cord stimulation for chronic pain management. Anesthesiology. 2015; 122: 1362-76.
4) Kilgore KL, Bhadra N. Reversible nerve conduction block using kilohertz frequency alternating current. Neuromodulation. 2014; 17: 242-54.
5) Arle JE, Mei L, Carlson KW, et al. High-frequency stimulation of dorsal column axons: potential underlying mechanism of paresthesia-free neuropathic pain relief. Neuromodulation. 2016; 19: 385-97.
6) Tang R, Martinez M, Goodman-Keiser M, et al. Comparison of burst and tonic spinal cord stimulation on spinal neural processing in an animal model. Neuromodulation. 2014; 17: 143-51.
7) Crosby ND, Weisshaar CL, Smith JR, et al. Burst and tonic spinal cord stimulation differentially activate GABAergic mechanisms to attenuate pain in a rat model of cervical radiculopathy. Zeema IEEE Trans Biomed Eng. 2015; 52: 1604-13.
8) De Ridder D, Vanneste S. Burst and tonic spinal cord stimulation: different and common brain mechanisms. Neuromodulation. 2016; 19: 47-59.

〈上利 崇〉

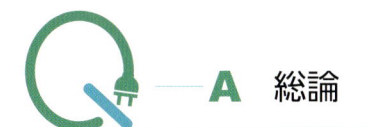 **A** 総論

## SCS の年齢制限はありますか？

 　　SCS の適応を満たすものであれば，基本的に年齢制限はありません．

　神経障害性疼痛や，虚血性疼痛による慢性疼痛は重症化して，ADL や QOL の低下につながる．疼痛により，運動レベルが低下すると，廃用により，さらに疼痛が増加するという悪循環が生じる．そのため，年齢を理由に積極的な治療介入を避けるべきではない．

　SCS は低侵襲の手術であるため，SCS の適応を満たし，外科手術において禁忌となる重篤な合併症，併存症がなければ，高齢者においても十分に安全に行える治療である．特に脊椎脊髄疾患において，年齢や重度の骨粗鬆症のために外科的治療が困難であると判断された，腰部脊柱管狭窄，腰椎圧迫骨折などでの神経根性疼痛に対して SCS は奏効するため，積極的介入を行っても良いと考えられる．

　ただし，高齢者では，もともと機械操作が困難なうえ，認知機能低下があるとさらに SCS のシステムをうまく扱えないという問題が生じる．とはいえ，家族や介護者に十分なサポートが得られれば，問題なく治療を継続することが可能であるため，SCS 導入前後で家族，介護者にも治療に積極的に参加してもらうように説明や教育を行う必要がある．

　また，若年に関しても同様に年齢制限はない．複合性局所疼痛症候群では若年で発症する場合が多い．若年であっても，本人による機械操作が困難な場合には家族のサポートが必要になる場合がある．

〈上利 崇〉

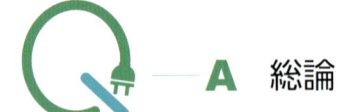 **A 総論**

# SCS の禁忌はありますか？

 🔩 **一般的な外科手術の禁忌事項が SCS でも禁忌事項です．初回の SCS が十分に奏効しなかった場合も再度の施行は禁忌ではありません．**

　SCS 手術の禁忌は一般的な外科手術の禁忌に準じており，重篤な出血性合併症，全身性または局所性の感染症，重篤な基礎疾患または免疫能の低下により易感染性であると考えられる患者は除外される[1,2]．

　また，従来の SCS では治療効果が乏しかった症例に対する再手術は適応されなかったが，近年の新しい刺激方法である超高頻度刺激や，バースト刺激，dorsal root ganglion（DRG）刺激は，従来の SCS とは異なる治療効果が上がっているため，International Neuromodulation Society の Neuromodulation Appropriateness Consensus Committee は従来の SCS が奏効しなかった患者に対して，新しい SCS を試みてよいとしている[3]．

## 🗐 文献

1) British Pain Society. Spinal cord stimulation for the management of pain: recommendations or best clinical practice. 2009 http: //www.britishpainsociety.org/book_scs_main.pdf
2) North R, Shipley J, Prager J, et al. American Academy of Pain Medicine: Practice parameters for the use of spinal cord stimulation in the treatment of chronic neuropathic pain. Pain Med. 2007; 8 (suppl4): S200-75.
3) Deer T, Mekhail N, Provenzano D, et al. The appropriate use of neurostimulation of the spinal cord and peripheral nerve system for the treatment of chronic pain and ischemic diseases: The neuromodulation appropriateness consensus committee. Neuromodulation. 2014; 17: 515-50.

〈上利 崇〉

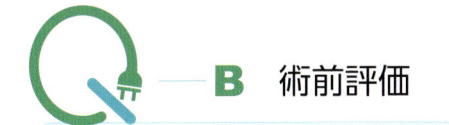 

## B 術前評価 **110**

# SCS の適応となる疾患の種類と患者選択を教えてください.

 **SCS の効果が期待できる疾患と患者選択について，以下に述べます.**

### SCS の適応となる疼痛症候群　表1

　現在，SCS はさまざまな疼痛症候群に対して広い適応があるが，これまでの経験から神経障害性疼痛や，虚血性疼痛に対する治療効果が高いとされている．2007 年の神経障害性疼痛への神経刺激療法に関する EFNS ガイドラインでは，脊椎手術後疼痛（いわゆる failed back surgery syndrome: FBSS）と複合性局所疼痛症候群（complex regional pain syndrome: CRPS）type I は高いエビデンスレベルを有し，level B で推奨された[1]．本邦では，2013 年に定位・機能神経外科治療ガイドライン第 2 版が出版され，SCS は FBSS や CRPS に対して有効であり，推奨された[2]．また，2018 年の慢性疼痛治療ガイドラインにおいて，SCS は FBSS，末梢循環障害による虚血性疼痛，有痛性糖尿病性末梢神経障害に対して推奨されている[3]．

　治療効果として有効性が高いのは脊髄より末梢レベルの病変に対してであり，脊髄性またはそれより上位の中枢性病変に対しては治療効果が乏しくなることに留意する必要がある[4]．2009 年の British Pain Society のガイドラインでは，SCS 治療効果の高いものから順に疼痛症候群を分類されており，FBSS の下肢痛，CRPS，狭心痛，重症虚血肢（critical limb ischemia: CLI）の疼痛，末梢性の神経障害性疼痛（有痛性糖尿病性末梢神経障害など）は治療反応性がよい．一方，FBSS の体幹部の疼痛（腰痛など），脊髄損傷後疼痛，帯状疱疹後神経痛，幻肢痛，中枢性疼痛は有効性を認めるもの

表1 SCS の適応となりやすい疼痛症候群

| 神経障害性疼痛 | 虚血性疼痛 |
| --- | --- |
| 脊椎手術後疼痛症候群 | 閉塞性動脈硬化症 |
| 複合性局所疼痛症候群 | Buerger 病/Raynaud 病 |
| 有痛性糖尿病性神経障害 | 狭心痛 |
| 脊柱管狭窄症 | |
| 神経根性疼痛 | |
| 幻肢痛 | |
| 腕神経叢引き抜き損傷 | |
| 帯状疱疹後神経痛 | |
| 脊髄損傷後疼痛 | |
| 脳卒中後疼痛 | |
| パーキンソン病による疼痛 | |

| 表2 | 患者選択における重要項目 |
|---|---|
| 1 | 神経障害性疼痛または虚血性疼痛に有効であり，侵害受容性疼痛はあっても主ではない. |
| 2 | 薬物療法，理学療法などの保存的治療に抵抗性であり，一般的外科治療の適応がない. |
| 3 | 試験刺激により疼痛抑制効果を認める. |
| 4 | 患者が SCS の疼痛抑制効果に過剰な期待を持たず，治療の意義をよく理解している. |
| 5 | 深刻な心理的・社会的要因（精神障害，疾病利得など）がない. |
| 6 | 深刻な薬物嗜癖，薬物依存がない. |
| 7 | SCS のデバイスを取り扱うことが可能であり，自己管理できる. |
| 8 | 通院が可能であり，SCS のフォローアップ体制が十分である. |

の，治療反応性に乏しいとされる．脊髄機能（特に後索機能）が失われている例や，侵害受容性疼痛では治療への反応は不良である[5].

脊椎手術後疼痛に関しては，神経障害性要因の強い疼痛に対して有効であるが，心理的・社会的要因の強い例は適応となり難い．一方で，除圧が十分に行えている例でも疼痛の主な原因が，神経損傷など神経に起因すると考えられる場合には積極的な適応としてよい．神経根性疼痛に関しては，根治的外科的手術をまず検討するが，骨粗鬆の強い圧迫骨折後の症例や，変性側弯の強いパーキンソン病症例など，外科的手術が困難な場合には適応と考えてよい.

SCS 手術の禁忌は一般的な外科手術の禁忌に準じており，重篤な出血性合併症，全身性または局所性の感染症，重篤な基礎疾患または免疫能の低下により易感染性であると考えられる患者は除外される.

**患者選択** 表2

患者選択において，SCS を長期にわたり継続するために重要と考えられる項目を 表2 に示す．患者側の問題として疼痛の原因に心理社会的要因が強く関与する場合は，SCS の鎮痛効果は乏しく，SCS 治療が適さない．患者の心理社会的問題となる背景を十分に把握し，慎重な患者選択を行う必要がある．試験刺激（トライアル）に関しては，50%以上の鎮痛効果が得られた場合に刺激装置の埋込みを行った後の SCS の治療成績が良いといわれている．デバイスの進歩により，患者が疼痛管理を適切な条件で行えるようになったが，その反面，機器の煩雑さは増しており，認知機能低下がある患者では，SCS の有効な実施が困難である．介護者も治療に参加し，機器の操作について指導する必要がある．SCS 実施施設では，患者が刺激条件の調整を適宜受けられるように定期的なフォローアップが行われており，SCS システムの管理において，トラブルが生じた場合には迅速に対応できる診療体制が整備されているべきである.

### 文献

1) Cruccu G, Aziz TZ, Garcia-Larrea L, et al. EFNS guidelines on neurostimulation therapy for neuropathic pain. Eur J Neurol. 2007; 14: 952-70.
2) 日本定位・機能神経外科学会ガイドライン作成委員会・実行委員会．定位・機能神経外科治療ガイドライン．第2版．東京: 協和企画: 2013.
3) 慢性疼痛治療ガイドライン．東京: 真興交易医書出版部．2018. p.101-5.
4) Kumar K, Hunter G, Demeria D. Spinal cord stimulation in treatment of chronic benign pain: challenges in treatment planning and present status, a 22-year experience. Neurosurgery. 2006; 58: 481-9.
5) British Pain Society: Spinal cord stimulation for the management of pain: recommendations or best clinical practice. 2009 http: //www.britishpainsociety.org/book_scs_main.pdf.

〈上利 崇〉

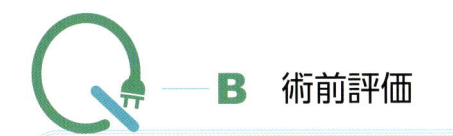 

**B** 術前評価

# 疼痛の評価方法について教えてください.

 🔩 **疼痛は患者個人の体験であり，知覚および情動の側面をもつことから これを主観的かつ客観的に評価するためには，種々の評価方法を用いて多面 的に測定する必要があります.**

疼痛に対する評価は，問診，視診，触診，画像診断，神経学的検査，自律神経機能評価，精神医学的評価を行う.

SCS を行ううえでも，SCS の適応決定，治療効果の判定，SCS の適切な刺激調整，治療ゴール達成の度合いを患者および医療者側の双方に食い違いが生じないようにするためにも，疼痛の評価および把握は非常に重要である. SCS に有用と考えられる代表的な評価法について 表1 にまとめる.

**問診**

疼痛の部位（どこが痛むのか），疼痛の性状（どのように痛むのか），疼痛の強さ（どれほどの痛みか），期間（いつから），時間帯（1 日の中でいつが痛むか），増悪因子，緩和因子を聴取する.

**疼痛の強度の評価** 図1

視覚的アナログスケール（Visual Analog Scale: VAS），数値的評価スケール（Numeric Rating Scale: NRS），表情尺度スケール（Face Rating Scale: FRS）は，患者自身により疼痛の強さの数値化を図ったもので，疼痛を VAS では 0～100 mm（0～10），NRS は 0～10 の 11 段階，FRS は 0～5 の 6 段階で表すことが可能である. これらの評価方法の良い点は，検査自体が大変簡便であり，外来診療においても即座に聴取できること，治療効果の判定や，治療前後の比較が容易であることである. また，SCS の適切な刺激調整のためには，疼痛部位とその強度について常に把握する必要があるため，外来診療において我々は 図2 のような VAS と疼痛部位を表記する簡便な質問票を用いている.

**疼痛の性質の評価**

疼痛の強度に加えて，疼痛の性質や部位，時間的変化を評価することも重要である. 特に SCS では神経障害性疼痛に対して適応となるため，神経障害性疼痛の要素を抽出できる評価法を用いるべきである. マクギル疼痛質問票（McGill Pain Questionnaire: MPQ）およびその短縮版である日本語版

表1 疼痛に対する評価法

| 疼痛の強度（量的評価） | VAS，NRS，FRS など |
|---|---|
| 疼痛の性状（質的評価） | MPQ，SF-MPQ-2，神経障害性疼痛スクリーニング質問票，Pain DETECT |
| ADL 評価 | PDAS など |
| QOL 評価 | SF-36，SF-12，SF-8 など |
| 精神医学的評価 | SDS，POMS，BS-POP，TEG など |

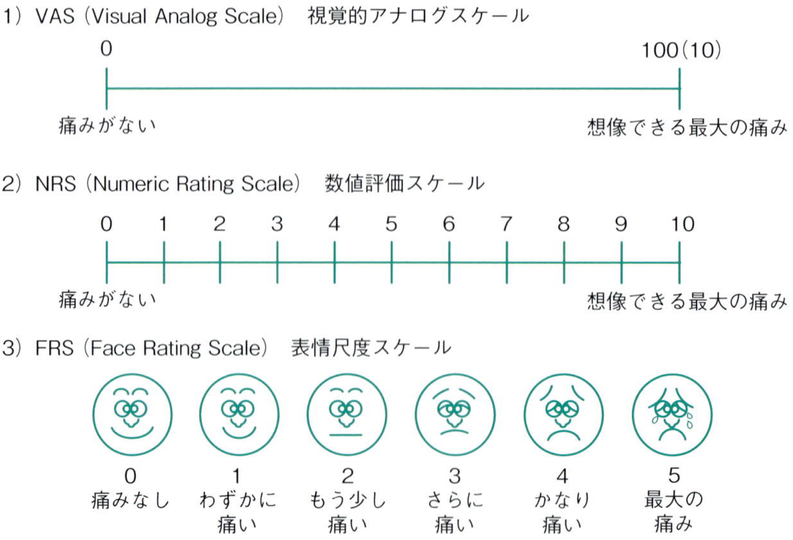

1) VAS（Visual Analog Scale）　視覚的アナログスケール

0　　　　　　　　　　　　　　　　　　　　　　100（10）

痛みがない　　　　　　　　　　　　　　　　　想像できる最大の痛み

2) NRS（Numeric Rating Scale）　数値評価スケール

0　1　2　3　4　5　6　7　8　9　10

痛みがない　　　　　　　　　　　　　想像できる最大の痛み

3) FRS（Face Rating Scale）　表情尺度スケール

0　　　　1　　　　2　　　　3　　　　4　　　　5
痛みなし　わずかに　もう少し　さらに　かなり　最大の
　　　　　痛い　　　痛い　　　痛い　　痛い　　痛み

図1　疼痛強度の評価方法

Short-Form McGill Pain Questionnaire 2（SF-MPQ-2）[1]，神経障害性疼痛スクリーニング[2]，Pain DETECT[3]がある.

## 日常生活動作（ADL），生活の質（QOL）評価

　治療のゴールは疼痛の緩和に伴う ADL，QOL の改善であるため，これらは外来診療において常にではないが，定期的には評価を行っておくべきである．疼痛生活障害評価尺度（Pain Disability Assessment Scale: PDAS）は日常生活の活動を 6 つに分類し 0〜10 の 11 段階で評価する．QOL 評価としては，包括的 QOL 尺度（MOS36-Item Short-Form Health Suevey: SF-36）があり，その短縮版である SF-12 および SF-8 は外来診療でも容易に取得が可能であり，有用である．

## 精神医学的評価

　慢性疼痛の患者においては，心理・社会的因子も密接に関与しており，どの患者においても大小の差はあるものの認められる．そのため慢性疼痛の治療を行うためには精神医学的問題の評価を行うことは必要であり，さらに SCS の適応を検討するうえでは，精神医学的問題の小さい患者の方が適している．自己評価うつ尺度（Self-rating Depression Scale: SDS）は 20 項目からなる抑うつ尺度であり，抑うつ状態の判定に有用である．POMS（Profile of Mood State）は過去 1 週間の気分・情動状態を 0〜4 で表し，緊張・不安，抑うつ，怒り，活力，疲労，混乱などの 6 因子に分類するもので，患者の種々の気分の変化を把握するのに有用である．整形外科患者に対する精神医学的問題評価のための質問票（Brief Scale for Psychiatric Problems in Orthopaedic Patients: BS-POP）[4]は，患者用の質問票と，治療者側の質問票の双方からなり，精神医学的問題や心理・社会的因子の有無を把握し，外科手術の適応を検討するうえで有用とされる．SCS を検討するうえでは，神経障害性疼痛の要素が強い患者においてもカットオフ値を超える場合が多いため，SCS の適応決定の評価には不向きかもしれないが，外来診療において容易に行えるため，治療前後の比較に用いるのに有用である．東大式エゴグラム（Tokyo University Egogram: TEG）は自我の状態を批判的な親（CP），養育的な親（NP），大人（A），自由な子ども（FC），順応した子ども（AC）の 5 つに分類し，数値に置き換え，グラフ化することで，性格の偏りや問題，適応の程度を分析し，治療方針の決定に有用である場

JCOPY 498-32834

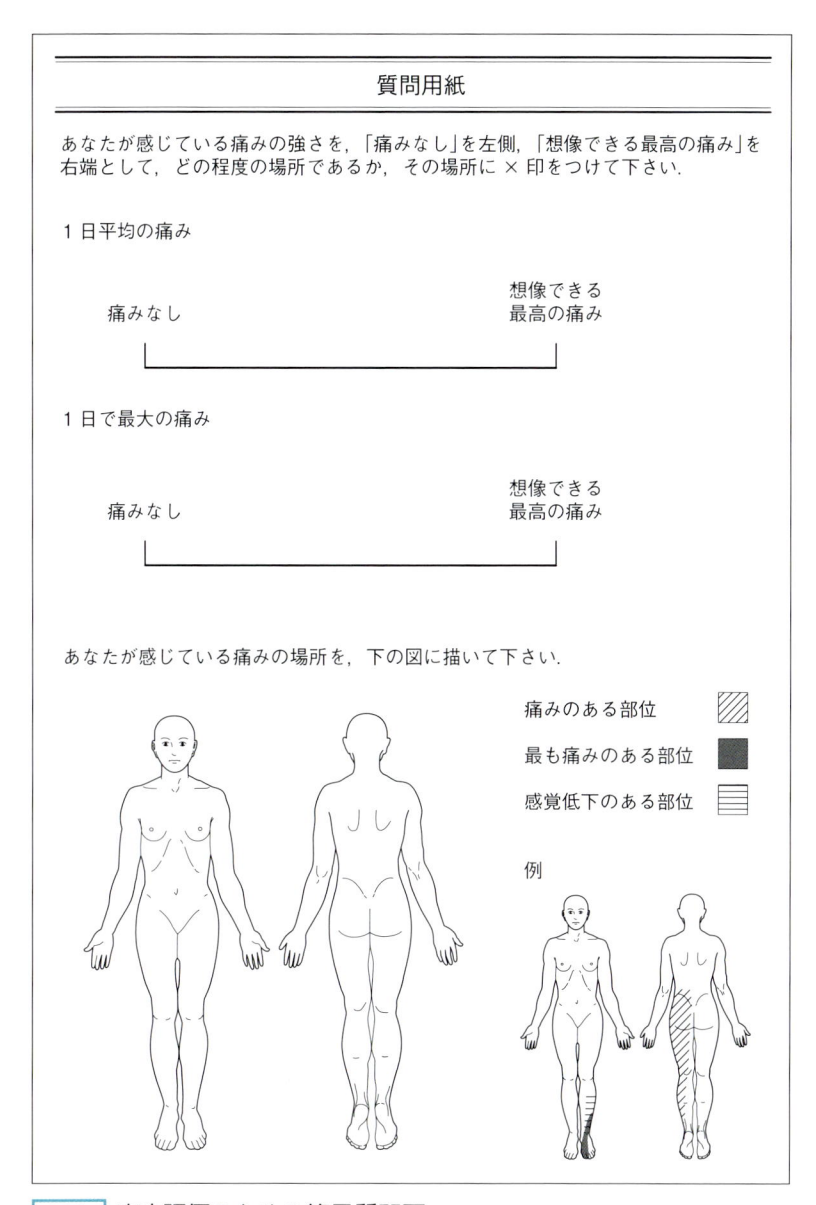

**質問用紙**

あなたが感じている痛みの強さを,「痛みなし」を左側,「想像できる最高の痛み」を右端として, どの程度の場所であるか, その場所に×印をつけて下さい.

1日平均の痛み

痛みなし　　　　　　　　　　　　　　　　　想像できる最高の痛み

1日で最大の痛み

痛みなし　　　　　　　　　　　　　　　　　想像できる最高の痛み

あなたが感じている痛みの場所を, 下の図に描いて下さい.

痛みのある部位
最も痛みのある部位
感覚低下のある部位

例

図2 疼痛評価のための簡易質問票

合がある. 患者が自己分析することで, 患者とのコミュニケーションを深めるツールとしても有用である.

## 文献

1) 圓尾知之, 中江 文, 前田 倫, 他. 痛みの評価尺度・日本語版 Short-Form McGill Pain Questionanire2 (SF-MPQ-2) の作成とその信頼性と妥当性の検討. Pain Res. 2013; 28: 43-5.
2) 小川節郎, 植松弘進, 松田陽一. 痛みの診断. 神経障害性疼痛診療ガイドブック. 東京: 南江堂; 2013. p.30-3.
3) 住谷昌彦, 他. 神経障害性疼痛スクリーニングツール Pain DETECT 日本語版の有用性 (症例報告). 日ペインクリニック会誌. 2008; 15: 386-92.
4) 佐藤勝彦, 菊池臣一, 増子博文, 他. 脊椎・脊髄疾患に対するリエゾン精神医学的アプローチ (第2報) ―整形外科患者に対する精神医学的問題評価のための簡易質問票 (BS-POP) の作成. 臨整外. 2000; 35: 843-52.

〈上利 崇〉

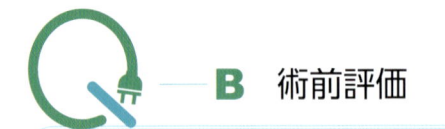 

**B** 術前評価

# SCS は病期のいつの時点で行うのが良いですか？

 疼痛の罹病期間が短いほど SCS の有効率は高いとする報告があり，病期が進みすぎる前のタイミングで SCS を導入するのがよいです．

　SCS はこれまで，あらゆる保存的治療を行ったうえで，どれもが治療抵抗性であった場合の最終手段としての位置づけとされていた．SCS は低侵襲であるものの，外科的治療を要すため，保存的治療を先行させるべきであるが（Q113 治療アルゴリズム参照），疼痛発症から SCS 導入までがあまりに長期に及ぶと SCS 自体の効果が減弱するといわれている．Kumar らは 410 例の脊椎術後疼痛（FBSS），複合性局所疼痛症候群（CRPS），虚血性疼痛に対する SCS において，疼痛の罹病期間が 2 年以内であれば，85%以上の成功率（50%の鎮痛効果）が得られるのに対して，15 年以上では成功率が 9%にまで低下すると報告しており，疼痛の罹病期間が短いほど SCS の有効率も上がるとしている[1]．International Neuromodulation Society の Neuromodulation Appropriateness Consensus Committee は保存的治療で治療抵抗性であり，オピオイド投与が長期化する前の比較的早期の導入検討を推奨している[2]．

**文献**

1) Kumar K, Hunter G, Demeria D. Spinal cord stimulation in treatment of chronic benign pain: challenges in treatment planning and present status, a 22-year experience. Neurosurgery. 2006; 58: 481-96.
2) Deer T, Mekhail N, Provenzano D, et al. The appropriate use of neurostimulation of the spinal cord and peripheral nerve system for the treatment of chronic pain and ischemic diseases: The neuromodulation appropriateness consensus committee. Neuromodulation. 2014; 17: 515-50.

〈上利 崇〉

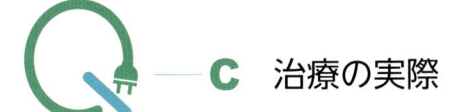

**c** 治療の実際

113

# SCS の治療の実際（治療アルゴリズム）は どうなっていますか？

> 特徴的なのは SCS トライアルで効果判定を行い，その後，SCS 刺激装置植え込みに進むことです．

図1 に SCS 治療の流れを示す．まず，正しい疼痛診断を行うことが重要であり，詳細な病歴聴取や，理学的所見，患者背景の把握が必要である．画像検査で原因となる器質的な病変の有無を確認する．また，薬物療法，理学療法や，神経ブロック（診断的ブロックを含む），心理療法（認知行動療法など）の再評価を行う．神経ブロックが一時的にせよ有効である例では，SCS が有効である場合が多く[1]，そのため，診断目的で神経ブロックを先行させる場合もある．種々の治療を行ったうえで，治療抵抗性の場合にはSCSを考慮する．また病変が特定された場合でも何らかの理由で外科的治療が困難であると考えられる場合には，SCS の適応となる．

SCS の導入前に，治療ゴールを設定する必要がある．慢性疼痛に対し，他のすべての治療がそうであるように，SCS 単独では疼痛の完全抑制は不可能である．そのため，治療ゴールとしては，疼痛の軽減により患者の ADL，QOL の向上を目指すべきである．鎮痛効果に関しては，50％の鎮痛を設定したうえで，鎮痛によってどのような生活が得られるか個々の患者において目標を設定する．

SCS では，治療効果の予測にトライアル期間を設けることが可能である．SCSのトライアルには 2

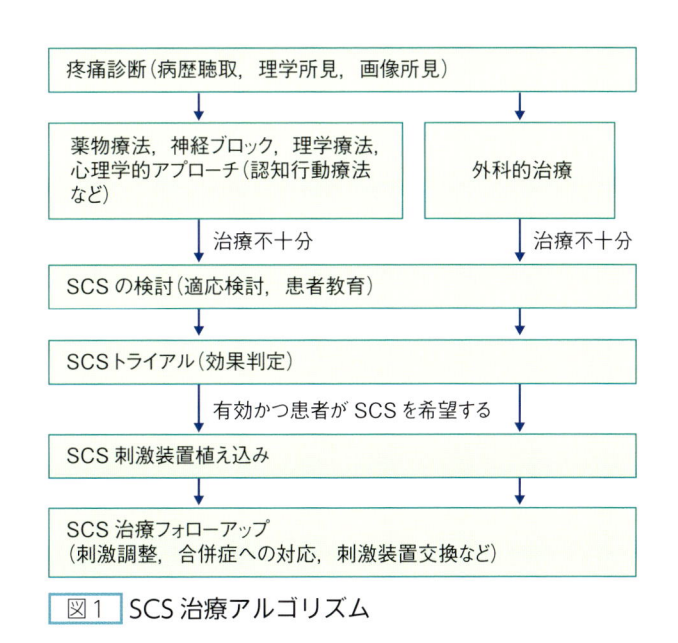

図1 SCS 治療アルゴリズム

種類あり，パンクチャートライアル（経皮的トライアル）とサージカルトライアル（外科的トライアル）がある（Q115 パンクチャートライアルとサージカルトライアルの違い参照）．私たちは，神経障害性疼痛の要素が主であり，SCS の効果が十分期待できる患者に対しては外科的トライアルを行い，SCS の効果の予測が立たないか，患者が SCS 治療に不安を感じていたり，決心がついていない場合には経皮的トライアルを選択している．

　SCS トライアルにより鎮痛効果が得られ，かつ患者が SCS の治療を希望した場合に，刺激装置植え込みを行う．外科的トライアルでは，トライアルが終了と同時に刺激装置植え込みを行う．経皮的トライアルではいったん患者は退院し，しばらく期間を開けて刺激装置植え込みを行う．経皮的トライアル後の刺激装置植え込みまでの期間に関しては明確な規定はないが，筆者らは約 1 カ月の期間を設けている．その理由として，経皮的トライアル時の穿刺部が十分治癒すること，患者が SCS の導入を決断するのに冷静に判断する必要があるからである．特に，SCS トライアルの鎮痛効果が 50％以下の場合には，トライアル期間中には他覚的には SCS の鎮痛効果を認めても，患者自身がそれを実感できない場合がある．その際には，SCS を抜去して一定期間様子観察する必要がある．

　SCS の刺激装置植え込みを行った後は，外来で定期的に刺激調整を行う．特に術後 1〜3 カ月の間は，SCS の適切な刺激条件が決まらない場合もあるため，細やかな刺激調整が必要となる．また，SCS の機械トラブルや，刺激装置が充電式の場合には充電状況を，非充電式の場合には，刺激装置のバッテリー残量の低下に対して新しい刺激装置に変更する必要がある．

### 文献

1) Hord ED, Cohen SP, Cosgrove GR, et al. The predictive value of sympathetic block for the success of spinal cord stimulation. Neurosurgery. 2003; 53: 626-32.
2) 上利　崇, 伊達　勲. 脊髄刺激療法再考. No Shinkei Geka. 2013; 41: 851-74.

〈上利　崇〉

114

# SCS手術のセッティング方法はどのようにしますか？

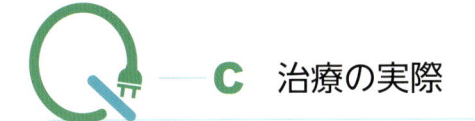

脳血管撮影室でバイプレーン血管撮影装置を用います．先端部が曲がっているTuohy針が有用なことがあります．手技は腹臥位で行います．

### 手術環境

手術室内で，Cアーム透視装置を用いて行うことは十分可能であるが，全身麻酔下でのパドル型リードの留置を除き，本手技は局所麻酔で行うことが可能であるため，我々は脳血管撮影室でバイプレーン血管撮影装置を用いて行っている．硬膜外穿刺の際に，バイプレーン機能を用いて透視を確認した方がより安全確実である．

### 必要手術器具

硬膜外穿刺および電極留置に関しては，硬膜外刺激リードにセットされているため，準備する必要はないが，硬膜外腔が狭い，または頸部からの穿刺などで比較的急峻な角度で穿刺する場合にはセットに含まれるTuohy針では硬膜損傷する可能性があるため，先端部が曲がっているTuohy針を別に用意する．経皮的トライアルでは，リード留置時の固定に縫合用の器械を準備するのみで十分である．外科的トライアルまたは刺激装置植え込みを行う際には，電気メス，バイポーラー凝固器，小切開用の外科手術器具を準備する．

### 手術体位

患者を腹臥位にし，脊椎をやや弯曲させるために患者の腹部にクッションを当てる．この際，クッションにより，腹部を圧迫しすぎないようにする．腰部が反らないフラットな程度で十分である 図1 ．

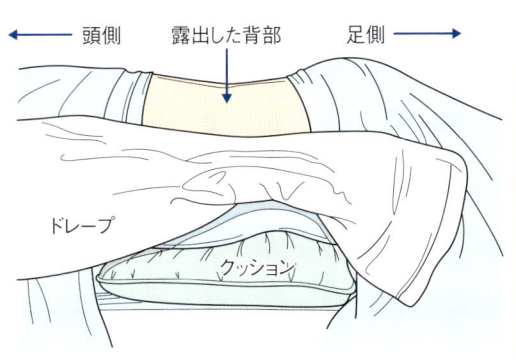
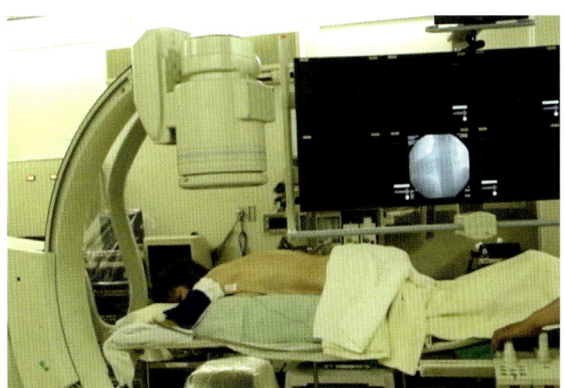

図1 手術のセッティング

〈上利 崇〉

# SCS のパンクチャートライアルとサージカルトライアルはどう違いますか？

 どちらもテスト刺激を行うためのトライアルですが，パンクチャートライアルの方がより低侵襲です．サージカルトライアルはパンクチャートライアルよりやや侵襲的ではありますが，効果が確認されればそのまま刺激装置埋め込みに進めるというメリットがあります．

　刺激装置植え込みに先立ち，電極を留置してテスト刺激を行い SCS の治療効果の判定を行う方法には以下の 2 つの方法がある．

### パンクチャートライアル（経皮的トライアル）

　経皮的棒状リードを表皮に Tuohy 針を直接穿刺することによって，硬膜外腔に留置する．電極位置決定後のリードの固定は，表皮上で絹糸またはテープで固定を行う．穿刺のみで電極留置が行えるため，低侵襲であり，トライアル終了後も簡単に電極抜去が行える．

　我々は以下の患者に対してはパンクチャートライアルを勧めることが多い．①疼痛の病態が複雑であり，疼痛診断を絞り込むことが困難である，②SCS の治療効果の予測がつかない，③SCS を受けるかどうかトライアルの結果によって決めたいと考えている，④逆に SCS の治療効果に対して過度な期待が強すぎる．

　パンクチャートライアルのメリットとしては，低侵襲であり，手技が容易で短時間で行えること，上記の患者に対応できること，トライアル後に SCS の効果を患者が冷静に判断する期間を設けることが可能であることである．

　一方で，パンクチャートライアルのデメリットとしては，SCS 導入までに期間がかかること，リード固定が表皮で行うために，体動などによりリードのずれが生じやすいこと，トライアル時に電極がベストの位置に留置が行えても，本植え込みの際に同じ位置に留置が行えない場合があることである．リードのずれは比較的生じやすく，体動時に表皮が動くことによってリードが皮下組織の層に引っ張り出されてしまい，下方にずれることが多い．そのため，パンクチャートライアルの場合には，目標とする部位が決定したらそれよりも上方に電極コンタクトを余分に配置しておく方が良い．

　また，パンクチャートライアルや，過去に SCS を行った場合には，硬膜外腔に結合織または肉芽組織が出現し，癒着が起こる場合がある．その際には本植え込みの際には，最適な部位に留置できない可能性がある．特に後述する経皮的パドルリードは硬膜外腔に癒着があると，理想的な電極留置はまず行えない．そのため，経皮的パドルリードが適していると考えられる患者に対してはサージカルトライアルを行うことが多い．電極留置の際の硬膜外腔癒着への対応，予防対策については Q117 電極留置の手技で詳述する．

A．パンクチャートライアル

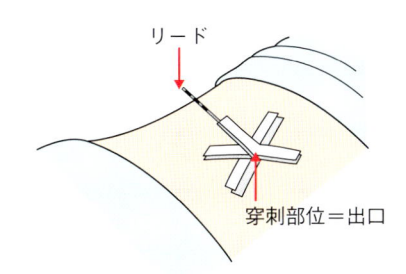

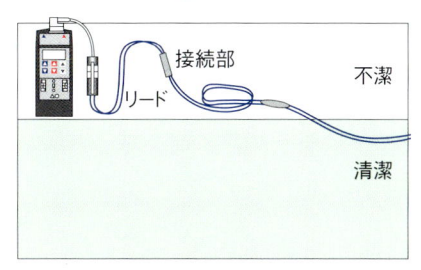

- ・リードをそのまま皮膚から出す.
- ・リードは不潔となるので植え込みできない.

利点：
- ・簡便，患者負担が軽い.
- ・患者が比較的気軽に受け入れられて，トライアルの効果判定，治療選択を冷静に行える.

欠点：
- ・本植え込みの際にまったく同じターゲットにリードを留置できるとは限らない：硬膜外腔の癒着

B．サージカルトライアル

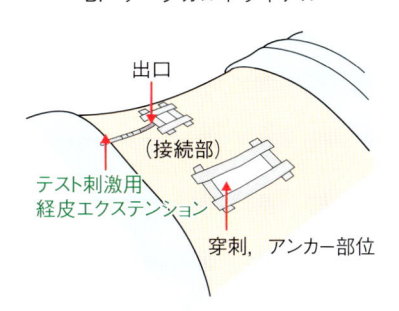

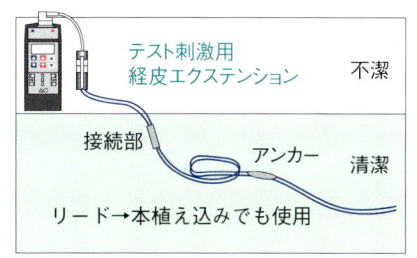

- ・トンネリングを行い，経皮的エクステンションを皮膚から出す.
- ・本植え込みで同じリードを使う.

利点：
- ・手間はかかるが，植え込み時は手短かに済む.
- ・本植え込みまでの治療期間の短縮.

欠点：
- ・創部が大きくなり，トライアルのみで終わる場合には侵襲が大きい.

図1　パンクチャートライアルとサージカルトライアルの違い

## サージカルトライアル（外科的トライアル）

皮膚に小切開を加え，筋膜を露出させ，筋膜上から穿刺を行って電極を留置する方法である．使用電極は経皮的棒状リード，経皮的パドルリードである．また，外科的パドルリードも，脊椎手術を行ったうえで留置を行う必要がある．サージカルトライアルでは，電極リードは筋膜で固定し，リードは延長ケーブルに接続した後，延長ケーブルを体外に出して，体外刺激装置と接続を行う.

我々は以下の患者に対してサージカルトライアルを勧めている．①疼痛診断において神経障害性疼痛または虚血性疼痛が主体であることが明確であり，SCS の効果が十分期待できると考えられる，②経皮的パドルリードまたは外科的パドルリードの使用が適している，③SCS 導入までの期間をなるべく短縮したい.

サージカルトライアルのメリットは，SCS が有効と判断できた際に，トライアル終了とともに刺激装置植え込みを行い，SCS を開始できる点である．また，電極位置がベストであれば，電極の再留置は必要がない．一方で，トライアルの結果で電極位置補正が必要になったとしても，刺激装置植え込みの際に，患者の負担は最小限で位置補正を行うことが可能である.

サージカルトライアルのデメリットとしては，パンクチャートライアルと比較して侵襲度が高いこと，そのため仮にトライアルで SCS の効果が得られず，治療を断念した場合には，再度電極抜去を行

う必要があること，SCS の効果判定が十分に行えず，刺激装置植え込みに移行してしまう可能性があることである．患者は罹患している疼痛に加えて，外科手術による侵害受容性疼痛が必発するが，トライアル期間中に本来の疼痛よりも外科手術による疼痛が勝ってしまい，患者がトライアルの効果を正確に判断できない場合がある．我々は感染防止のために，7 日間以内のトライアル期間を設けているが，患者が外科手術による疼痛が軽減して，SCS の効果を判断できる日数は非常に限られる場合がある．ただし，患者に十分な説明を行い，細やかな刺激調整を行えば，SCS の有効性は十分に判断可能である．

〈上利 崇〉

JCOPY 498-32834

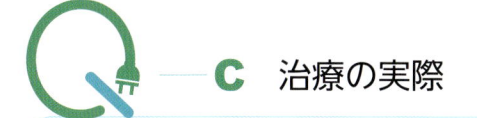

# c 治療の実際 116

## 電極の選択について，経皮的棒状リードとパドルリードはどう違いますか？

> 棒状リードは細く，操作性に優れますが，留置後に電極が移動することがあります．パドルリードは設置に外科手術が必要ですが，刺激の伝導効率が優れています．

### 刺激電極リードの種類

　使用するリードは大きく2種類あり，棒状リードとパドルリードである．棒状リードは4極または8極の電極があり 図1A ，最大1本で16極のリード（Boston社）も使用可能である．棒状リードは硬膜外腔に経皮的に穿刺してリードを挿入するため，低侵襲で行えるメリットがある．棒状リードは操作性に優れる一方で，電極留置後に位置が移動する場合があり，安定した刺激を行えない面もある．パドルリードは2列または3列の16極の電極を有したタイプが一般的である．椎弓切除などの外科手術が必要になるが，棒状リードと違い，一方向性に電気刺激を行うため，刺激の伝導効率が優れている．さらにピンポイントの調整が可能な5列の外科的パドルリード Penta lead™（アボット社） 図1D が腰部の刺激には有効である場合が多い．S-8 lead™（アボット社） 図1B は経皮的に留置可能な経皮的パドルリードであり，低侵襲性と刺激伝導効率の高さの両者を兼ね備えている．

### 刺激電極の選択

　個々の患者の疼痛部位や手術部位の状態に応じた刺激電極の選択が必要となる．使用する刺激装置によっても刺激電極の選択方法は異なる．基本的には最も鎮痛効果が得られるSCSシステムを選択することが重要であるが，特定の条件によっては使用システムが規定される場合がある．我々の刺激電

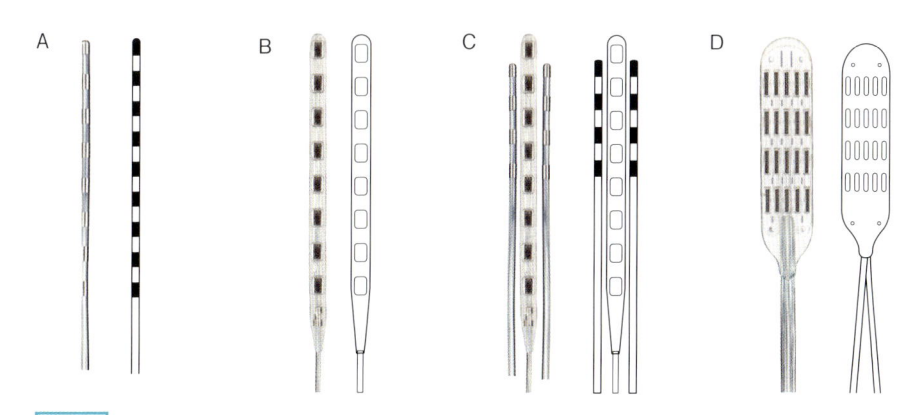

図1 刺激電極リードの種類
A: 棒状8極リード，B: S8リード™（アボット社），C: S8リードと棒状リードの組合せ，
D: Penta lead™（アボット社）

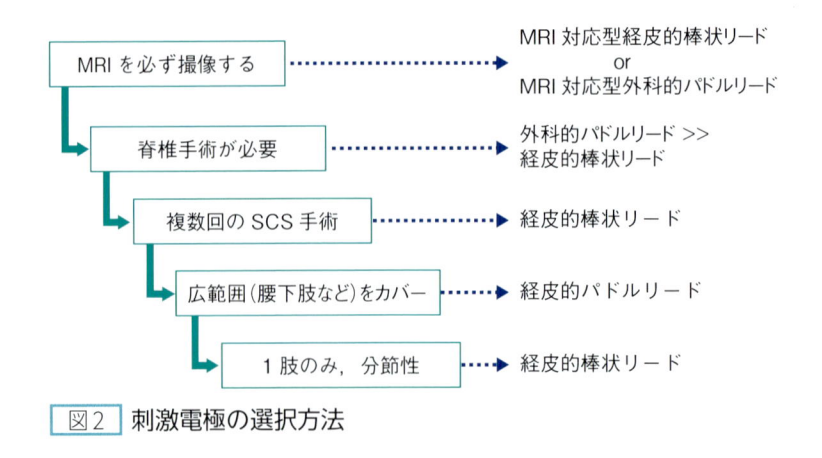

図2 刺激電極の選択方法

極の選択方法を 図2 にあげる.

　まず，患者が SCS 施行した後にも，必ず MRI を撮像する必要がある場合（脳血管疾患や，脊椎脊髄疾患のフォローアップが必要など）には，MRI 対応型の経皮的棒状リードまたは，MRI 対応型の外科的パドルリードを選択する．次に，経皮的手技により電極留置が困難な場合（頸椎手術後の頸椎への電極留置，肉芽組織の存在などによる硬膜外腔の強い癒着）には，脊椎手術を行ったうえで外科的パドルリードまたは経皮的棒状リードを留置する．この際，電極固定時の安定性や刺激伝導効率の高さから，外科的パドルリードを選択することが多い．経皮的手技による電極留置が可能な場合でも，複数回の SCS 手術などによって，硬膜の正中上に癒着が存在する場合には，経皮的棒状リードを使用する．これらの問題がなく，腰下肢全体に刺激をカバーする必要がある場合には，積極的に経皮的パドルリードを選択している．また，一肢のみに限局する，または特定の領域にのみ分節性に刺激を行いたい場合には，経皮的棒状リードを選択する．

### 刺激電極の組み合わせ

　1 つの刺激装置で，最大 16 極（Boston 社では 32 極）の電極に刺激が可能であるため，使用できる電極本数は最大で 4 本（4 極電極を使用する場合）となる．通常は 8 極経皮的棒状リードを 2 本，または経皮的パドルリード 1 本と経皮的棒状リード 1 本とを組み合わせて用いる．四肢に対してはどの電極でも比較的容易に刺激を行うことが可能であるが，腰部への刺激は使用電極によっては刺激効果に差が生じる場合がある．

　腰部へピンポイントに刺激を行うことは症例によっては技術的に困難であることが多い．その理由の 1 つに一般に腰部をカバーするのに良いとされる T8-T10 レベルの脊椎高位では，硬膜下腔スペースが広いため，脊髄後索を効率良く刺激を行うことができないからであると考えられている[1]．パドルリードは，刺激が一方向性に行えることに加えて，硬膜外腔にスペーサーとして存在するため，硬膜下腔の距離がやや短縮して脊髄後索への刺激が効率良く行えるメリットがあり，腰部への刺激には有用である 図1A, B ， 図3A, B ， 図4A, B ．脊髄後索よりも脊髄後根の脱分極の閾値は低いため，刺激部位によっては後根刺激が先に出現し，分節性の刺激感が生じる場合がある．この際には正中電極の両サイドに電極リードを配置し 図1C ， 図3C ，正中の電極を陰極，両サイドの電極を陽極にガーデッドカソード刺激（＋－＋）を行う．後根を過分極にすることで，後索を選択的に脱分極させることが可能である 図4C ．

　我々は腰部に対しては，まず経皮的パドルリード 1 本を留置し，腰部への良好な刺激ができない場

JCOPY 498-32834

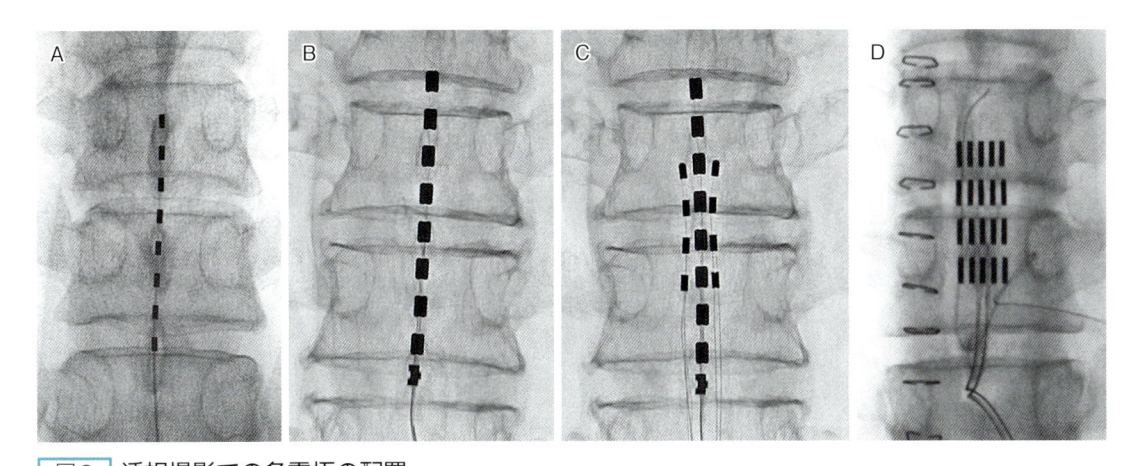

**図3** 透視撮影での各電極の配置

A: 棒状 8 極リード，B: S8 リード™（アボット社），C: S8 リードと棒状リードの組合せ，D: Penta lead™（アボット社）

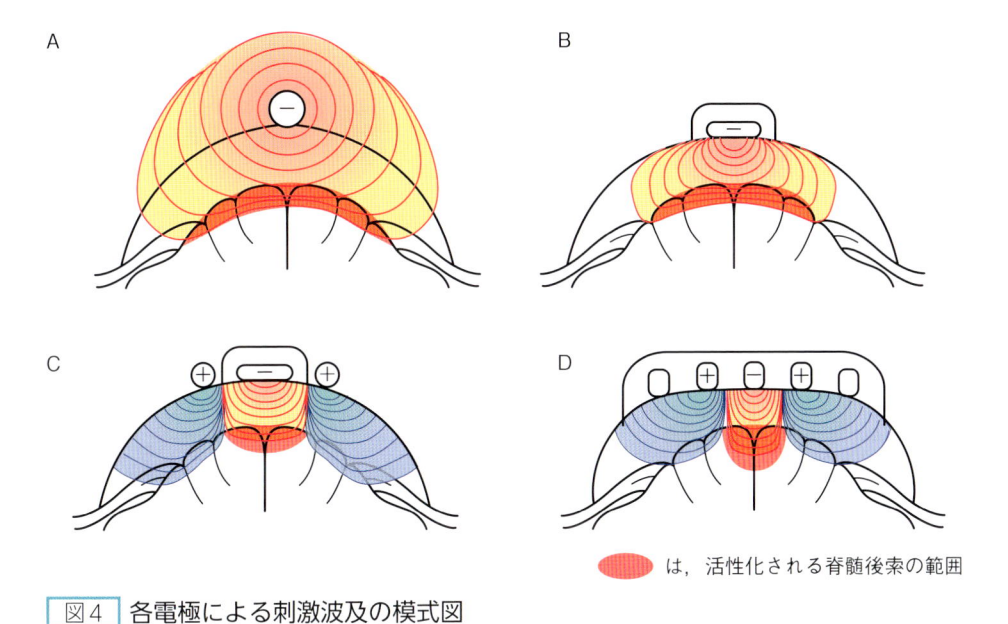

は，活性化される脊髄後索の範囲

**図4** 各電極による刺激波及の模式図

A: 棒状 8 極リード，B: S8 リード™（アボット社），C: S8 リードと棒状リードの組合せ，
D: Penta lead™（アボット社）

合に両サイドに棒状リードを並列に配置する．この配置による刺激は，3 列の外科的パドルリードを留置したこととほぼ同等の効果を発揮する．これでも良好な刺激感が得られない場合，または硬膜外腔が癒着や肉芽があり経皮的リードを挿入できない場合には，5 列の外科的パドルリードを選択している 図1D ， 図3D ， 図4D ．

### 文献

1) Holsheimer J, Barolat G. Spinal geometry and paresthesia coverage in spinal cord stimulation. Neuromodulation. 2007; 10: 34-41.

〈上利 崇〉

## 電極留置の手技のコツや注意点を教えてください.

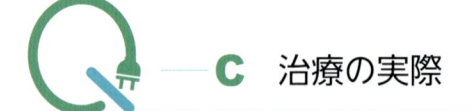 リードの種類に応じて，対応は異なります．以下にそれぞれ別個に述べます.

### 経皮的棒状リード電極を用いた留置方法

手術室内で，Cアーム透視装置を用いるか，脳血管撮影室でバイプレーン血管撮影装置を用いて行う．手術体位は，患者を腹臥位にし，脊椎をやや弯曲させるために患者の腹部にクッションを当てる．傍正中部から経皮的トライアルの場合には皮膚表面から，埋め込み術の場合には4cm程度の小切開を行い，傍脊柱筋膜を露出させた後に穿刺を行う．穿刺は専用の穿刺針（カニューラ）を使用し，X線透視下に施行する．穿刺は目標椎間より，1.5椎体下方で，椎弓根内側の傍正中から45°以下の角度で穿刺を開始する 図1 ．硬膜外腔には，正中よりもわずかに同側の外側に穿刺するように行うのがポイントで，電極リード挿入時に，正中上を走行させるのが容易になる．穿刺針を脊椎硬膜外腔の正中上に穿刺すると，リード挿入時に対側へリードが向い，脊柱管内で大きく弯曲し目標部位への留置が困難になったり，脊柱管内の前方に迂回する危険がある．また，脊柱管内をリードが蛇行する

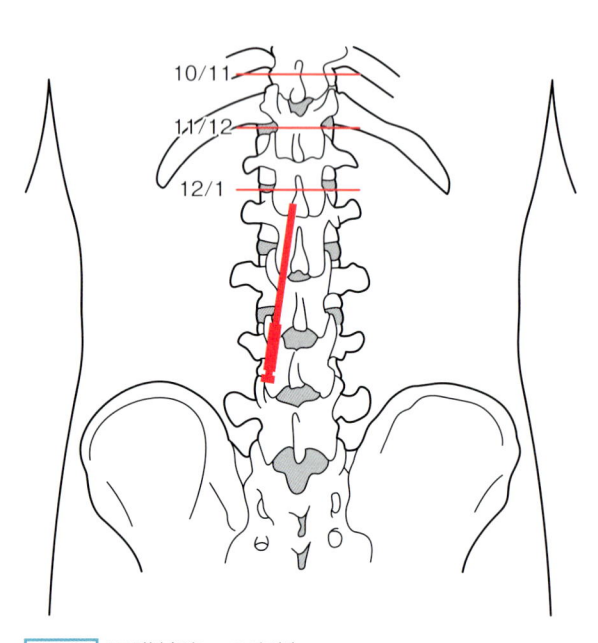

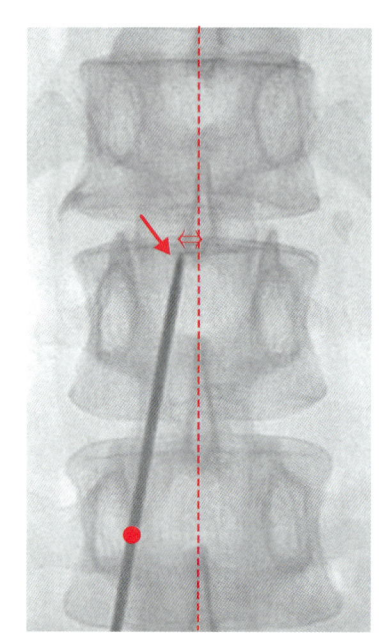

図1 硬膜外腔への穿刺

目標とする椎間の1.5椎体下方で椎弓根のやや内側から刺入する（T12/L1の場合，L2椎弓根内側が穿刺点）赤丸（●）: 体表面の穿刺点，矢印（→）: 硬膜外腔に進入した穿刺針の先端部位，両矢印（⇔）: 硬膜外腔の進入点と正中との距離，点線: 正中線

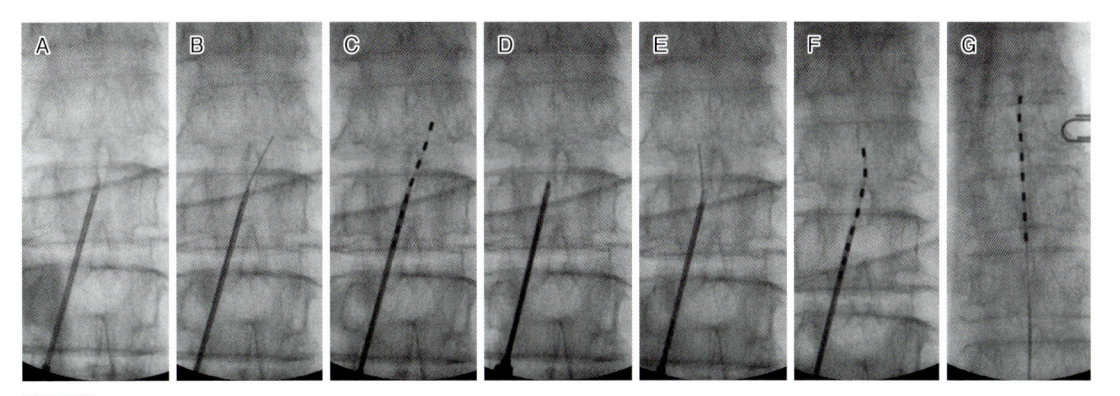

**図2** 経皮的棒状リードの留置

A: 穿刺針の硬膜外腔への進入，B: ガイドワイヤの挿入，対側への進入，C: 棒状リードの挿入，対側への進入，D: 傍正中側に再穿刺，E: ガイドワイヤの挿入による方向性の確認，F: 棒状リードの再挿入，正中上を走行することを確認，G: 目的部位への留置

と，後にリードが移動する原因になる可能性がある．そのため，リードが硬膜外腔挿入時点で，少しでも弯曲する走行をとる場合には，再度穿刺をやり直すほうがよい．X線透視下に，リードを前進させて目標とする部位に留置する **図2** ．体外式刺激装置を用いて試験刺激を行い，疼痛部位をカバーするパレステジアが出現することを確認し，必要に応じてリード位置を変更する．リードを周囲組織にしっかりと固定する．

## 経皮的パドルリードを用いた電極留置方法

手術手技は，棒状リードを用いた電極留置に準じるが，以下の注意点がある．1）穿刺は棒状リードの穿刺部位よりもさらに下方から30°以下の角度で刺入する．2）パドルリードを挿入するために専用のシースを留置する．ガイドワイヤを用いてリードの進む方向性を確認する．ガイドワイヤがそのまま正中ラインを進まないようであれば，シースの留置をやり直す．3）パドルリードは回転させない．スタイレットで電極先端部の形状を少し変えながら正中線上を進める．4）パドルリードが反転しないようにX線透視下にマーカーを常に確認する．5）パドルリードは基本的にはまったくの正中線上に留置する **図3** ．

## 硬膜外腔に障害物がある場合の経皮的手技の対応方法

硬膜外腔に障害物（癒着，肉芽など）があると経皮的手技ではリードの留置が困難となる．特に経皮的パドルリードの留置はきわめて困難になる．

まず，過去の脊椎手術例，SCSの再手術例，経皮的トライアルは次回以降の癒着の原因となり得るため，経皮的リードの留置は困難である可能性が予測される．そのため，初回手術例で，術前からSCSが有効だと判断される例では，最初から外科的トライアルを行った方が経皮的パドルリードの留置は行いやすい．

障害物がある際の経皮的リード留置の対応としては，1）癒着の剥離: ガイドワイヤや硬膜外腔癒着剥離用カテーテル（Raczスプリングガイドカテーテル）などの直進性，穿通性の良いものを使用して可及的に癒着を剥離する，2）穿刺部位を変更する，3）ガイドワイヤや，棒状リードを衝立として利用する，4）障害物の周囲を迂回してリードを走行させる，5）外科的手術による留置に変更する，

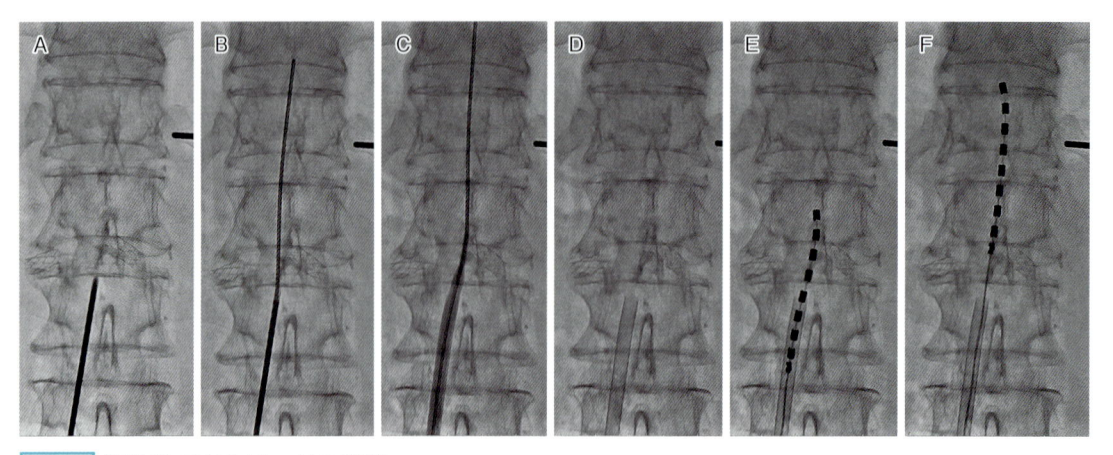

**図3** 経皮的パドルリードの留置

A: 穿刺針の硬膜外腔への進入, B: ガイドワイヤの挿入, 方向性の確認, C: エピデューサーの挿入, D: シースの留置, E: パドルリードの挿入, F: パドルリードを正中上に走行させる

などである.

### 外科的パドルリードを用いた外科的留置方法

　手術室内で, Cアーム透視装置を用いて行い, 患者を腹臥位にし, 4点支持台に固定する. 通常の全身麻酔で行うが, 術中テスト刺激を行って筋収縮の左右差をみる場合には筋弛緩なしで麻酔維持を行う. 皮膚切開はパドルリードを留置する椎体およびその上下の半椎体分ずつが露出できる範囲の正中切開とする. 傍脊柱筋を骨膜下に剥離しながら棘突起を露出させ, 棘突起は横切断して両側の椎弓を露出させて椎弓切除を行う. 硬膜外腔に癒着や肉芽組織がある場合には, 黄色靱帯とともに硬膜面から剥離する必要があり, 硬膜損傷を起こさないように慎重に行う必要がある. 脊髄の正中線の把握は外科的パドルリードの留置においても重要である. 術中X線透視下で解剖学的な正中線を把握する必要があるが, 必ずしも生理学的な正中線と一致しない場合がある. パドルリードの四隅を硬膜に縫合してリードをしっかりと固定する.

〈上利 崇〉

**JCOPY** 498-32834

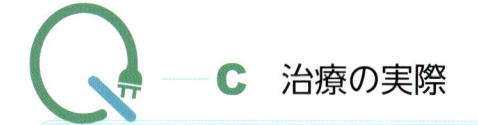

118

# SCS において鎮痛効果を得るために適切な電極位置はどこですか？

パレステジアが疼痛領域を広くカバーする必要があります．脊髄後根刺激より脊髄後索刺激が望ましいです．高位レベル，正中からの距離，硬膜外腔の距離に注意します．

　良好な鎮痛効果を得るためには，電極の種類にかかわらず，刺激によるパレステジアが疼痛領域を広くカバーするように電極が配置されている必要がある．逆に，疼痛領域を刺激によってカバーできなければ，どれだけ刺激調整を行っても，鎮痛効果は得られない．そのため，電極が最適な部位に配置されていることは，SCS 治療を行ううえで必須条件である．

## 脊髄後索（DC）刺激 vs 脊髄後根（DR）刺激

　SCS により脊髄後索（DC），脊髄後根（DR），脊髄後根進入部（DREZ），脊髄後角（Dorsal horn）が巻き込まれる可能性があるが，DC 刺激では刺激を受けた部位以下の皮膚分節をカバーできるのに対して，DR 刺激では 1 または 2 分節分のごく限られた領域の皮膚分節しかカバーできない．疼痛が多数の皮膚分節にまたがっており，広範囲に及ぶ場合には，DC 刺激が必須となる．

　また，DR 刺激では，DR 内の Aβ 線維以外の神経線維（Ia，Aδ，C）も活性化され，筋収縮や不快感，疼痛が出現する可能性がある．DC 刺激による鎮痛効果を発揮する閾値で，これらの副作用も出現しやすいため，DR 刺激は DC 刺激の有効性が低下するといわれる．そのため DR 刺激となるような電極留置はなるべく避ける．ただし，例えば胸部の帯状疱疹後神経痛などのような限局した一分

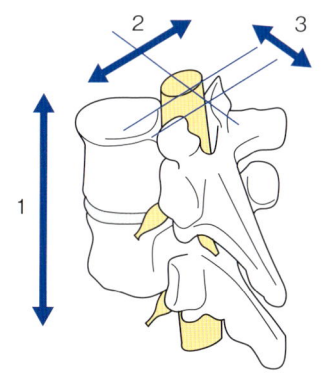

図1 電極留置のポイント
1: 椎体高位レベル，2: 正中からの距離，3: 硬膜外腔の距離

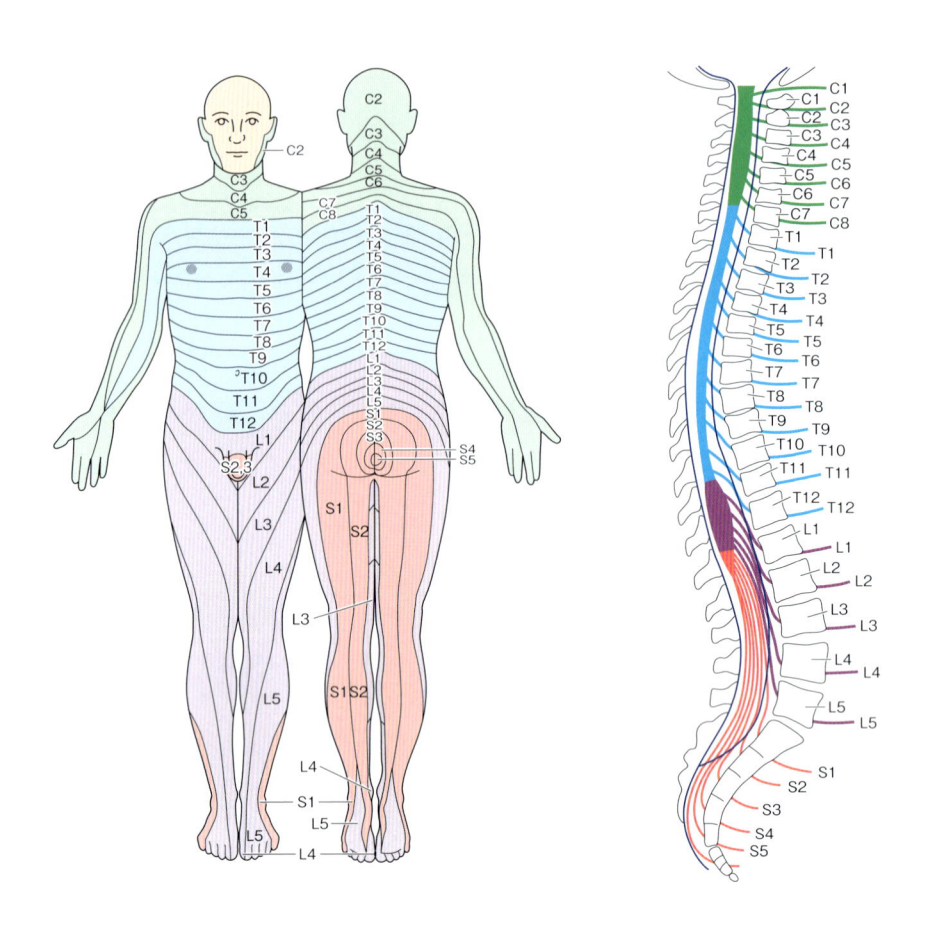

| 疼痛部位 | 電極留置椎体レベル |
| --- | --- |
| 頸部, 肩 | C2-C3 |
| 上肢 | C3-C6 |
| 手 | C4-T1 |
| 胸部 | T1-T5 |
| 腰下肢 | T8-T10 |
| 殿部 | T9-T11 |
| 大腿, 膝 | T9-T10 |
| 下腿, 踵 | T11-T12 |
| 足, 足底 | T12-L1 |

**図2** SCS と脊髄後索の解剖学的関係

刺激誘発される体部位と椎体高位レベル

節に対しては，DR 刺激の方が適確に刺激を行える場合があり，そのような際には電極をより外側に留置する．

### SCS に関する解剖学的事項

DC を選択的かつ，効率よく刺激を行うためには，以下の解剖学的条件を考慮する必要がある **図1**．

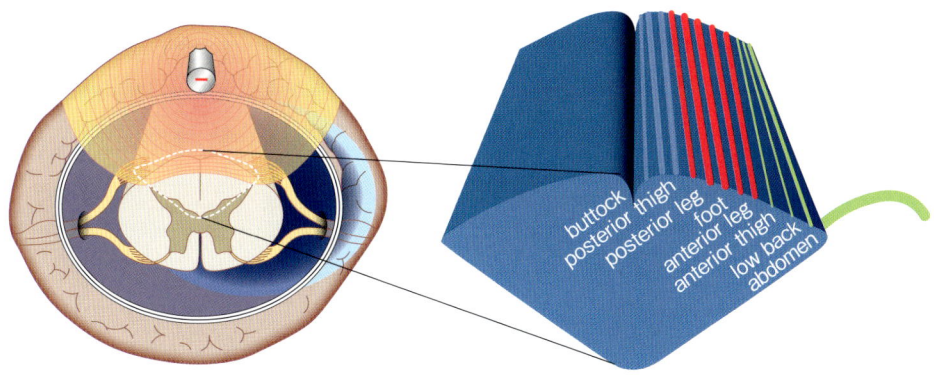

図3 SCSと脊髄後索の解剖学的関係

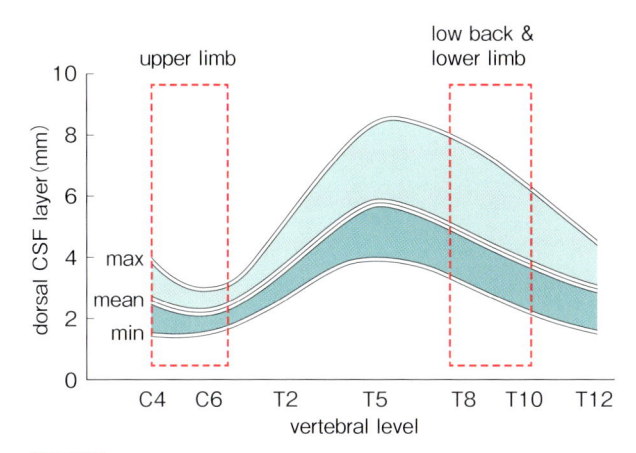

図4 椎体レベルと背側髄液腔の厚みの関係

(Holsheimer J, et al. AJNR Am J Neuroradiol. 1994; 15: 951-9[3]より改変)

## 1) 高位レベル（上下方向）図2

疼痛部位の皮膚分節に一致した髄節レベルを指標とする．通常腰下肢痛では椎体の高位レベルでTh8-Th10，下肢痛ではTh10-Th12，上肢痛ではC3-C6の範囲に電極を留置する場合が多い[1]．

## 2) 正中から外側の距離（左右方向）図3

DC内での神経線維の走行を考慮する．DC内では線維が分節性に層状に配列し，正中では尾側，外側にいくほどより頭側の線維が走行する[2]．そのため，脊髄の正中に近い刺激では，尾側の皮膚分節（殿部など）のパレステジアが出現しやすく，正中から離れた外側の刺激では，電極を留置した高位レベルの髄節に一致した皮膚分節のパレステジアが得られやすい．

## 3) 硬膜外腔の距離（前後方向）図4

電極と脊髄の距離により，刺激の効率が変化する．中・下位胸椎レベルでは硬膜外腔が広くなるため（Th6最大），DC刺激を行いにくくなる[3]．

仮に電極をDC直上の硬膜外に留置すると，電極と刺激部位の距離（脊髄硬膜下腔の距離）が小さいうちはDCの方がDRよりも刺激閾値が低いものの，硬膜下腔の距離が大きくなると，DCの刺激閾値が急に上昇し始め，DRの方が刺激閾値が低くなる現象が生じる．Holsheimerらはコンピュー

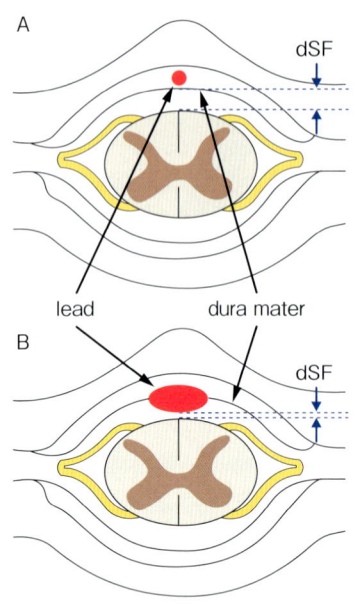

lead　　　dura mater

A

B

dSF

dSF

図5 棒状リード（A），パド
ルリード（B）とDCとの距離を
示す模式図

(Holsheimer J, et al. Neuro-
modulation. 2015; 18: 161-70[4])

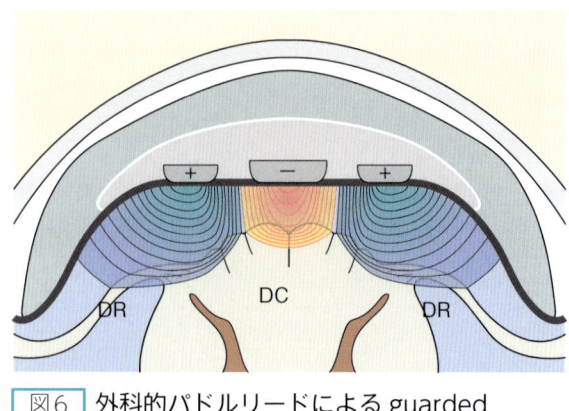

図6 外科的パドルリードによる guarded
cathode 刺激

ターモデルにおいて，単極刺激においては 1.8 mm で，DC と DR の刺激閾値の逆転が生じるとしている[4]．

　経皮的棒状リードと，パドルリードの比較では，パドルリードに厚みがあり，硬膜下腔の距離が短縮するため，DC 刺激に有利である 図5 ．しかし，パドルリードは外科的処置が必要となり，侵襲性が増す．そこで，我々は DC 刺激に有利であり，低侵襲性も兼ね備えた経皮的パドルリードを多用している．

　3列の外科的パドルリード，もしくは経皮的パドルリードの両サイドに経皮的棒状リードを配し，中央の電極を陰極，両サイドを陽極にした，guarded cathode 刺激（＋－＋）の刺激では，DC に対する選択性がさらに増す 図6 ．コンピュータモデルにおいても，硬膜下腔 3.2 mm までは DC の刺激閾値が低いことが示されている．我々は経皮的パドルリード1本で DC 刺激が不十分であると判断した場合に，両サイドに経皮的棒状リードを置くようにしているが，実際には経皮的パドルリード1本のみで十分広範囲に刺激感を誘発させることが可能である場合が多い[4]．

　腰部（L2 領域）を含めた腰下肢に対する刺激を行う場合の電極の適切な位置を例にあげると，L2 髄節レベルでは，DC 内の L2 の神経線維は DC の最外側かつ DREZ のすぐ内側に位置しており，電極との距離も離れていることから，L2 髄節レベルでの刺激では，DC 内の L2 が活性化する前に DR の活性化が生じと考えられる．L2 神経線維は DC 内を上行するとともに，徐々に内側に移動し，Th9-Th10 レベルでの刺激では DC 刺激として L2 以下の活性化，つまり腰下肢を広範囲にカバーする刺激が行えるようになる．さらに高位のレベルになり，Th6 付近では，硬膜下腔の距離は最大となり，DC の活性化が起こりにくくなる．このような解剖学的な位置関係から，腰下肢痛に対しては通常，Th9-Th10 レベルの正中にパドルリードを留置すると，DC に対して選択的でかつ広範位の領域

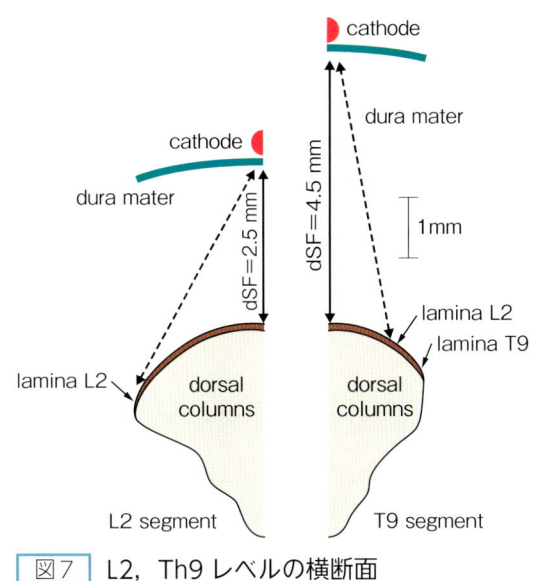

**図7** L2，Th9 レベルの横断面

(Holsheimer J, et al. Neuromodulation. 2015; 18: 161-70[4])

をカバーする刺激を行うことが可能となる[4] 図7 ．

　経皮的棒状リードを 2 本用いる際には，両側性の疼痛に対しては，正中を挟んで並列に留置する．正中からあまりにも外側に留置するとDR 刺激のみとなり，DC 刺激は行えなくなることに注意する．疼痛範囲が片側性の場合には 1 本は正中に留置し，広範囲な DC 刺激が行えるようにしておき，もう 1 本は，その傍外側に留置し，分節性（一部 DR 刺激となっているかもしれない）に疼痛範囲をカバーするように留置すると，刺激調整が行いやすくなる．

### 文献

1) Holsheimer J, Barolat G. Spinal geometry and paresthesia coverage in spinal cord stimulation. Neuromodulation. 2007; 10: 34-41.
2) Smith MC, Deacon P. Topographical anatomy of the posterior columns of the spinal cord in man. The long ascending fibres. Brain. 1984; 107: 671-98.
3) Holsheimer J, Den Boer JA, Struijk JJ, et al. MR assessment of the normal position of the spinal cord in the spinal canal. AJNR Am J Neuroradiol. 1994; 15: 951-9.
4) Holsheimer J, Buitenweg JR. Review: bioelectrical mechanisms in spinal cord stimulation. Neuromodulation. 2015; 18: 161-70.

〈上利 崇〉

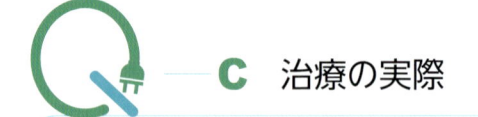 

## SCS のトライアルはどのように行いますか？ トライアルの結果後どのようにして刺激装置の 埋め込みを決定しますか？

 トライアルテストの期間は 1 週間以内がよいです．50％以上の鎮痛効果が得られ，患者が希望した場合に刺激装置埋め込みを行うことを原則とします．

SCS のトライアルテストは，経皮的手技または外科的手技のどちらにおいても，SCS の治療効果の予測判定に非常に重要である．電極を留置し，数日病棟で試験刺激を行ったうえで，鎮痛効果を判定することで，SCS の治療成功率が高まるといわれる[1]．

創部痛が数日持続するため，トライアルが短期間であると判定が不十分になる可能性があるが，一方で長期間に及ぶと感染などの合併症リスクが上がる．通常は 1 週間以内にトライアルの効果を十分に評価できることが多い[2]．

我々は，1000 Hz トニック刺激，バースト DR 刺激もトライアルに組み込んでおり，従来の低頻度トニック刺激を含めた 3 種類の刺激パターンを 2 日間ずつ 6 日間，最終日に患者の好みの刺激パターンを試し，計 7 日間トライアルを行っている　図1 ．トライアル開始後の最初の数日間は創部の侵害受容性疼痛の方に患者の意識が集中し，本来治療対象とする慢性疼痛の評価が困難な場合もあり得るが，1 日に 2〜3 回の細かい刺激調整を行い，患者がトライアルの意義と状況を詳しい説明のうえで理解することによって，各刺激パターンで 2 日のみの評価であっても十分な SCS の効果を判定することが可能である．

刺激の調整方法については，後述の Q122 刺激の調整方法にトライアルおよび SCS 導入以後の刺激調整についてまとめて詳述する．

トライアルで，鎮痛効果を認め（50％以上の鎮痛効果であることが望ましい），患者が SCS 治療を希望した場合，刺激装置埋込みを行う．鎮痛効果が 50％以上，特に 70％以上改善する患者では，トライアル期間中にも SCS の有効性をはっきりと自覚し，SCS 導入を希望する場合が多い．鎮痛効果

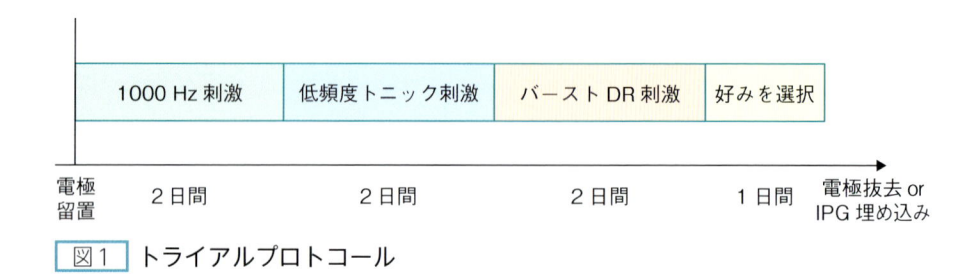

図1 トライアルプロトコル

**JCOPY** 498-32834

が30〜50％の患者では，刺激装置の埋め込みの最終的な判断は，患者に委ねられることになるが，SCS導入に向けての判断が困難な場合も多々ある．その際には，患者が冷静にトライアル時の鎮痛効果を評価するため，トライアル終了後一定の期間をおいて，刺激装置埋め込みの判断を行った方が良い．また，そのような患者はトライアルは経皮的トライアルが望ましく，術前の疼痛診断が重要となる．SCSトライアルによる効果は数日継続することがある．我々は経皮的トライアル終了後約1カ月おいて外来診察を行っている．鎮痛効果が30％未満の場合には，通常SCS治療の有効性は期待できないため，基本的にはSCSの適応とはならない．しかし，わずかでも鎮痛効果があることで，患者のADL，QOLが改善し，患者本人からSCS導入を強く希望する場合がある．疼痛改善効果は乏しいことと治療の意義について本人から十分理解が得られれば，SCS導入を行う場合がある．

　また，トライアルテストで，鎮痛効果が不十分である原因が，疼痛領域に十分なパレステジアを出せないなどの手技に基づく問題である場合には，再度トライアルを検討すべきである．

### ⊟ 文献

1)　Kumar K, Wilson JR. Factors affecting spinal cord stimulation outcome in chronic benign pain with suggestions to improve success rate. Acta Neurochir Suppl. 2007; 97: 91-9.
2)　Chincholkar M, Eldabe S, Strachan R. Prospective analysis of the trial period for spinal cord stimulation treatment for chronic pain. Neuromodulation. 2011; 14: 523-8.

〈上利 崇〉

## 刺激装置を殿部に植え込む場合はどのように しますか？

> 腹臥位で， 図1, 2 に記載されているような神経を損傷しないように 注意しながら行います．

　患者は腹臥位となり，中等度の鎮静を行う．鎮静はデクスメデトミジン，プロポフォール，ミダゾラムなどで行うが，腹臥位でも呼吸状態が安定するようにコントロールする．皮膚切開線は後腸骨稜から約2cm（1〜2横指）下方で後腸骨稜に沿って約6cmの皮膚切開のデザインを置き，IPGが殿部の1/4上外側に留置されるように，IPGのダミーを表皮上に置いてマーキングする 図1 ．植え込みのサイドは，疼痛が広範囲に及ぶ場合には，健常側にIPGを植え込む方が望ましい．皮膚切開線に十分な局所麻酔（1%キシロカイン）を行う．皮膚切開を行い，皮下の脂肪を鈍的に分けて，中殿筋の筋膜に達する．皮膚切開および創部の展開の際に，後腸骨稜の内側では上殿皮神経，上方前外側では，腸骨鼠経神経や腸骨下腹神経を損傷しないように注意する 図2 ．これら神経の損傷により術後に殿部や鼠経部に疼痛やしびれ感などの感覚障害を合併する可能性がある．やせた症例においては，比較的中殿筋の露出は容易であるが，太った症例では脂肪層が厚く，殿筋までの到達が困難な場合があり，ある程度の深さにおいて脂肪層内に皮下ポケットを作成せざるを得ない．皮膚切開線から下方に，筋膜上または脂肪内に用手的にIPGの入るスペースを剥離し，皮下ポケットを作成する．皮下ポケット内で出血しないように十分に止血する．

　硬膜外電極を留置した腰部の切開部から，電極リードを取り出し，しっかり創部および電極リード

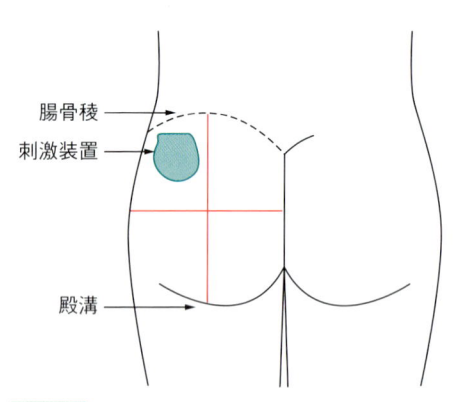

図1 殿部における刺激装置の留置部位

（図中ラベル：腸骨稜，刺激装置，殿溝）

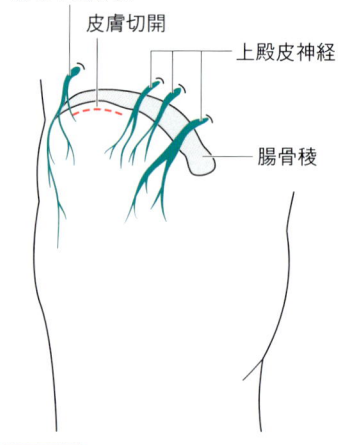

図2 殿部における神経の走行

（図中ラベル：腸骨下腹神経，皮膚切開，上殿皮神経，腸骨稜）

を洗浄する.

　付属のトンネリングツールを用いて，腰部と殿部の創部の皮下トンネルを作成し，電極リードを殿部に通す．IPG と接続し，抵抗値をチェックし，抵抗値に問題がないことを確認する．腰部の皮下ポケットでは電極リードを 1 ループさせて，電極リードを皮下に収納する．残りのリードは殿部へ移動させ，IPG の裏側におさまるようにループさせる．IPG に 2 本非吸収糸を通し，筋膜または結合織のしっかりとした脂肪に縫合してアンカリングを行う．創部を再度よく洗浄し，皮下を吸収糸，表皮をナイロン糸またはスキンステープラーで縫合して手術を終了する．

〈上利 崇〉

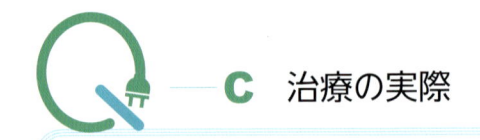

121

# SCS の手術合併症にはどんなものがありますか？

**重篤な合併症はまれです．軽度な合併症の主なものはデバイス関連のトラブルです．**

　SCS の重篤な合併症はきわめてまれであり，安全に施行可能であるが，軽度な合併症は比較的多く，30〜40%あると報告されている[1,2]．重篤な合併症として，手術操作による神経損傷，硬膜外出血，硬膜外膿瘍があげられるが，いずれも出現頻度はまれである[3,4]．一方，マイナートラブルは比較的高頻度に認められ，その多くはデバイス関連のトラブルである．最も多いのは，電極の移動が0〜27%，電極の破損・断線が5〜9%，感染が3〜8%でその多くが表層部の感染である[2]．電極の移動，電極の破損・断線に関してはいずれも再手術が必要になる可能性が高く，無視できない合併症である．近年デバイスの改良とともに，デバイス関連のトラブルは減少傾向にある．

　手術手技および使用電極による合併症の違いについては，外科的（パドル型）電極留置の方が，経皮的棒状電極留置と比較して，侵襲度が高く合併症の発現頻度が高いと考えられる[5]．米国の Thomson Reuter's MarketScan database を用いた 2000 年から 2009 年までの 13,000 例以上を対象とした前向き研究において，術後 90 日の時点の合併症率は，棒状リード留置（2.2%）よりもパドルリード留置（3.4%）の方が有意に高かった．一方，術後 2 年，5 年以上での再手術率は棒状リード留置（22.9%）の方がパドルリード留置（8.5%）よりも有意に高かった[6]．侵襲性，合併症率に関しては外科的手術によるパドルリードの留置が高いものの，再手術率に関しては低く，鎮痛効果の安定性を反映していると考えられる．

## 文献

1) Eldabe S, Buchser E, Duarte RV. Complications of spinal cord stimulation and peripheral nerve stimulation techniques: A review of the literature. Pain Med. 2016; 17: 325-36.
2) Deer TR, Mekhail N, Provenzano D, et al.; Neuromodulation Appropriateness Consensus Committee. The appropriate use of neurostimulation: avoidance and treatment of complications of neurostimulation therapies for the treatment of chronic pain. Neuromodulation Appropriateness Consensus Committee. Neuromodulation. 2014; 17: 571-97.
3) Turner JA, Loeser JD, Deyo RA, et al. Spinal cord stimulation for patients with failed back surgery syndrome or complex regional pain syndrome: a systematic review of effectiveness and complications. Pain. 2004; 108: 137-47.
4) Mekhail NA, Mathews M, Nageeb F, et al. Retrospective review of 707 cases of spinal cord stimulation: indications and complications. Pain Pract. 2011; 11: 148-53.
5) Rosenow JM, Stanton-Hicks M, Rezai AR, et al. Failure modes of spinal cord stimulation hardware. J Neurosurg Spine. 2006; 5: 183-90.
6) Babu R, Hazzard MA, Huang KT, et al. Outcomes of percutaneous and paddle lead implantation for spinal cord stimulation: a comparative analysis of complications, reoperation rates, and healthcare costs. Neuromodulation. 2013; 16: 418-26.

〈上利 崇〉

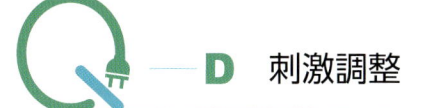 

## D　刺激調整　122

# SCS の刺激調整を効率よく行うにはどうすれば よいですか？

🪝 **刺激電極をどのように選択するかが重要です．刺激条件の調整のコツ を下記に具体的に記します．**

　刺激調整の基本は，最も疼痛領域をカバーするパレステジアを誘発できる電極の選択および刺激条件の設定が重要である．特にパレステジアの出現様式に最も影響するのは，刺激電極の選択である．現在の SCS システムでは，単極，双極，3 極またはそれ以上の電極を自由に選択して刺激電極として使用することが可能である．

### 電極選択の方法，コンタクトスクリーニング

　まず，隣接する電極を陰極，陽極として選択し，刺激によるパレステジアの出現の反応をみながら，順次刺激する電極を変更していき，すべての電極間のパレステジアの出現様式を評価する．通常は 1 本のリードにつき上下方向に陰極，陽極をとり，頭側から尾側に向かって刺激電極を変更する．我々が行っている刺激条件について 表1 にあげる．最初にパレステジアを感じる閾値と，その範囲を記録し，さらに刺激強度を上げていき，副作用（筋収縮，しびれや疼痛の増強など）が出現する閾値を記録する．このうち，最も疼痛領域をカバーし，低い閾値でパレステジアが得られ，治療域の広い電極の組み合わせを刺激電極として用いる．

　隣接した双極刺激では疼痛領域を十分にカバーするパレステジアが得られない場合には，疼痛部位を最も広くカバーする電極の組み合わせの陰極側を固定し，陽極を陰極から順次離れた電極を選択す

---

表1 　従来の SCS（低頻度トニック）の刺激条件

・初期刺激条件（コンタクトスクリーニング時）
　刺激電極: 隣接した 2 電極を頭側陰極（−），尾側陽極（＋）とする双極刺激
　刺激頻度: 4 Hz
　刺激幅　: 210 $\mu$s
　刺激強度: 0.5〜2.0 mA（頸椎 0.5 mA，中下位胸椎 2.0 mA から徐々に上げる）

・刺激電極の選択
　1）疼痛領域全域をカバーする
　2）最大疼痛領域を最低限カバーする
　3）疼痛領域を 8 割以上カバーする

・調整後の刺激条件の目安
　刺激頻度: 4〜20 Hz
　刺激幅　: 200〜500 $\mu$s
　刺激強度: 2.0〜10 mA

るか，隣接した電極を陰極にする（ダブルカソード）か，陽極を増やしていき，陰極で刺激が及ぶ範囲の絞り込みを行う（ガーデッドカソード）など，種々の組み合わせを試みていく．疼痛領域全域をカバーする電極の組み合わせが理想だが，それが困難な場合には少なくとも最大疼痛領域をカバーする組み合わせ，さらにそれも困難な場合には疼痛領域を8割以上カバーする電極の組み合わせを選択する．

### 刺激条件

　刺激条件は，刺激頻度（周波数），刺激幅（パルス幅），そして刺激強度（電圧もしくは電流）の3つで調整される．このうち，刺激によるパレステジアの範囲に影響するのは刺激幅と刺激強度である．電極が脊髄後索（DC）の正中上にある場合，コンピュータモデルにおいて，刺激幅が小さいと，DCと脊髄後根（DR）が一様に刺激されるのに対して，刺激幅を増加させると，DCがDRよりもより刺激を受けやすくなるとされる[1]．刺激幅が増すと，DC正中の小径の線維も活性化しやすくなり，実際の臨床の場においても，刺激幅の増加に伴い，パレステジアがより尾側に広がる"caudal shift"が生じることが報告されている[2]．我々は刺激幅の初期値を慣習的に210 $\mu$s に設定しているが，パレステジアの範囲を広げるためには刺激幅を延長させ，200〜500 $\mu$s の範囲で設定することが多い．刺激幅を小さくしすぎるとパレステジア誘発に必要な刺激強度の閾値が急激に増し，刺激幅を大きくしすぎると組織障害の危険性が増すことに留意する．

　刺激頻度は，パレステジアの感じ方に影響し，患者の好みによって適した周波数は異なる．20 Hz以上でSCSを行っている報告もみられるが，我々の経験では，低頻度トニック刺激の場合には，2〜4 Hzまたは20 Hzを選択する患者がほとんどである．40 Hzを超える刺激では，ほぼ全患者でパレステジアをしびれ感として不快に感じるようになるため，パレステジアを感じない程度の低い刺激強度に設定すると，鎮痛効果が認められなくなる．パレステジアフリーで鎮痛効果が生じるのは，少なくとも1000 Hzほどの高頻度刺激が必要であると考えられる（Q107, 124 高頻度刺激，バースト刺激の調整方法参照）．

　また，刺激の継続方法として，持続的刺激（コンティニュアスモード）と間欠的刺激（いわゆるサイクルモード）がある．持続的刺激は刺激条件を常に持続して行うのに対して，間欠的刺激では，刺激onと刺激offを一定間隔ごとに行う．患者によっては刺激off期間を設けても，on時の効果が持続する場合があり，その際には刺激装置のエネルギー消費を節約する点から間欠的刺激を行う方が有利である．臨床効果において両者の刺激継続方法の違いに明確な差は認められておらず[3]，間欠的刺激がSCSに対する慣れ現象にも有効であるかどうかは明らかではない．

### SCS の刺激調整に関するポイント

　SCSの刺激調整を行う際，特に刺激電極の選択に苦慮することが少なくない．しかし，SCSの刺激調整に関して基本的事項はあり，常にその通りにいくとは限らないが，以下のポイントを踏まえておくと，あまり労力を要さずに適切な刺激調整を行うことが可能である．

#### 1）陰極近傍の神経線維を刺激している

　陰極周囲では過分極が起きるため，神経の軸索には活動電位が発生する．陽極周囲でも起こり得るが軸索に活動電位を生じさせるにはかなりの刺激強度を要すとされる．そのため，副作用が生じやすくなるため，治療域の刺激強度で陽極刺激は生じないと考えられる．

#### 2）陰極を頭側，陽極を尾側にする

　脊髄後索の長軸方向に刺激を行う場合，頭側を陰極，尾側を陽極に設定すると鎮痛効果が得られやすいことは多くの論文で報告されている[4,5]．DC内の神経線維が活動電位を発生すると，その興奮は

JCOPY 498-32834

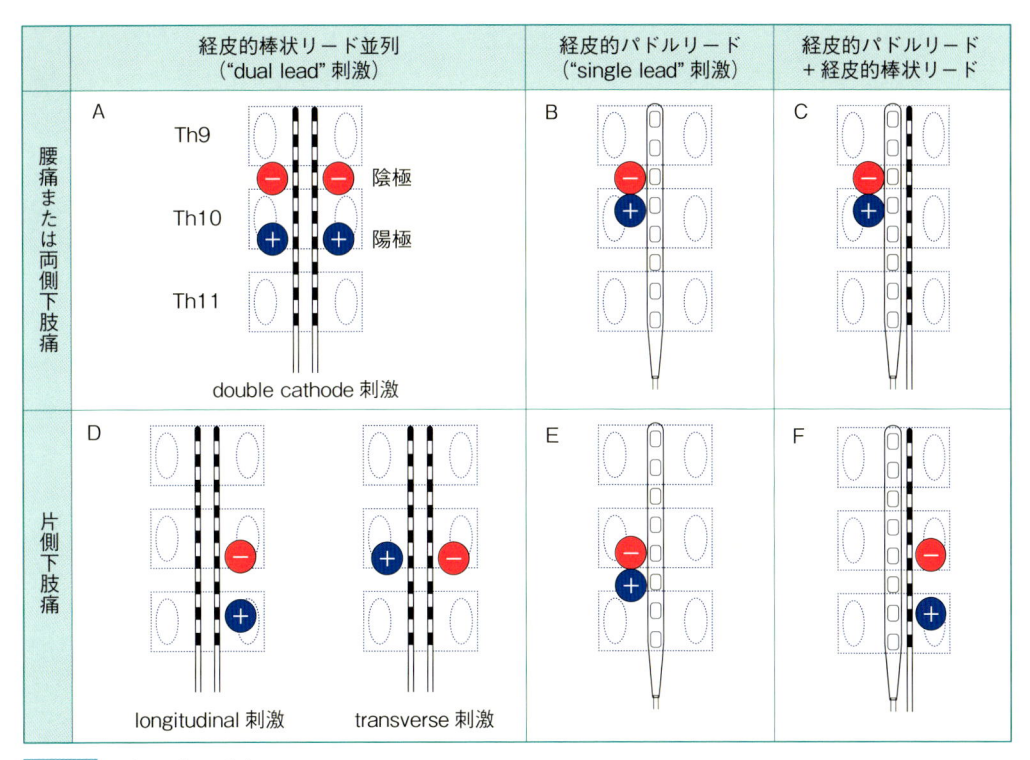

図1 電極選択の例

代表的電極留置のパターンと疼痛部位による電極選択の違い

基本的には中枢側と末梢側の双方向性に伝導する．また，陽極部分で伝導ブロックは生じないともいわれており，陰極，陽極の位置関係によって，鎮痛効果に差が生じる理由は明確ではない．

### 3) 正中上の電極選択，狭い双極刺激はパレステジアのカバーがよい

電極が正中上にある場合，隣接した電極を陰極と陽極に設定すると，DC に対する選択性が増し，パレステジアのカバー率がよくなる[5-7] 図1B ．ところで，双極刺激の電極間を広くしていくと，電極周囲は単極刺激と同様の電界となる．この際，刺激強度を上げると，刺激は一様に広がるため，DC，脊髄後根（DR）も刺激を受けやすくなる．その結果有効な選択的な DC の刺激を行えなくなる．

一方で，電極が傍正中にあると，狭い双極刺激では DC の傍正中部の限局した領域または，DR が刺激に動員されやすくなる．そのため，パレステジアの部位が限局的で分節的となる．双極刺激の電極間を広げる方が，より DC を広範囲に刺激することが可能となるため，電極間を広げた方がよりパレステジアのカバー率が上がることが多い．傍正中部に留置した電極を刺激する場合には，パレステジアは分節性に出現するため，複数の異なるプログラムを作成し，異なる範囲に出現するパレステジアを重ねていく必要がある．

電極の位置によって，双極刺激の適切な電極距離は変わるが，腰下肢など広範囲に刺激をカバーする場合には，正中上の電極選択，狭い双極刺激の方がカバー率が良くなる．

### 4) 腰痛などの軸性疼痛，両側性の疼痛は正中上の電極選択を行う

腰痛などの軸性疼痛，両側性の疼痛は正中上にある電極を選択すると，3）で述べたように広範囲な刺激が行うことが可能である[8] 図1B, C ．傍正中に棒状リードを並列に留置した "dual lead"

刺激では，軸性疼痛に対しては効率のよい DC 刺激を行うことが正中刺激よりもやや困難である．単独の陰極刺激では目的とするパレステジアが得られない際には，正中を挟んで並んだ 2 つの電極を陰極にしてダブルカソード刺激を行うとパレステジアのカバーがよくなる場合がある 図1A ．

### 5) 片側性の刺激は，傍正中の電極選択または，横方向（トランスバース）刺激を行う

片側肢のみ刺激を行いたい場合には，4）とは逆に傍正中に留置した電極を陰極に用いた方がパレステジアの制御がしやすい．疼痛側の電極を陰極にとり，パレステジアが十分カバーするように陽極の位置を変更するか 図1D左 ，陽極を複数追加してパレステジアの出現範囲を制御する．また，後索に対する軸方向の刺激では制御が困難な場合には疼痛側の電極を陰極，正中を挟んだ対側の電極を陽極としたトランスバース刺激を行うと片側性の刺激が容易に行える 図1D右 ．

正中上の電極では，パレステジアの出現部位に左右差をもたせることは困難であるが，さらに 1 本傍正中に電極を留置しているか，3 列の刺激が行える場合には疼痛側の電極を陰極にするか 図1F ，正中を陰極，対側の電極を陽極とするトランスバース刺激を行う．

トランスバース刺激は軸位方向の刺激と異なり，パレステジア誘発の刺激強度の閾値が高いため，刺激強度を強める必要がある．

### 6) パドルリードは経皮的棒状リードよりもパレステジアカバーが良い

正中上の電極は DC への選択性が増す．さらに，パドルリードは硬膜下腔の距離が棒状リードよりも短縮する．そのため，さらに DC 刺激の選択性が増し，パレステジアカバー率が良くなる．

なお，正中に経皮的パドルリードを 1 本置いただけの刺激では，両側性にパレステジアが出現しやすいが，DC の選択性の高い刺激では，対側に刺激が及んでもあまり不快に感じないことが多い．そのため，軸性疼痛のみならず，片側肢の疼痛に対しても，正中上の電極選択で鎮痛効果を得られる場合が多い 図1E ．

また，Q107，124 で詳述する 1000 Hz 刺激やバースト刺激はパレステジアフリーの刺激であるため，パレステジアが非疼痛部位を含む広範囲な領域に及んでも，患者の不快感が出現しにくい．そのため，正中電極を刺激電極に選択することが基本となる．

### ⊟ 文献

1) Lee D, Hershey B, Bradeley K, et al. Predicted effects of pulse width programming in spinal cord stimulation: a mathematical modeling study. Med Biol Eng Comput. 2011; 49: 765-74.
2) Holsheimer J, Buitenweg JR, Das J, et al. The effect of pulse width and contact configuration on paresthesia coverage in spinal cord stimulation. Neurosurgery. 2011; 68: 1452-61.
3) Wolter T, Winkelmüller M. Continuous versus intermittent spinal cord stimulation: an analysis of factors influencing clinical efficacy. Neuromodulation. 2012; 15: 13-9.
4) Struijk JJ, Holsheimer J, Boom HBK. Excitation of dorsal root fibers in spinal cord stimulation: a theoretical study. IEEE Trans Biomed Eng. 1993; 40: 632-9.
5) Law JD. Spinal stimulation: statistical superiority of monophasic stimulation of narrowly separated, longitudinal bipoles having rostral cathodes. Appl Neurophysiol. 1983; 46: 129-37.
6) North RB, Ewend MG, Lawton MT, et al. Spinal cord stimulation for chronic, intractable pain: superiority of "multi-channel" devices. Pain. 1991; 44: 119-30.
7) Alo KM, Redko V, Charnov J. Four year follow-up of dual electrode spinal cord stimulation for chronic pain. Neuromodulation. 2002; 5: 79-88.
8) North RB, Kidd DH, Olin J, et al. Spinal cord stimulation for axial low back pain. A prospective, controlled trial comparing dual with single percutaneous electrodes. Spine. 2005; 30: 1412-8.

〈上利 崇〉

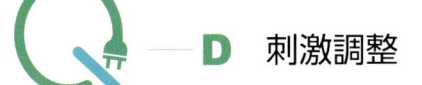 

**D 刺激調整**

**123**

# SCS の刺激調整時に体位はどのように影響しますか？

仰臥位，立位，腹臥位によって刺激効果が異なることがあることを認識し，その機序について知っておく必要があります．

## 体位変換が SCS に及ぼす影響

刺激調整において，体位変換によるパレステジアの出現様式の変化にも注意を要す．

頸椎に電極留置をした際には，頸部の回旋や前後屈においてパレステジアに変化が生じる．特に過度な前後屈位では，通常の電極位置よりも電極が上下方向にずれが生じ，頸部の動きによって硬膜下腔の距離の変化や，刺激される位置が変わることで，パレステジアの出現様式に変化が生じると考えられる．患者は急にパレステジアが出現すると驚き，頸部の運動に不安に感じる可能性がある．

胸椎中下位に電極を留置した際には，患者の体位によってパレステジアに変化が生じる．仰臥位，腹臥位，座位（立位）において，脊柱管内での脊髄の位置は重力による影響を受けて変動があり，その結果，脊髄背側の硬膜下腔の距離にも変動が生じる．通常，仰臥位で硬膜下腔の距離が短縮し，腹臥位でその距離が最大となる 図1 ．Q118 で述べたように，胸椎中下位のレベルでは，脊髄硬膜下腔の距離は大きいため，この位置での SCS では体位によるパレステジアの変動が生じやすい．特に座位から臥位になった際に，急激なパレステジアが出現する場合がある．

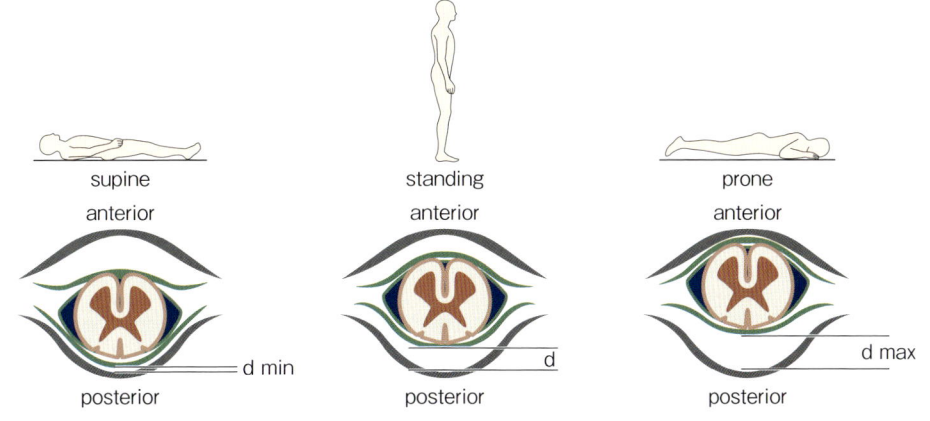

図1 体位による SCS への影響 （日本メドトロニック株式会社提供）
d＝distance from the back of the spinal column to the electrode

## 体位変換によるパレステジアの変化への対応

　まず，患者にも体位変換によってなぜパレステジアに変化が生じるのか，その機序について理解が得られるよう十分な説明を行ったうえで，急激な体位変換を行わないように注意を促す必要がある．頸部に関しては，最大の前後屈位，回旋位をとっても不快とならない範囲での治療効果の得られる刺激強度に留める．最近の刺激装置は複数のプログラムを組むことができるので，仰臥位（腹臥位も必要であれば），側臥位，座位，立位，歩行時など患者の生活状況に合わせた体位での最適なプログラムを設定し，患者が患者用プログラマーを用いて，体位変換に応じて自己調整を行うようにする．加速度センサー内蔵の刺激装置（RestoreSensor™，日本メドトロニック株式会社）は体位変換を感知して，設定しておいたプログラムに自動に変更することが可能である．高齢者や認知機能低下のある患者で，自己調整が困難な場合には体位変換に対して自動調整機能がある刺激装置を用いることは有用である．

　高頻度刺激，バースト刺激では，パレステジアが生じると患者が不快に感じることが少なくない．そのためどの体位（通常は仰臥位）でもパレステジアが生じない刺激強度に設定する場合が多い．高頻度刺激やバースト刺激においては，体位変換による刺激調整を行う必要はない．

〈上利　崇〉

JCOPY 498-32834

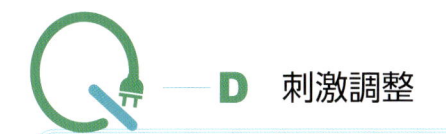 

# SCS において，高頻度刺激・バースト刺激は どのように調整しますか？

 高頻度刺激・バースト刺激はパレステジアを感じなくても十分な治療効果が期待できるため，パレステジアを感じない閾値で調整します．

　現時点で，1000 Hz を超す高頻度刺激や，バースト刺激の刺激調整における明確な指針はない．両刺激は，低頻度トニック刺激と比較すると，低い刺激強度でパレステジアが出現する特徴があり，パレステジアを強く感じると，患者が不快に感じることが多く，SCS を継続することができないため，パレステジアを感じない閾値まで下げる必要が生じる．一方，低頻度トニック刺激と違い，パレステジアフリーであっても十分な治療効果を発揮することも両刺激の特徴の 1 つである．

## 電極選択

　適切な電極の選択は，基本的には低頻度トニック刺激の場合の選択方法と同様であり，低頻度刺激によるコンタクトスクリーニングにおいて，疼痛領域をカバーするパレステジアが出現する電極を刺激電極として選択する．脊髄後根（DR）刺激の方が，脊髄後索（DC）刺激より閾値が低く出現する場合には，低頻度トニック刺激よりも，刺激肢の重だるさ，熱感，疼痛などを訴えることが多く，歩行障害など運動障害が出現する場合がある．そのため，DC 刺激を行うために必然的に正中に留置している電極を刺激電極として選択する場合が多くなる．

　また，低頻度トニック刺激の調整方法との違いでは，低頻度トニック刺激では複数のプログラムを組むことができるため，パレステジアが分節性に出現する場合でも，分節性のパレステジアを重ね合わせて，全疼痛領域をカバーするプログラムを組むことが可能であるが，1000 Hz 刺激，バースト刺激においては 1 つのプログラムの使用となるため，プログラムを重ねて疼痛領域をカバーするということができない．そのため，両刺激においては，広範囲に刺激がカバーできる電極選択を行う必要が生じる．この際，健側にもパレステジアが出現するような電極選択でもあっても，パレステジアフリーの刺激となるため，副作用が生じることは少ない．例として，腰下肢痛に対しては，腰部および両下肢を広く刺激がカバーできる電極を選択する．半身性の疼痛や，全身性の疼痛の場合には，頸椎レベルで全体に広く刺激がカバーできる電極を選択するか，もし頸椎と胸椎にそれぞれ電極を留置している場合には，1 つのプログラム内で頸椎，胸椎それぞれに陰極，陽極を設定し，広範囲の刺激が行えるようにする．

　以上から，1000 Hz 刺激，バースト刺激の電極選択において，低頻度トニック刺激の場合と比較して，より「正中刺激」，「広範囲な刺激」が行える電極を刺激電極として選択する．

### 刺激条件

1000 Hz 刺激では，低頻度トニック刺激よりも刺激幅は狭く 90～210 μs，刺激強度はパレステジアを感じる閾値の 80%（0.5～5.0 mA）に設定する．少数ながらパレステジアを好む患者がいる．バースト刺激（バースト DR 刺激）では，バースト周波数は 40 Hz，1 つのバーストの刺激幅は 1000 μs，5 つのパルスからなり，バースト内周波数は 500 Hz と固定した条件で刺激を行う．刺激強度はパレテジアを感じる閾値の 60～80%（0.05～1.5 mA），特に頸椎レベルでの刺激は 0.3 mA 以下に設定しており，刺激強度は小さく設定することがほとんどである．

〈上利 崇〉

JCOPY 498-32834

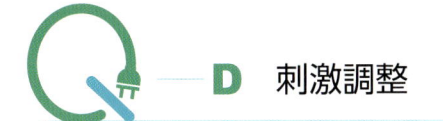 **D　刺激調整**

# SCS の効果が減弱した場合，どのような原因を考え，どのように対応すればよいでしょうか？

 　効果の減弱がみられた場合，その原因がデバイスにあるのか，患者側にあるのか，よく精査し，対応します．

　SCS による鎮痛効果は長期にわたるとされる．Kumar らは SCS を行った 410 例の平均 8 年（最長 22 年）のフォローアップにおいて，SCS が成功した（鎮痛効果 50%以上）症例の約 3/4 が長期においても鎮痛効果を維持したと報告している[1]．しかし，治療期間中に初期効果と比較して中長期的には効果がやや減弱する傾向がある[2]．一方，SCS の治療経過中に，比較的急激に鎮痛効果の減弱が生じる場合がある．主にはデバイス関連のトラブル，疼痛症状の変化や患者自身の問題であるが，これらの原因をよく精査し適切な対応を行う必要がある．

## デバイス関連のトラブル

### 1）刺激装置のバッテリー切れ

　主には充電式の刺激装置を使用している患者で起こり得るが，非充電式の刺激装置を使用している患者においても，定期的なチェックを怠っている場合には生じ得る．SCS の中断直後から疼痛が増強する場合もあるが，数日から 1 週間ほどで徐々に疼痛の増強を訴える患者も多い．SCS の治療が安定している患者においても定期的なフォローアップが必要である．我々は最長でも 3 カ月に 1 度，外来でデバイスのチェックを行い，刺激装置の充電状況やバッテリー残量のチェックを行っており，丁寧に充電方法の指導を行い，再充電を行う．

### 2）電極，リードの破損・断線

　長期の経過において電極やリードの破損・断線は起こり得る．①と同様に定期的なフォローアップを行い，そのたびに電極の抵抗値を測定して断線の有無を必ずチェックする必要がある．電極，リードの破損・断線を認めた場合，まずは使用可能な他の電極を用いて刺激の再調整を試みるが，治療継続が困難な場合には再手術を検討する必要がある．

### 3）リードの位置ずれ

　SCS のデバイス関連のトラブルで最も多いのが，リードの位置ずれである．（Q121 SCS の手術合併症参照），もし，患者が SCS の刺激感が得られなくなったと訴えた場合には，まずこれを疑い X 線写真を撮像して，位置ずれが生じていないかどうか確認すべきである．我々の経験では，リードの位置ずれが最も起こりやすいのは，周術期のまだリードの固定が安定化していない時期であり，術後 3 カ月以上経過した患者でのリードの位置ずれはきわめて少ない．

### 患者側の問題

#### 1）電極留置部位の変化（刺激伝導性の変化）

　SCS 手術後しばらくすると電極リード周囲には結合織が覆ってくる．この反応が強く厚い肉芽組織が生じると，電極と硬膜面との接し方にも変化が生じ，脊髄への刺激伝導に変化が及ぶ可能性がある．SCS 術後数カ月の間は，SCS による刺激誘発感が変化しやすい時期であり，電極周囲の組織の変化や，伝導性の変化がこれに関与しているものと思われる．そのため，SCS 術後早期は，比較的頻回に外来で SCS の微調整を行い，刺激の伝導性が安定化するのを待つ．

#### 2）疼痛部位の変化

　SCS 治療経過中にも，疼痛部位や疼痛の性状に変化が生じ，疼痛範囲が拡大するために，SCS が疼痛領域をカバーできない場合がある．一肢のみに対して電極留置を行う場合，疼痛範囲が対側肢にも出現した場合には，刺激の調整を行ってもカバーすることは困難である．腰下肢痛の場合には，なるべく広範囲に刺激がカバーできるように電極留置を行っておき，疼痛部位の変化に対応できるようにしておくとよい．それでも刺激調整が困難な場合には，追加の電極留置または電極の再留置を検討する．

#### 3）心理社会的要因の関与

　疼痛症状の変化には，患者の心理・社会的な要因も深く影響する．SCS 後鎮痛効果が得られることで，日常生活や社会的立場に変化が生じる．日常生活の改善により，新たな問題が生じる場合があり，それが再度疼痛の増悪の原因となる場合がある．そのため，患者自身の日常生活や社会的立場の状況もよく聴取し，疼痛増悪の原因を探る必要がある．

### SCS の鎮痛効果の減弱への対応

　SCS 導入後安定期に入った後に，SCS の鎮痛効果が徐々に減弱するいわゆる"慣れ現象"が生じる場合がある．

#### 1）SCS の再評価および再調整

　まず，患者自身が SCS の鎮痛効果を実感できなくなり，治療継続に疑問を持つ場合には，SCS の治療効果について再評価，再調整を行うべきである．簡易的には SCS をいったん休止することにより，疼痛が本来のレベルまで増強することで，患者自身が SCS の鎮痛効果を再認識する場合がある．SCS を再開後に慣れ現象が消失するわけではないため，SCS の休止は根本的な解決にはならない．SCS の再評価時には，同時に再調整も行い，少しでも鎮痛効果が上がるように試みるべきである．

#### 2）刺激プログラムの追加

　患者が積極的に SCS の自己調整を行うと，鎮痛効果の向上も期待できる．刺激のプログラムを複数準備しておき，患者自身が日常生活内での活動状況の変化に応じて刺激プログラムの選択を行えるように指導を行う．治療選択肢が増えること，患者自身が積極的な姿勢で痛みと向き合うことができることから，SCS に対する満足度が上がることが多い．

#### 3）高頻度刺激，バースト刺激への刺激モードの変更

　従来の SCS では，10〜80 Hz の低頻度で刺激を行っていたが，最近では 10 kHz の超高頻度刺激や，バースト刺激（Q107 参照）の良好な鎮痛効果が得られており[3,4]，従来の SCS では効果が減弱した場合には試みてよいと考えられる．高頻度刺激に関しては，現時点で本邦では 10 kHz の刺激装置は認可されていないため，刺激は行えないが，1000 Hz までの刺激は可能である．1000 Hz においてもパレステジアフリーとなり，低頻度刺激よりも鎮痛効果が得られる場合がある．また，バース

JCOPY 498-32834

ト刺激では，低頻度刺激で治療効果が減弱した症例に対する有効性の報告はあり[5]，短期間でも低頻度の SCS の有効性を認めた症例であれば，積極的にバースト刺激への変更または，バースト刺激を行うために再手術を検討しても良いと考えられる．

### 文献

1) Kumar K, Hunter G, Demeria D. Spinal cord stimulation in treatment of chronic benign pain: challenges in treatment planning and present status, a 22-year experience. Neurosurgery. 2006; 58: 481-96.
2) Kumar K, Taylor RS, Jacques L, et al. The effects of spinal cord stimulation in neuropathic pain are sustained: A 24-month follow-up of the prospective randomized controlled multicenter trial of the effectiveness of spinal cord stimulation. Neurosurgery. 2008; 63: 762-70.
3) Kapural L, Yu C, Doust MW, et al. Novel 10-kHz high-frequency therapy (HF10 Therapy) is superior to traditional low-frequency spinal cord stimulation for the treatment of chronic back and leg pain: The SENZA-RCT randomized controlled trial. Anesthesiology. 2015; 123: 851-60.
4) Deer T, Slavin KV, Amirdelfan K, et al. Success using neuromodulation with BURST (SUNBURST) Study: results from a prospective, randomized controlled trial using a novel burst waveform. Neuromodulation. 2018; 21: 56-66.
5) De Ridder D, Lenders MW, De Vos CC, et al. A 2-center comparative study on tonic versus burst spinal cord stimulation: amount of responders and amount of pain suppression. Clin J Pain. 2015; 31: 433-7.

〈上利 崇〉

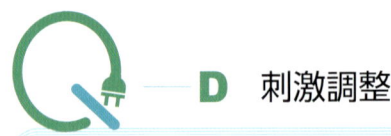

# SCS 術後の患者ケアについてどのような点に注意すればよいですか？

 術後に治療目標の再設定が必要な場合があります．機器のトラブル，薬物療法の調整，運動療法の併用について，患者にあらかじめ説明しておきます．

　SCS 導入前には，患者は疼痛が少しでも緩和されれば良しとして，「藁にも縋る思い」で SCS を希望する場合が多く，医療者側が，SCS の治療効果とその限界について説明を十分に行い，理解を得られたと考えたとしても，術前には両者の意図が合致しているとは言い難い．SCS のトライアルが終了した時点で，SCS の効果を患者が冷静に受け止めることは重要であり，また，SCS 導入後にも SCS による効果とそれに対する満足感は変わるため，患者の思いについて医療者側は常に配慮する必要がある．

　さらに，SCS を継続するうえで，患者の生活における機能改善への配慮も重要である．多くの患者は SCS 導入前には，疼痛により生活がある程度制限を受けている．疼痛のために運動をまったく行えず，廃用に追い込まれている場合もある．慢性疼痛治療ガイドライン 2018 にあるように，疼痛改善に伴い，生活における機能改善が得られることで，身体的にも精神的にも健康を取り戻すことが慢性疼痛に対する治療目標となる[1]．SCS 治療においても，SCS 単独で治療が完了することはなく，機能改善を得るために薬物療法，心理療法，運動療法などを包括的に行う必要が生じる場合は多く，常に患者の状態を把握し，適切な治療を講ずることが重要である．

　以下，SCS 自体の術後の注意点をあげる．

### 治療目標の再設定

　SCS 導入前後で，患者が SCS の治療に対する期待や満足度は異なったものとなる．SCS による鎮痛効果を前向きに捉えられれば，治療継続も良く，高い満足度を維持することが可能である．患者の日常生活や社会生活において疼痛により障害されているもの（不眠や，仕事内容など）をよく把握し，SCS によりそれらの障害が改善されているかどうかについて正確に評価し，治療目標を修正する必要がある．外来で SCS の刺激調整を行う際にも，治療目標の達成度に留意し，ポイントを絞って調整を行う必要がある．疼痛評価のアンケートは定期的に実施し，患者の満足度を把握する必要がある．

### SCS の合併症や機器トラブルに対する予防および対応

　Q121 の SCS の合併症の項にあるように，SCS のマイナートラブルは少ないとは言えない．特に術後の電極リードの移動，感染には注意を要す．術後早期には，体動により電極リードの位置ずれが生じやすい．術後 2〜3 カ月で電極周囲に結合織が増生し，被膜が形成されると電極は固定される．電極が完全に固定するまでの間は，脊柱の激しい運動は避けるように患者に注意を促す．特に脊柱の

過度な回旋運動，前後屈の運動は避けるようにする．

　患者がプログラマを用いて自己調整を行う際に誤操作は生じやすい．また，充電式の刺激装置を使用する場合には，充電操作を問題なく行う必要がある．これら機器操作については，常に十分説明を行うが，必要に応じて機器操作のための教育入院も行う．また，機器操作についての問い合わせを機器メーカーが窓口となって電話相談を受ける場合もあるが，SCS 実施施設でも対応が可能な体制を整えておく必要がある．

　SCS 治療継続中に，SCS の治療効果が減弱した場合の対応については Q125 で解説した．

## 薬物療法の調整

　疼痛の改善とともに，薬物減量を行うことは可能である．しかし，SCS により疼痛改善が得られても，薬物継続が必要な場合は多いため，術後に急激な薬物変更は行わず，生活の機能改善が得られ，患者が薬物減量を希望すれば，問題なく薬物減量を行うことが可能である．SCS 導入前に薬物療法による副作用がみられた場合には，積極的な薬物減量，薬物内容の変更を検討する必要がある．

## 運動療法の併用

　SCS 導入前には，疼痛のために運動療法を行おうにも行えないことがしばしばある．運動療法の併用は SCS 導入後の疼痛治療に有用であり，疼痛レベルに応じた運動療法を適宜実施する．疼痛のために不動化，廃用をきたしている患者は，SCS 導入後に疼痛改善が得られても，なかなか生活の機能改善が得られない場合がある．運動療法によって，実際に身体活動で疼痛が誘発されないことを実感することが重要である．疼痛に対する恐怖や不安を減らし，生活の行動範囲が拡大し，生活機能が向上すると，鎮痛効果以上に，患者の満足度を上げることが可能である．

### ⊟ 文献

1)　慢性疼痛治療ガイドライン．東京: 真興交易医書出版部; 2018. p.24-5.

〈上利 崇〉

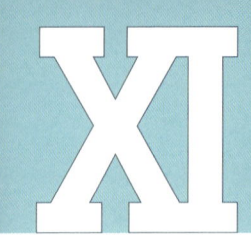

# XI 痙縮に対する ITB 療法

**A** 痙縮に対する治療の実際

127

## 痙縮とはどのような病態ですか.

痙縮とは，上位運動ニューロン症候群による症候の 1 つであり，腱反射亢進を伴った緊張性伸張反射（筋緊張）の速度依存性増加を特徴とする運動障害で，伸張反射の亢進の結果生じる，と定義されています[1,2].

その原因は，大脳から脊髄に至る中枢神経系内の様々なレベルに生じる機械的損傷，血流障害，変性などである．つまり，脳卒中，脳性麻痺，頭部外傷，無酸素脳症，脊髄損傷，多発性硬化症，神経変性疾患などが原因疾患となる．痙縮の原因は複雑であり，必ずしも錐体路の障害で生じるものではなく，錐体路以外の下降路を含め様々な経路が痙縮などの異常な過活動に関与していると考えられている[2-5].

上位運動ニューロン症候群には痙縮を代表とする陽性兆候と，筋力低下・麻痺などの陰性兆候がある．痙縮には，筋緊張の亢進，腱反射の亢進，伸張反射の他筋への波及，クローヌス（間代）などがあり，その他の陽性兆候には，屈筋反射の亢進（Babinski 反射），痙性姿勢異常，病的共同運動，病的同時収縮などがあり，痙縮とともに認められる．伸張反射の亢進には，$\gamma$ 運動ニューロンの過活動などが関与していると考えられているが，その病態は複雑である[2,5].

### 文献

1) Lance JW. Symposium synopsis. In: Feldman RG, et al. editors. Spasticity: disordered motor control. Chicago: Year Book Medical; 1980. p.485-94.
2) 正門由久. 痙縮の病態生理. リハ医学. 2013; 50: 505-10.
3) Sheean G. Neurophysiology of spasticity. In Barnes MP, et al. editors. Upper motor neurone syndrome and spasticity. 2nd ed. Cambridge: University press UK; 2008. p.9-63.
4) Brown P. Pathophysiology of spasticity. J Neurol Neurosurg Psychiatry. 1994; 57: 773-7.
5) 田中勵作. 痙縮の神経機構―再訪. リハ医学. 1995; 32: 97-105.

〈新光阿以子〉

 **A** 痙縮に対する治療の実際

**128**

# 痙縮を治療する目的を教えてください．

 🔨 **痙縮治療の主な目的は，ADL の改善，介助量の軽減，衛生上の問題の改善，QOL の改善です．**

　痙縮により，動作・訓練・関節可動域の制限，日常生活動作（ADL）の障害が起こることは明白だが，痙縮は，痛みや睡眠障害の原因となり，うつ状態を引き起こすこともある．また，介護の障害や清潔保持の低下にもつながり，全体として，生活の質（QOL）の低下につながる．各筋群に対する痙縮治療により，具体的に改善させられることを表示する 表1 ．歩行パターンの改善，移乗動作・巧緻動作の改善によって，セルフケアや食事動作の改善が可能となり，更衣などの介護の軽減，拘縮・変形の予防，リハ効果の増強などが期待できる．

表1  痙縮パターンと治療効果

| パターン | 関与する筋 | 改善点 |
| --- | --- | --- |
| 上肢 | | |
| 　肩関節内転内旋 | 大胸筋・広背筋・円筋群・肩甲下筋・菱形筋・肩甲部の筋 | 座位姿勢・更衣・腋窩衛生・歩行バランス・対称性・肘・手の痙性軽減 |
| 　肘関節屈曲位 | 上腕二頭筋・上腕筋・腕橈骨筋 | 屈曲変形・リーチの改善 |
| 　前腕回内 | 円回内筋・方形回内筋 | 手の機能向上 |
| 　手関節屈曲・握りこぶし状変形 | 尺側・橈側手根屈筋・浅指・深指屈筋・長母指屈筋 | 手指の衛生・離握手 |
| 　母指屈曲・手内筋の拘縮 | 母指対立筋・内転筋・短母指屈筋・虫様筋・骨間筋 | 把持の改善 |
| 下肢 | | |
| 　股関節内転 | 大内転筋・長内転筋・短内転筋 | ハサミ歩行の改善<br>会陰部の衛生面の改善 |
| 　股関節・膝関節屈曲 | 大腰筋・腸骨筋・ハムストリング | 荷重の改善・歩行パターンと座位姿勢の改善 |
| 　膝関節伸展 | 大腿四頭筋 | 座位姿勢 |
| 　尖足・内反 | 腓腹筋・ヒラメ筋・後脛骨筋 | 尖足・内反の修正 |
| 　toe clawing | 長母指屈筋・長趾屈筋・短趾屈筋 | 歩行時の痛み・靴の装着・快適さ |
| 　母指の過伸展 | 長母指伸筋 | 靴の装着・快適さ |

〈新光阿以子〉

## A 痙縮に対する治療の実際 **129**

痙縮の治療にはどのようなものがありますか？
その利点と欠点を教えてください.

 痙縮の治療には，薬物治療，物理療法，装具療法，バクロフェン髄注療法，神経ブロック，リハビリテーション，電気刺激，脳神経外科的手術，整形外科的手術など各種あります.

　治療の選択については，原因疾患や罹患部位，重症度などを考慮したうえで，選択する必要がある. 痙縮の治療においては，まずその目的を決定し，痙縮コントロールの方法を検討する. なかには，痙縮を利用して立位，歩行を行っていることもあるので治療による機能低下を引き起こすことがないように，治療を選択する必要がある. 治療法を選択するには，痙縮のパターンが，全身性なのか，限局性・多限局性であるかを検討する必要がある. 限局的な痙縮に対してはボツリヌス毒素治療が役に立つが，投与量に限界があり，長期にわたって，多量のボツリヌス毒素を施注すると，抗毒素抗体が産生される可能性があり，効果が減弱，消失する懸念がある. また，投与後のリハビリが有用とされており，併用が望ましいとされている. 経口による抗痙縮薬は全身性の痙縮に対して考慮する. しかし，眠気や脱力などの副作用が生じることがある. 中等症以上の痙縮症例では，現在市販されている，薬剤の内服治療のみでは治療が困難な場合が多いとされている. それぞれの治療に利点・欠点があるため，状態に応じて，複合した治療を行っていく必要がある 図1 .

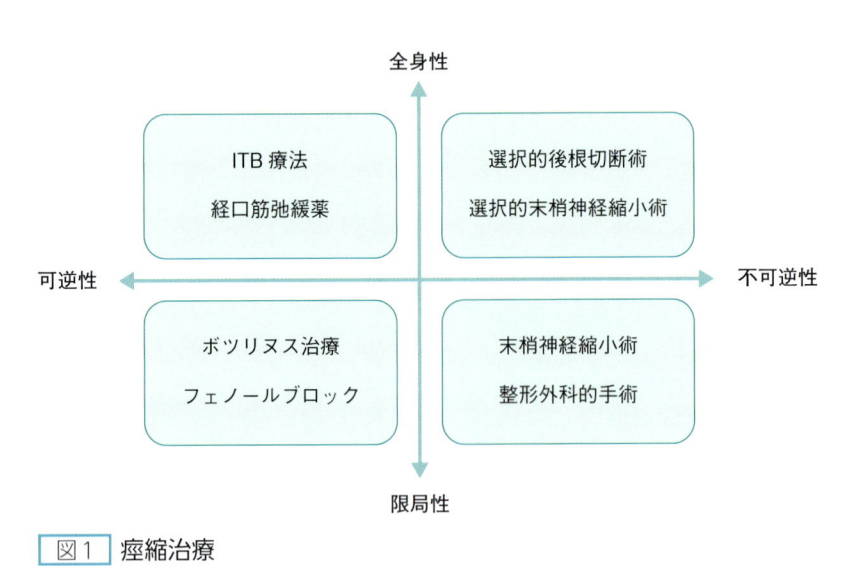

図1 痙縮治療

〈新光阿以子〉

JCOPY 498-32834

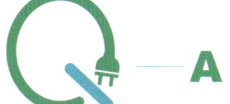 

## A 痙縮に対する治療の実際

**130**

# 痙縮の臨床的評価方法（スコア化）を教えてください.

 痙縮の評価には，modified Ashworth scale（MAS）が用いられることが多いです.

　1964 年に Ashworth によって，Ashworth scale として最初に報告された痙縮の臨床評価法（四肢の関節の他動運動の抵抗量を 5 段階にグレード化したもの）を，その後，Bohannon, Smith により，6 段階とした変法である. 現在ではこの変法が広く用いられている[1].

　当科では，上肢（肩関節，肘関節，手関節，指関節），下肢（股関節，膝関節，足関節）をそれぞれ，バクロフェントライアルの前後や，BTX 治療前後で MAS を用いて評価し，治療効果を判断している 表1 [2].

表1 modified Ashworth scale

| 0 | 筋緊張の亢進がない |
|---|---|
| 1 | 軽度の筋緊張亢進があり，catch and release あるいは，可動域の終末でわずかな抵抗がある |
| 1+ | 軽度の筋緊張亢進があり，catch と引き続く抵抗が残りの可動域（1/2 以内）にある |
| 2 | さらに亢進した筋緊張が可動域（ほぼ）全域にあるが，他動運動はよく保たれる（easily moved） |
| 3 | 著明な筋緊張亢進があり，他動運動は困難である |
| 4 | 他動では動かない（rigid） |

### 文献

1) Fugl-Meyer AR, Jääskö L, Leyman I, et al. The post-stroke hemiplegic patient. 1. A method for evaluation of physical performance. Scand J Rehabil Med. 1975; 7: 13-31.
2) 辻　哲也，大田哲生，木村彰男，他. 脳血管障害片麻痺患者における痙縮評価. Modified Ashworth Scale（MAS）の評価者間信頼性の検討. リハ医学. 2002; 39: 409-15.

〈新光阿以子〉

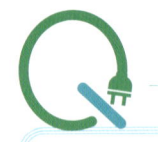

# ITB 療法の対象となるのはどのような患者でしょうか？

ITB は，脳脊髄疾患に由来する重度の痙性麻痺で，既存治療で効果不十分な場合は，すべて適応となる，とされています．

　具体的な疾患としては，脊髄損傷，重度外傷性脳損傷，脳性麻痺，痙性対麻痺，低酸素脳症，脊髄梗塞，脊髄小脳変性症，多発性硬化症，脊髄腫瘍，重度脳血管障害などとされている．年齢制限は，設けられていないが，ポンプの大きさが直径 74 mm 厚さ 19.5 mm 重量 165 g であるため，それを留置することが可能である体格は必要である 図1 ．

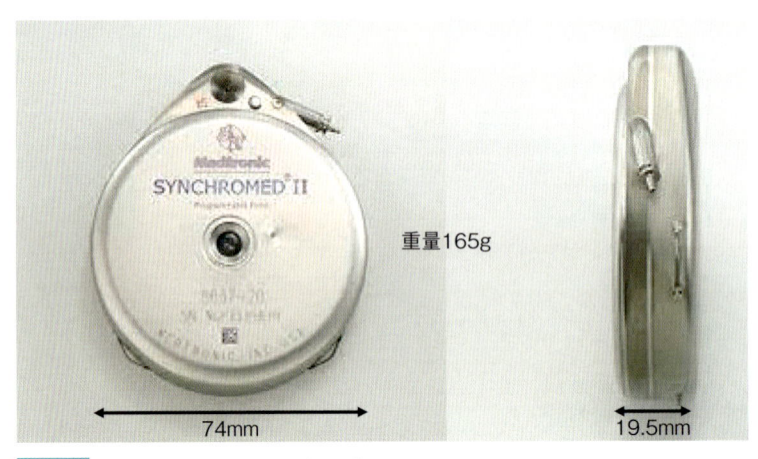

重量165g

74mm

19.5mm

図1 シンクロメッド II ポンプ

〈新光阿以子〉

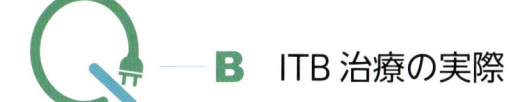 

# ITB 療法のトライアルはどのように行いますか？

🔍 **成人では 50 μg，小児では 25 μg から，バクロフェンを髄腔内にボーラス投与し，経時的に痙縮の程度を評価します．**

　投与後 1〜2 時間すると徐々に脊髄内へ浸透し，抗痙縮効果を発揮する．この効果は 4〜6 時間でピークに達し，おおむね 24 時間後には消失する．このスクリーニングのいずれかの時点でも痙縮が改善されれば，植え込み手術の適応ありと判断する．1 回目のスクリーニングで，痙縮改善効果が十分得られない場合は，注入量を 75 μg，100 μg と増量して試みる．100 μg で効果がない場合は，ITB 療法の対象とはならない．

　当科では，トライアル中，投薬前，1・2・4・8・24 時間後に，MAS・血圧・脈拍・酸素濃度・体温・尿量を測定し，副作用を含め評価している．

〈新光阿以子〉

 **B** ITB 治療の実際

# ITB ポンプ埋め込み術のセッティングについて教えてください.

**全身麻酔下,側臥位(ポンプを埋め込む側を上)に整え,背中を少し屈曲させた状態とします.術中透視が使える準備を整えておきます.**

　透視下に確認しながら,16 ゲージ穿刺針を用いて傍正中から穿刺する.髄液の流出を確認し目的の位置まで脊髄側カテーテルを挿入し,固定する.腹部にポンプの皮下ポケットを作製し,パッサーを用いて横腹部に皮下トンネルを形成し,ポンプ側カテーテルを通し,髄腔側カテーテルと接続する.ポンプとカテーテルを接続しポンプを皮下ポケットに留置する.対象となる患者は ADL に幅があり,胃瘻など造設しているケースもあるため,適切なポンプ埋め込み位置を術前に確認しておくことが望ましい.

　また,髄腔内カテーテルの先端位置は,下肢症状が主体の場合には,下位胸椎レベルに,四肢に症状が及ぶ場合は頸椎や上位胸椎レベルに留置することが推奨されている[1].

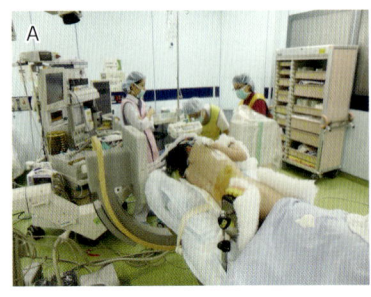 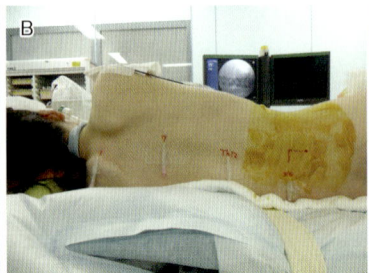 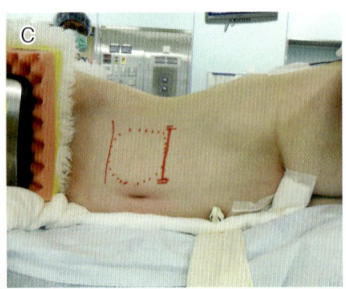

図1 手術のセッティング

A: 手術の全体図.カテーテル先端を透視下で確認するために,透視撮影の妨げになる金属の体位固定具は頸髄,胸髄レベルには置かないようにする.
B: メルクマールとなる脊椎レベルに鈍針を背中に貼っておく.正中から約 2〜3 cm 離して穿刺する.
C: 腹部のポンプ留置部位と皮膚切開線

## 文献

1) Albright AL, Turner M, Pattisapu JV. Best-practice surgical techniques for intrathecal baclofen therapy. J Neurosurg. 2006; 104 (4 Suppl): 233-9.

〈新光阿以子〉

# 側弯が非常に強い患者がいます．手術時のコツを教えてください．

⚡ 当科では，患者に負担なく，手術体位がとれるよう術前シュミレーションを入念に行っています．また，極度の側弯により，術中透視だけでは穿刺が困難と考えられる場合には，バクロフェントライアル時から，放射線科の協力を得て，CT ガイド下に腰椎穿刺を行っています 図1 ．

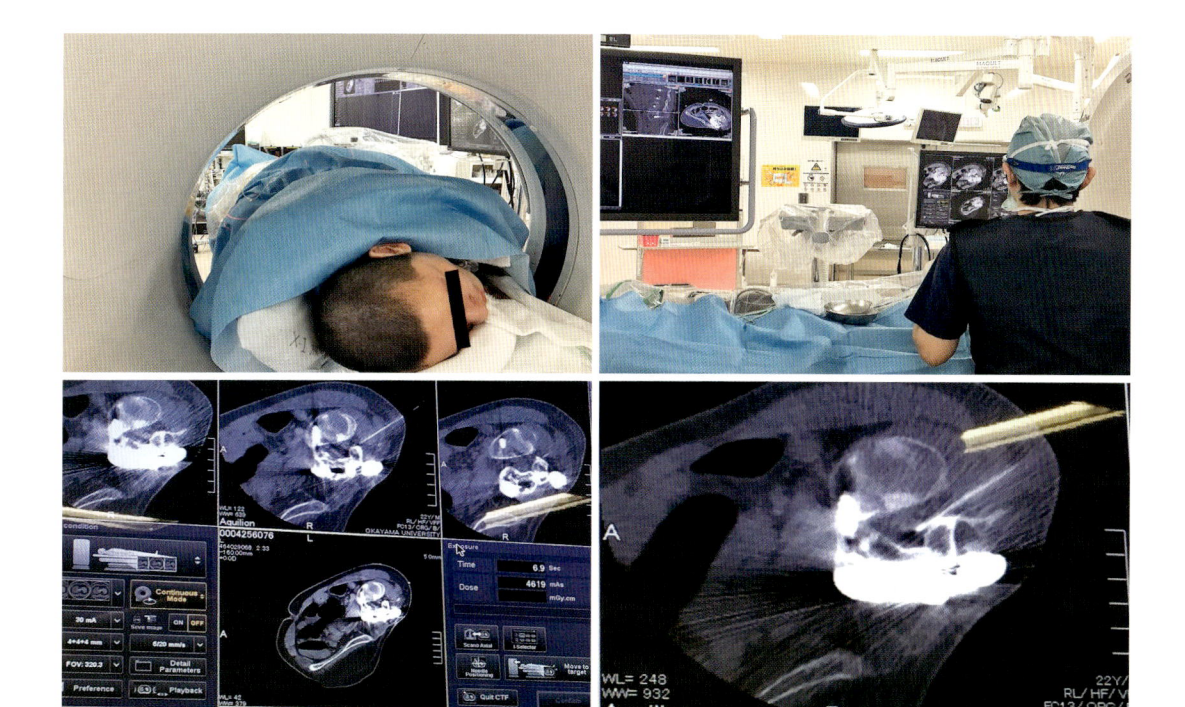

図1 実際の CT ガイド下バクロフェントライアル

〈新光阿以子〉

# リフィルの際に穿刺が難しい患者がいます．良い方法はありますか？

穿刺が困難な場合には，透視撮影下に行うことが一般的だが，エコーを用いて比較的簡単に穿刺することができます．

バクロフェンをポンプに注入する際，ポンプを筋膜下に埋め込んだ場合や，術後の体重増加で皮下脂肪が増加した場合，複数回穿刺を行っても注入口に当たらないことがある．エコーは簡便に注入口を見つけられるツールである．ポンプの上からリニア型の探触子を当てると，注入口を簡単に同定でき，マーキングをして穿刺すればよい　図1 ．時間がない外来の合間に行う際，ベッドサイドでできるこの方法はきわめて有効である．

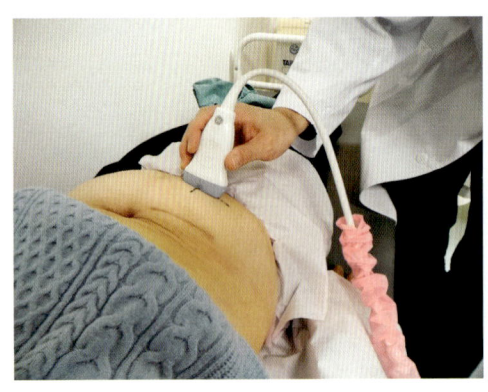 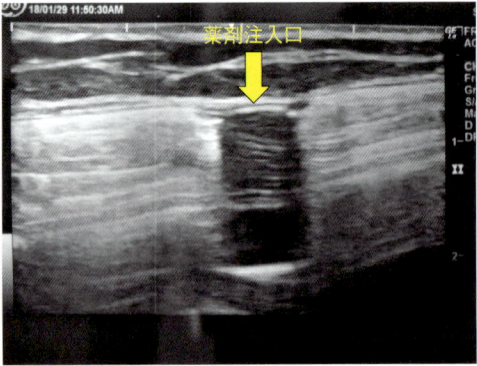

図1 エコーによる薬剤注入口の確認

〈新光阿以子〉

JCOPY 498-32834

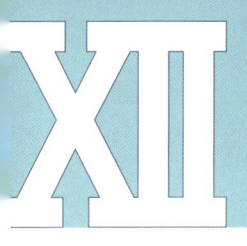

# 電気刺激療法・再生療法の可能性

**A** 電気刺激療法は神経再生を促す

**136**

## 電気刺激療法は神経新生を促すとは本当ですか？

**本当です．病態や時期，刺激条件によりその程度は異なりますが，基礎研究のレベルでは神経新生効果が確認されています．**

神経はいったん損傷すると，二度と再生されないとされてきた．しかし，成体であっても脳室下帯や海馬歯状回においては神経幹細胞が存在していることが報告されて以来，神経新生の観点から中枢神経系疾患に対する再生医療アプローチが数々試みられている．神経幹細胞を用いた再生医療には，神経幹細胞移植に代表される外因的な治療と，内因性の神経幹細胞の活性化による治療の2つに大別される．神経幹細胞移植に代表される外因的な治療は，損傷された組織を新しく移植された神経幹細胞によって置換できる可能性を秘めており，魅力的である．ただし，電気刺激療法を行い，内因性の神経幹細胞を活性化させ，脳が元来備え持つ組織修復作用を効率的に誘導することが可能なのであれば，それは神経幹細胞移植と比べて，より低侵襲で現実的なアプローチと思われる．いかにして内因性の神経幹細胞を活性化させるかについては，さまざまなアプローチが報告されている．我々は，脳神経外科の普段の診療において行われている，パーキンソン病に対する脳深部刺激療法（deep brain stimulation: DBS）をヒントに，電気刺激療法によって種々の中枢神経系疾患に対し，神経新生を促し，より効率的な治療ができないか検討を続けてきた．

〈亀田雅博〉

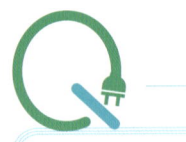
## 脳梗塞に対する電気刺激と神経新生について教えてください.

⚡ 脳梗塞モデル動物では電気刺激による神経保護・神経新生が確認されています.

　脳梗塞モデル動物に対して，硬膜外[1]や脳深部[2]の電気刺激を行うと，行動学的な改善や脳梗塞巣の縮小効果を得ることができる．また，電気刺激を与えることによって，神経新生が，より促進されることや，brain-derived neurotrophic factor（BDNF）や vascular endothelial growth factor（VEGF）などの栄養因子の分泌がより促進されることが確認されている．電気刺激療法を行うことで，生体が本来持っている脳梗塞後の組織修復作用が一層効果的に誘導できることが期待される．

### 📃 文献

1) Baba T, Kameda M, Yasuhara T, et al. Electrical stimulation of the cerebral cortex exerts antiapoptotic, angiogenic, and anti-inflammatory effects in ischemic stroke rats through phosphoinositide 3-kinase/Akt signaling pathway. Stroke. 2009; 40: e598-605.
2) Morimoto T, Yasuhara T, Kameda M, et al. Striatal stimulation nurtures endogenous neurogenesis and angiogenesis in chronic-phase ischemic stroke rats. Cell Transplant. 2011; 20: 1049-64.

〈亀田雅博〉

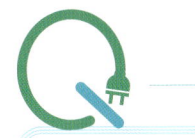

**A** 電気刺激療法は神経再生を促す

**138**

# 認知症についてはいかがでしょうか？

 　**基礎研究では，海馬の電気刺激により記憶力が良くなる可能性が示されています．**

　神経新生は成体においても認められるものの，その能力は年齢があがるにつれて衰えていく．海馬は記憶に関係する部位であるが，そのなかの歯状回は神経新生が成体になっても認められる部位の1つである．中高年以降の認知力の低下は，この海馬における神経新生能力の衰えと関連があるのではないか，神経新生を促すことで認知力の低下をカバーできる可能性があるのではないかと考えられている．

　*in vitro* の動物実験では，カリウムを付加することで，海馬由来の神経幹細胞の数を増やすことができる[1]．このカリウム付加というのは生体内における現象としては脱分極と考えられるため，この *in vitro* の実験結果を *in vivo* で再現すべく，電気刺激を与えて long-term potentiation（LTP：長期増強）を発現させると，海馬歯状回における神経新生が促進されることが確認された[2]．また，脳血流量の低下も認知症の発症・程度・予後に影響を与える．我々は，慢性低灌流モデル動物に電気刺激を与え，神経新生能が増強されていることを明らかにした．さらに，電気刺激によって LTP が生じたものでは，神経新生に加え，神経系への分化も促進されることが確認された[3]．

　LTP は記憶のメカニズムともいわれており，LTP を誘発させる電気刺激と同等の意味をもつ日常行為（例えば日々のランニングといったエクササイズや物事を学習すること）を継続することは，年齢とともに衰える神経新生能力を維持・向上させ，記憶力の改善に寄与する可能性があると考えられる．

### 文献
1) Walker TL, White A, Black DM, et al. Latent stem and progenitor cells in the hippocampus are activated by neural excitation. J Neurosci. 2008; 28: 5240-7.
2) Kameda M, Taylor CJ, Walker TL,. Activation of latent precursors in the hippocampus is dependent on long-term potentiation. Transl Psychiatry. 2012; 2: e72.
3) Takeuchi H, Kameda M, Yasuhara T, et al. Long-term potentiation enhances neuronal differentiation in the chronic hypoperfusion model of rats. Front Aging Neurosci. 2018; 10: 29.

〈亀田雅博〉

 **A** 電気刺激療法は神経再生を促す

# パーキンソン病ではどうでしょうか？

 パーキンソン病に対する電気刺激は臨床応用され，メカニズムの解明も進んでいますが，まだわからないこともあります．

　先述されているが，パーキンソン病に対する脳深部刺激療法（deep brain stimulation: DBS）は臨床の現場においてすでに確立した手技である．ただし，脳深部に電極を挿入する必要がある．脳とともに神経系を構成する脊髄を刺激することでパーキンソン病に対する治療効果が得られるのであれば，より低侵襲であり，より多くの患者への福音となるものと思われる．近年，疼痛の患者に対する脊髄刺激療法（spinal cord stimulation: SCS）の有用性が報告されており，我々は片側線条体に6-OHDA を投与し，パーキンソン病モデル動物を作成し SCS の治療効果について検討を行った．このパーキンソン病モデル動物に対し，上位頸椎の硬膜外脊髄電気刺激を行うと，行動学的にも組織学的にも改善を認めた．また，この背景には線条体病変部における VEGF の upregulation が確認された[1]．本研究は，脳の病気であるにもかかわらず，脳から離れた脊髄での刺激によって，神経系のネットワークの中を刺激が伝達され，栄養因子の分泌促進を通して，治療効果をもたらすことができるということを意味しており，電気刺激療法の低侵襲化を実現できるかもしれない．

### 電気刺激療法と細胞移植
　他にも，電気刺激療法には，脳へ定位的に移植した幹細胞の遊走能を効率的にコントロールできることが確認されている[2]．電気刺激療法によって，生体が本来持っている組織修復作用を向上させるだけでなく，細胞移植という外因的な治療に対しても，より効率的な治療効果をもたらすことが期待される．

### 文献
1）　Shinko A, Agari T, Kameda M, et al. Spinal cord stimulation exerts neuroprotective effects against experimental Parkinson's disease. PloS One. 2014; 9: e101468.
2）　Morimoto J, Yasuhara T, Kameda M, et al. Electrical stimulation enhances migratory ability of transplanted bone marrow stromal cells in a rodent ischemic stroke model. Cell Physiol Biochem. 2018; 46: 57-68.

〈亀田雅博〉

 **B** パーキンソン病に対する再生療法

# パーキンソン病に対する再生療法は何を目的としていますか？

 **真の再生療法は荒れ果てたドパミン神経系ネットワークを再構築することです．一方で広義には，進みゆくドパミン作動性ニューロンの変性を食い止めることも含まれるでしょう．**

本書でもたびたび触れられているが，パーキンソン病は中脳黒質-線条体におけるドパミン作動性ニューロンの変性が原因で生じる疾患である．パーキンソン病に対する真の再生療法を考えるならば，「中脳黒質-線条体における変性脱落したドパミン作動性ニューロンに代わり，新しいドパミン作動性ニューロンによる機能回復を果たすこと」とでも言い表されるだろう．例えば，新しく移植されたドパミン作動性ニューロンが生着し，宿主脳内に残存しているニューロンと正しく手をつないで神経回路を再構築することができれば，生理的な機能回復が果たせるかもしれない．あるいは，電気刺激，磁気刺激，薬物，その他の刺激により内在性の神経幹細胞を活性化して新しくドパミン作動性ニューロンを誘導することができるなら，これも有効な再生療法になるかもしれない．一方で，「進みゆくドパミン作動性ニューロンの変性を停止させる，あるいはゆるやかにすること」も広義には再生療法としてとらえられる．これを達成するには様々な治療戦略が考えられるが，神経栄養因子や各種成長因子・サイトカインが作用することにより，放っておけば変性していくドパミン作動性ニューロンを助けることが重要だと考えている 図1 ．

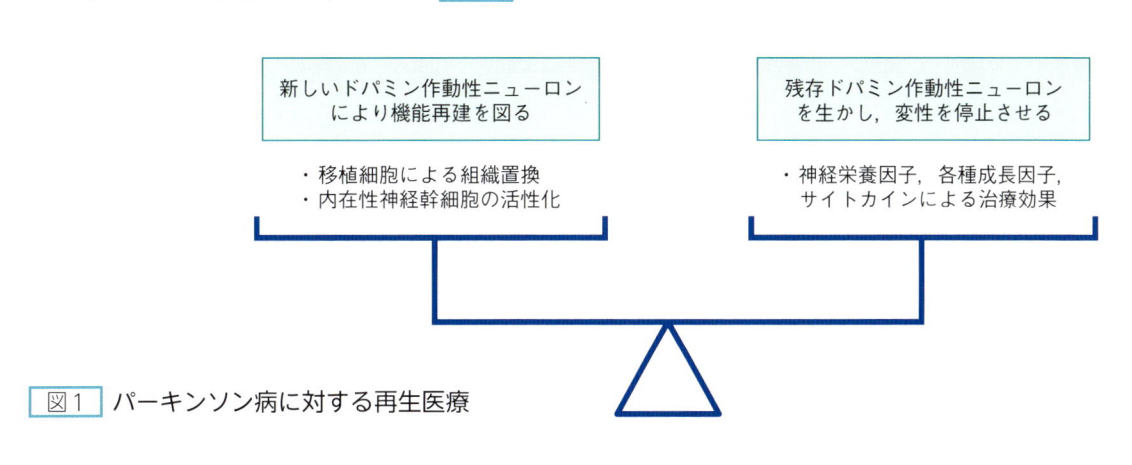

図1 パーキンソン病に対する再生医療

**文献**

1) Date I, Yasuhara T. Neurological disorders and neural regeneration, with special reference to Parkinson's disease and cerebral ischemia. J Artif Organs. 2009; 12: 11-6.
2) Yasuhara T, Kameda M, Agari T, et al. Regenerative medicine for Parkinson's disease. Neurol Med Chir (Tokyo). 2015; 55 Suppl 1: 113-23.　　　　　〈安原隆雄〉

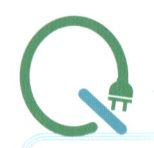 
# パーキンソン病に対する再生療法の歴史を教えてください.

 🔌 **50年程度の歴史があり，細胞療法としては胎児ドパミン神経移植からiPS細胞を用いた臨床応用まで進んできています.**

　パーキンソン病に対する再生療法の歴史は50年程前から始まっている．遺伝子治療や神経栄養因子を用いた治療をはじめとするツールはあるが，ここでは細胞療法の歴史について少し説明する．1979年にパーキンソン病モデルラットに対する胎児ドパミン神経移植が報告され，運動障害の改善とグラフトの良好な生着を確認した[1]．胎児中脳黒質細胞移植は，宿主へのドパミン供給だけでなく，宿主と移植片の神経回路再構成を果たすことができる．臨床面では1988年に胎児中脳黒質細胞移植が2つのグループから報告され[2,3]，有効な治療として期待が持たれた．しかし21世紀に入り，高齢のパーキンソン病患者では機能改善が不十分であり，一部の患者では遅発性のジスキネジアが生じることが二重盲検により明らかにされた[4-6]．これにより，胎児中脳黒質細胞移植の'熱'は衰えたが研究は継続され，現在，TRANSEURO試験という胎児中脳黒質細胞移植に関する多施設試験が進行中である[7]．対象症例を65歳未満，罹病期間10年未満のパーキンソン病患者のうち，認知機能障害やジスキネジアを有さない者に限定している．移植プロトコールが細部まで標準化され，その良好な成果に期待が持たれる．その他にも，自己由来ドパミン分泌細胞[8,9]，骨髄由来幹細胞[10]，ES（embryonic stem）細胞[11]，神経幹細胞[12]，など様々な種類の細胞で研究が進められている．岡山大学でも，カプセル化神経栄養因子産生細胞株移植[13]から神経幹細胞移植[12]，骨髄幹細胞移植[14]まで様々な研究が行われてきた．

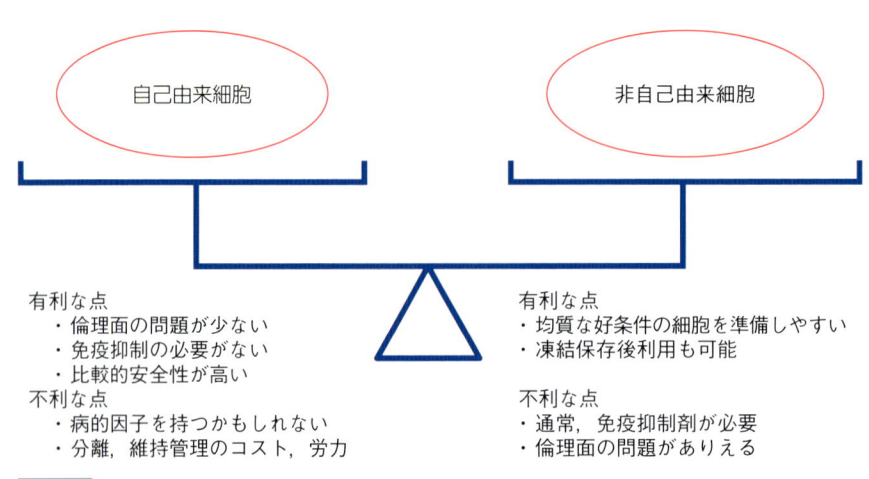

図1　自己由来・非自己由来細胞の利点と欠点

JCOPY 498-32834

パーキンソン病に対する細胞療法を考える上で，重要なことの1つが，自己由来の細胞を用いるのか非自己由来の細胞をもちいるのかということがある．この利点と欠点について 図1 にまとめておく．様々な細胞が治療法の選択肢に上がってくるが，本邦発の新しい治療として，iPS（induced pluripotent stem: 人工多能性幹）細胞を用いた再生医療に注目が集まっている．次の項ではiPS細胞を用いた再生医療について少し述べる．

### ⊟ 文献

1) Perlow MJ, Freed WJ, Hoffer BJ, et al. Brain grafts reduce motor abnormalities produced by destruction of nigrostriatal dopamine system. Science. 1979; 204: 643-7.
2) Madrazo I, León V, Torres C, et al. Transplantation of fetal substantia nigra and adrenal medulla to the caudate nucleus in two patients with Parkinson's disease. N Engl J Med. 1988; 318: 51.
3) Lindvall O, Rehncrona S, Gustavii B, et al. Fetal dopamine-rich mesencephalic grafts in Parkinson's disease. Lancet. 1988; 2: 1483-4.
4) Freed CR, Greene PE, Breeze RE, et al. Transplantation of embryonic dopamine neurons for severe Parkinson's disease. N Engl J Med. 2001; 344: 710-9.
5) Ma Y, Feigin A, Dhawan V, et al. Dyskinesia after fetal cell transplantation for parkinsonism: a PET study. Ann Neurol. 2002; 52: 628-34.
6) Olanow CW, Goetz CG, Kordower JH, et al. A double-blind controlled trial of bilateral fetal nigral transplantation in Parkinson's disease. Ann Neurol. 2003; 54: 403-14.
7) Kirkeby A, Parmar M, Barker RA. Strategies for bringing stem cell-derived dopamine neurons to the clinic: A European approach（STEM-PD）. Prog Brain Res. 2017; 230: 165-90.
8) Date I, Asari S, Ohmoto T. Two-year follow-up study of a patient with Parkinson's disease and severe motor fluctuations treated by co-grafts of adrenal medulla and peripheral nerve into bilateral caudate nuclei: case report. Neurosurgery. 1995; 37: 515-8; discussion 518-9.
9) Mínguez-Castellanos A, Escamilla-Sevilla F, Hotton GR, et al. Carotid body autotransplantation in Parkinson disease: a clinical and positron emission tomography study. J Neurol Neurosurg Psychiatry. 2007; 78: 825-31.
10) Kuroda Y, Wakao S, Kitada M, et al. Isolation, culture and evaluation of multilineage-differentiating stress-enduring（Muse）cells. Nat Protoc. 2013; 8: 1391-415.
11) Samata B, Doi D, Nishimura K, et al. Purification of functional human ES and iPSC-derived midbrain dopaminergic progenitors using LRTM1. Nat Commun. 2016; 7: 13097.
12) Yasuhara T, Matsukawa N, Hara K, et al. Transplantation of human neural stem cells exerts neuroprotection in a rat model of Parkinson's disease. J Neurosci. 2006; 26: 12497-511.
13) Yasuhara T, Shingo T, Kobayashi K, et al. Neuroprotective effects of vascular endothelial growth factor（VEGF）upon dopaminergic neurons in a rat model of Parkinson's disease. Eur J Neurosci. 2004; 19: 1494-504.
14) Wang F, Yasuhara T, Shingo T, et al. Intravenous administration of mesenchymal stem cells exerts therapeutic effects on parkinsonian model of rats: focusing on neuroprotective effects of stromal cell-derived factor-1alpha. BMC Neurosci. 2010; 11: 52.

〈安原隆雄〉

## これから行われるパーキンソン病の再生療法には どんなものがありますか？

 iPS 細胞を用いた移植再生治療が期待されます.

　これからの再生医療として，iPS 細胞にフォーカスする．山中伸弥先生が発見した 4 因子（Oct3/4，Sox2，Klf4，c-Myc）により iPS 細胞が樹立されてから[1]，日進月歩で本分野のバイオテクノロジーが発展してきた．iPS 細胞の臨床応用を考えるうえで，腫瘍化の問題を無視することはできない．様々な技術改良により，最近の報告では，サルを用いたパーキンソン病モデルに対するヒト iPS 細胞由来のドパミン作動性ニューロン移植により，移植後 1 年以上にわたり，移植細胞が腫瘍形成なく生存し，良好な機能改善が示された[2]．中枢神経系疾患ではないが，自己 iPS 細胞由来の網膜色素上皮細胞が加齢黄斑変性症患者に移植され，1 年後の安全性が 2017 年に日本から報告された[3]．本報告で安全性が確認されたことも受け，本邦でも京都大学のグループによる非自己由来の iPS 細胞を用いた PD 患者に対する臨床研究が近づいている[4]．iPS 細胞の臨床応用は実際の移植治療だけにとどまらず，病態解明に役立つ可能性がある．　図1　にそのコンセプトをまとめておく．その他にも，様々な種類の電気刺激治療，遺伝子治療，薬物治療，その他の細胞治療など，多種多様なツールについて，臨床応用の檜舞台に上ることができるように，日夜研究が続けられている．

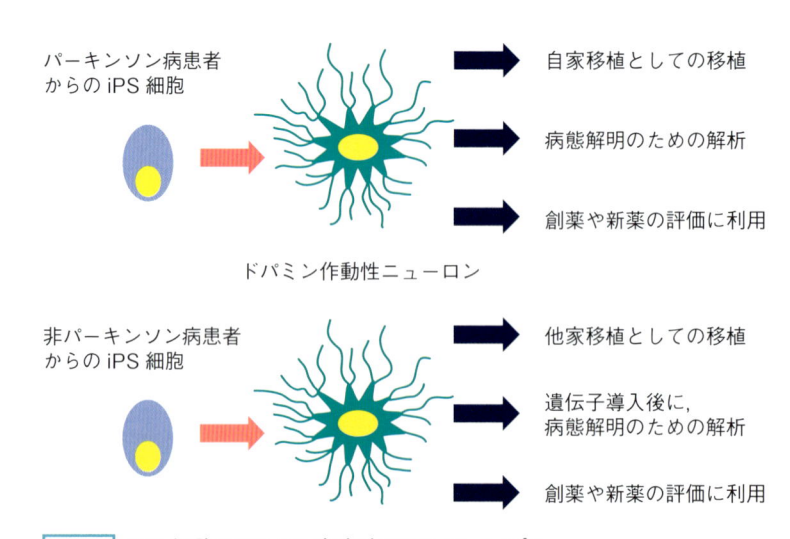

図1　iPS 細胞を用いた臨床応用のコンセプト

## 文献

1) Takahashi K, Yamanaka S. Induction of pluripotent stem cells from mouse embryonic and adult fibroblast cultures by defined factors. Cell. 2006; 126: 663-76.
2) Kikuchi T, Morizane A, Doi D, et al. Human iPS cell-derived dopaminergic neurons function in a primate Parkinson's disease model. Nature. 2017; 548: 592-6.
3) Mandai M, Watanabe A, Kurimoto Y, et al. Autologous induced stem-cell-derived retinal cells for macular degeneration. N Engl J Med. 2017; 376: 1038-46.
4) Takahashi J. Strategies for bringing stem cell-derived dopamine neurons to the clinic: The Kyoto trial. Prog Brain Res. 2017; 230: 213-26.

〈安原隆雄〉

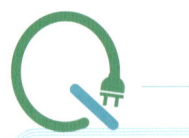 

# パーキンソン病にリハビリが効果的と聞きますが，本当ですか？

 　本当です．パーキンソン病に対してリハビリが有効であるとする重要な報告もあります．

　脳卒中，頭部外傷，パーキンソン病，アルツハイマー病や脊髄損傷などの脳や脊髄の病気により様々な機能障害に陥った患者に対して，適度な運動（リハビリ）をさせることで，著しい症状の改善が得られることが知られている．2008 年に Goodwin ら，2012 年には Li らが，パーキンソン病患者に対してリハビリをさせることで，バランス・歩行能力の改善や転倒・転落回数の減少および耐久性の向上といった機能的改善が得られ，生活の質が改善したと報告した[1,2]．このように適度な運動は，身体面だけでなく，精神面においても活力を与え，優れたリハビリをすることにより患者の状態が著しく好転することが実臨床でも経験される．リハビリは重要な治療の1つであることは間違いないが，一方で治療効果の機序については，その全容がいまだ明らかではない．そのため，医療従事者や研究者による解明が待たれている．

## 文献

1) Goodwin VA, Richards SH, Taylor RS, et al. The effectiveness of exercise interventions for people with Parkinson's disease: a systematic review and meta-analysis. Mov Disord. 2008; 23: 631-40.
2) Li F, Harmer P, Fitzgerald K, et al. Tai chi and postural stability in patients with Parkinson's disease. N Engl J Med. 2012; 366: 511-9.

〈田尻直輝〉

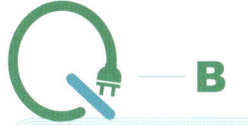 

**B パーキンソン病に対する再生療法**

144

# パーキンソン病のリハビリの治療効果に関する基礎研究はありますか？

**リハビリを用いた基礎研究はあり，神経保護効果があると考えられています.**

　パーキンソン病は，線条体（尾状核と被殻）に投射する中脳黒質緻密部にあるドーパミン神経細胞が，進行性に変性・脱落することを主病変としている．すなわち，私たちの身体を動かすのに必要な神経伝達物質ドーパミンを放出する脳の中のドーパミン神経細胞が，何らかの原因で壊れてしまうことで，徐々に運動機能障害を引き起こしてしまう病気である．パーキンソン病の治療では，薬物療法や脳深部に電気刺激を与える手術療法に加え，リハビリ療法も行われている．

　我々の研究グループは，2010 年に田尻らが，手足の震えなどを引き起こすパーキンソン病の症状改善に，適度な運動を継続することが効果的であると考え，動物実験を用いて確認した[1]．生後 10 週齢のラットを用いて，大脳基底核の右線条体に神経毒（6-hydroxydopamine: 6-OHDA）を投与し，左側の前後脚に障害を持つ，片側パーキンソン病モデルを再現した．モデル作成から 24 時間後に，早期からトレッドミルによる運動を 1 日 30 分間，週 5 日の頻度で行わせた．4 週間後に効果を確認すると，何も運動をさせなかったラットに比べて，自発的に左側の前肢を使う頻度がほぼ正常化した．また，パーキンソン病の重症度と相関があるとされている薬物投与によって誘発される回転運動の頻度を見る実験では，運動数が 1/4 程度まで減少する改善が見られた．また，運動をさせたラットの脳内では，線条体において，神経細胞の線維〔チロシン水酸化酵素（TH）陽性線維〕の密度が高く，黒質においても，ドーパミン神経細胞（TH 陽性細胞）の数が多く見られた．この結果から，パーキンソン病に対し，リハビリは機能面においても，脳内の細胞・組織レベルにおいても，保護効果が認められ，病気の進行を遅らせるのに，有用な治療手段の 1 つであると示唆された．適切な運動が神経の保護や再生に効果を上げていると考えられる．

**文献**
1）　Tajiri N, Yasuhara T, Shingo T, et al. Exercise exerts neuroprotective effects on Parkinson's disease model of rats. Brain Res. 2010; 1310: 200-7.

〈田尻直輝〉

## パーキンソン病を含め，脳障害に陥った患者に対して，どのような期待がもてますか？

 リハビリによる機能改善に加え，神経保護や神経回路の再構築などのメカニズムにより，脳障害を軽減させる可能性があります．

　成熟哺乳類の中枢神経系に一度損傷が起きると，再生・修復が不可能とされてきたが，成体であっても，脳の脳室下帯や海馬の歯状回においては，神経幹細胞が存在していることが報告されて以来，神経新生の観点から脳障害に対する再生医療のアプローチが次々に試みられてきた．神経栄養因子は，脳の可塑性に重要な役割を果たしており，なかでも brain-derived neurotrophic factor (BDNF) および glial cell line-derived neurotrophic factor (GDNF) はパーキンソン病や脳虚血に対して強い神経保護および修復効果を示すことが知られている．これまでの報告で，動物を運動させることにより，大脳皮質，線条体，海馬，脊髄などで BDNF や GDNF の発現が増加することが知られており，機能改善をもたらしたと報告されている．さらに運動によって，vascular endothelial growth factor (VEGF) の発現が上昇し，血管新生が促進され，結果として生体内微小環境が改善し，機能回復に寄与したとする報告もある．

　神経新生は，主に脳室下帯や海馬の歯状回という場所で観察され，様々なシグナルに応じて神経前駆細胞から分化，遊走，成熟を経て神経細胞が新生されている．マウス脳梗塞モデルを用いた検討では，脳が損傷を受けると脳室下帯に存在する神経前駆細胞が活性化され，血管に沿って障害部位へ移動し，失われた神経細胞を部分的に再生置換することが知られている．また，運動によって脳血流が増加し，それに伴って流入する VEGF の増加が神経前駆細胞の増殖促進効果に繋がるという報告もある．1999 年に van Praag や Gage らがマウスを用いて，自発運動を課した群および豊かな環境 (enriched environment) で飼育した群を，普通に飼育したマウスと比較した結果，自発運動を課した群において，神経前駆細胞の増殖が亢進されることにより，最終的な新生神経細胞数が増加することを明らかにした[1]．また，我々の研究グループの安原らが 2007 年に，尾部懸垂モデルラットを用いて，逆に運動抑制を加えることで，脳室下帯や海馬の歯状回において，新生神経細胞数が減少することを証明した[2,3]．

　最近の研究では，運動機能の再獲得において，神経突起の分枝・シナプス形成による下行路の再編成が重要な要因となっている．これには，皮質脊髄路だけでなく，脳幹に存在する運動性神経核である赤核や網様体などが関与していると言われている．2016 年に石田らが，脳出血モデルラットに対して集中的なリハビリによる上肢機能の回復過程の解析を行ったところ，運動野から赤核へと投射される軸索が増加していたことを報告した[4]．この脳出血モデルは，皮質脊髄路という神経回路の大部分が損傷してしまうが，リハビリをさせることにより，皮質脊髄路の損傷後に，皮質-赤核路が代償的に働くことを証明している．さらに最近の結果から，皮質-赤核路以外にも，必要時には皮質-網様体

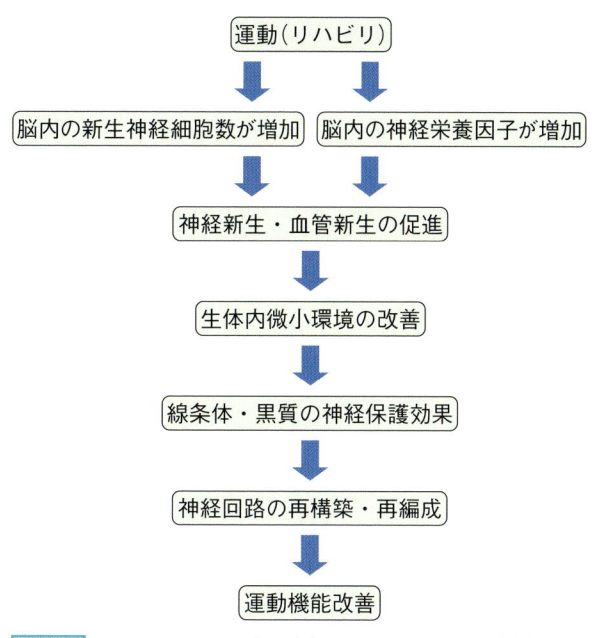

図1 パーキンソン病に対するリハビリ治療効果の
メカニズム

路もリハビリ効果に関与することがわかってきている.

　これらの報告から，パーキンソン病をはじめとする，様々な脳障害に対して，疾患別に合わせた適切なリハビリができるかどうかによって，脳の可塑性を最大限に引き出せるかどうか，すなわち，機能回復させることができるかどうか，重要な鍵になってくると我々は考えている. 我々が考えている，パーキンソン病に対するリハビリ治療効果のメカニズムを図示する 図1 . 今後は，リハビリの開始時期・運動時間・頻度・強度・種類など，様々なパラメーターを疾患別にさらなる検討を重ねていく必要がある. 近年，再生医学・再生医療の発展が目覚ましく，近い将来，脳神経が修復する可能性が示唆されてきた. しかし，仮に組織学的に修復できたとしても，身体機能や精神心理面で効果がなければ，つまり神経回路が繋がっていなければ意味がない. そこで，重要な役割を果たしていくのが，神経機能の再教育とも言われているリハビリであり，神経回路の再構築・再編成に不可欠なリハビリは，今後大いに期待が持てると我々は確信している.

### 📄 文献

1) van Praag H, Kempermann G, Gage FH. Running increases cell proliferation and neurogenesis in the adult mouse dentate gyrus. Nat Neurosci. 1999; 2: 266-70.
2) Yasuhara T, Hara K, Maki M, et al. Lack of exercise, via hindlimb suspension, impedes endogenous neurogenesis. Neuroscience. 2007; 149: 182-91.
3) Watson N, Ji X, Yasuhara T, et al. No pain, no gain: lack of exercise obstructs neurogenesis. Cell Transplant. 2015; 24: 591-7.
4) Ishida A, Isa K, Umeda T, et al. Causal link between the cortico-rubral pathway and functional recovery through forced impaired limb use in rats with stroke. J Neurosci. 2016; 36: 455-67.

〈田尻直輝〉

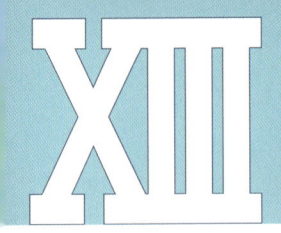

# XIII 定位脳手術の未来

## ブレインマシンインターフェースとは何ですか？

ブレインマシンインターフェース (brain machine interface: BMI)，もしくはブレインコンピューターインターフェース（brain computer interface: BCI）とは，末梢神経や筋肉の活動ではなく，大脳皮質により生成される信号を用いてその個人（個体）と周囲の環境とをつなげることができるコミュニケーションシステムの総称です[1].

BMI 研究は 1970 年代にカリフォルニア大学ロサンゼルス校（UCLA）にて開始され，その概念は 1973 年に出版された Vidal らのヒトを対象とした脳波（EEG）研究のなかで紹介された[2]. BMI 研究は米国を中心に進展し日本では遅れたが，2008 年に文部科学省脳科学研究戦略推進プログラム（脳プロ）「課題 A BMI の開発」が開始され，2013 年からは「BMI 技術を用いた自立支援，精神・神経疾患等の克服に向けた研究開発拠点」（「BMI 技術」）が始動し BMI 研究が大きく進展している[3].

BMI は「情報がどちらの方向に伝達されるか」によって出力型 BMI と入力型 BMI に大別される．出力型 BMI は脳信号を計測しこれをコンピューターで解読（デコーディング），脳信号の意味を推定することで外部機器を操作する 図1 ．運動や意思疎通機能を支援する BMI が相当する．一方，入力型 BMI はセンサーで取得した外界の情報をコンピューターで適切な信号に変換（コーディング）し脳を刺激することで感覚情報を脳に与える．聴性脳幹インプラントや人工視覚がこれにあたる．元々は出力型 BMI に対して BMI という言葉が用いられていたが，近年，脳深部刺激（DBS）や neuro-feedback も介入型 BMI と呼ばれるようになり，BMI の概念は拡大傾向である[4]. 脳信号の計測手段は近赤外分光法（NIRS），機能 MRI（fMRI），EEG，脳磁図（MEG）といった非侵襲的なものから，皮質脳波（ECoG），刺入型電極といった侵襲的なものがある[4].

EEG による BMI で用いられる特徴量の 1 つが P300 である．2 種類以上の出現頻度が異なる刺激をランダムな順番で提示し，低頻度刺激の出現頻度を数えさせると低頻度刺激の出現に応じて頭頂部優位に 300 から数百 ms の潜時で陽性電位が出現し，この事象関連電位（event-related potential: ERP）を P300 という[5]. この P300 を用いた BMI により文字入力をすることが可能である[6]. また感覚運動野に出現する 9〜12 Hz の脳波を $\mu$ 律動と呼ぶが，この $\mu$ 波は運動の計画，実行，イメージにより減衰する（事象関連脱同期，event-related desynchoronization: ERD）ことが知られており，同様に運動により $\beta$ 波（18〜25 Hz）でも ERD が出現する[7,8]. この ERD を検出し麻痺した指を他動的に動かす BMI 訓練が 2008 年 Buch らにより報告され[8]，麻痺側上肢機能改善への効果が示

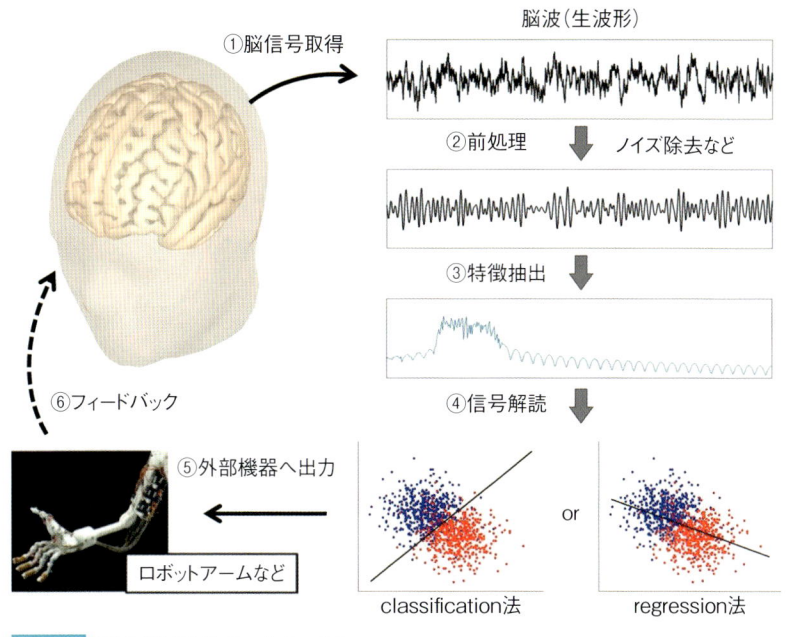

**図1 出力型 BMI のイメージ**

脳信号を取得①し，必要に応じバンドパスフィルターやノッチフィルターなどの前処理②を行い，特徴を抽出する③．特徴の持つ意味を人工知能の 1 つである機械学習を用いて解釈④し，その結果を外部機器（ロボットアーム，意思伝達装置など）へ出力する⑤．出力結果をフィードッバックし脳活動を制御（DecNef）することも可能である⑥．

されている[9]．

ユタ電極（Utah intracortical electrode array: UIEA）[10]に代表される脳実質への刺入型マイクロ電極は，300〜5000 Hz のバンドパスフィルターをかけることで単一ニューロンの軸索電位を，250 Hz 以下の条件では神経細胞の集合電位である local field potential(LFP)が計測可能である[11]．1980 年代，サルの一次運動野にマイクロ電極を刺入し上肢を動かした際の神経発火頻度を計測した結果，上肢運動方向と神経の発火頻度に関連が見出された．二次元的にも[12]三次元的にも[13]神経の発火頻度は腕の動かす方向に対し cosine tune されていることがわかった．その後，神経活動から腕の方向を抽出するアルゴリズムが開発され，脳活動によるロボットアーム操作の報告が 2002 年にサル[14]で，2006 年にヒトでなされた[15]．

刺入型電極から得られる信号は 0.2〜1 mm 程度の高い空間分解能[11]を持つが，電極の刺入により惹起される炎症反応により年単位で計測効率が低下する[16]．一方，ECoG は脳実質への侵襲が比較的少なく年単位での信号安定性に優れていることがサルの実験で示された[17]．ECoG の空間分解能は 0.5 cm[11]と刺入型電極に劣るものの high γ波（60〜200 Hz）とよばれる高周波帯域までの計測が可能である．high γ活動は低周波律動に比べ脳機能局在をより正確に反映しており[18]，BMI の脳波解読の特徴量として有用である[19]．

脳波の解読には機械学習の手法がよく用いられ，種類に識別推定する classification 法と，連続量として推定する regression 法がある[1,20]．**図1**．前者は 2 クラスの識別に優れ，Support Vector Machine（SVM）という手法が知られている[21]．後者はカーソルコントロールや腕の三次元軌道の定量的推定に有用であり，Sparse Linear Regression (SLR)[22]などがある．また，ノンパラメトリッ

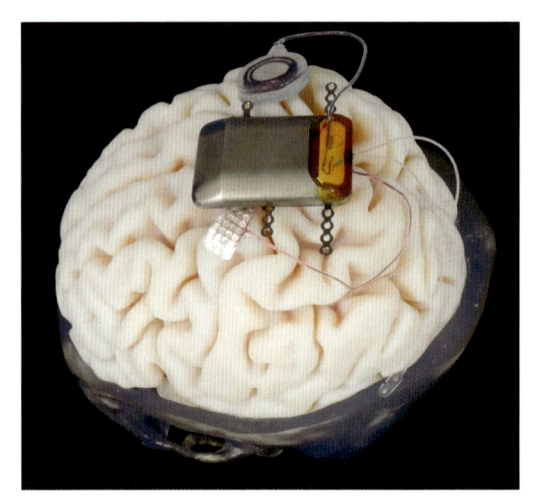

**図2** 開発中の完全体内埋込型 BMI 装置

（大阪大学大学院医学系研究科平田雅之氏提供）

クベイズ法の1つである Gaussian process regression（GPR）と線形 SVM を組み合わせ，精度を向上させた報告もある[23]．今後は大量のデータとディープラーニングを用いて，より精緻な脳信号解読を行うことが期待されている．

　BMI の最近の動向としては，BMI 技術を用いたニューロフィードバックにより被験者が自身の脳活動を自発的に制御し幻肢痛の痛みが制御されることが示された[24]．このようにデコーダーにより被験者の脳状態を読み出し，その情報をリアルタイムに被験者にフィードバックする手法を Decoded Neurofeedback（DecNef，　図1　）といい，精神疾患への治療的応用が期待されている．また国内外で BMI 用のワイヤレス体内埋込装置の開発が臨床応用を目指して行われている．日本では脳形状にフィットする脳表電極を用いた 128 チャンネルワイヤレス体内埋め込み装置が開発されており[25,26]　図2　，今後重症 ALS 患者を対象として長期埋込による臨床試験が計画されている．

### 文献

1) Nicolas-Alonso LF, Gomez-Gil J. Brain computer interfaces, a review. Sensors. 2012; 12: 1211-79.
2) Vidal JJ. Toward direct brain-computer communication. Annu Rev Biophys Bioeng. 1973; 2: 157-80.
3) 里宇明元, 牛場潤一, 監修. 神経科学の最前線とリハビリテーション. 東京: 医歯薬出版; 2015.
4) 平田雅之. ブレインマシンインターフェース（BMI）. Clin Neurosci. 2016; 34: 144-8.
5) 宮内　哲, 星　詳子, 菅野　巌, 他. 脳のイメージング. 東京: 共立出版; 2016.
6) Utsumi K, Takano K, Okahara Y, et al. Operation of a P300-based brain-computer interface in patients with Duchenne muscular dystrophy. Sci Rep-Uk. 2018; 8: 1753.
7) McFarland DJ, Miner LA, Vaughan TM, et al. Mu and beta rhythm topographies during motor imagery and actual movements. Brain topogr. 2000; 12: 177-86.
8) Buch E, Weber C, Cohen LG, et al. Think to move: a neuromagnetic brain-computer interface (BCI) system for chronic stroke. Stroke. 2008; 39: 910-7.
9) Shindo K, Kawashima K, Ushiba J, et al. Effects of neurofeedback training with an electroencephalogram-based brain-computer interface for hand paralysis in patients with chronic stroke: a preliminary case series study. J Rehabili Med. 2011; 43: 951-7.
10) Rousche PJ, Normann RA. Chronic recording capability of the Utah Intracortical Electrode Array in cat sensory cortex. J Neurosci Methods. 1998; 82: 1-15.
11) Schwartz AB, Cui XT, Weber DJ, et al. Brain-controlled interfaces: movement restoration with neural prosthetics. Neuron. 2006; 52: 205-20.
12) Georgopoulos AP, Kalaska JF, Caminiti R, et al. On the relations between the direction of two-

dimensional arm movements and cell discharge in primate motor cortex. J Neurosci. 1982; 2: 1527-37.

13) Schwartz AB, Kettner RE, Georgopoulos AP. Primate motor cortex and free arm movements to visual targets in three-dimensional space. I. Relations between single cell discharge and direction of movement. J Neurosci. 1988; 8: 2913-27.

14) Taylor DM, Tillery SIH, Schwartz AB. Direct cortical control of 3D neuroprosthetic devices. Science. 2002; 296: 1829-32.

15) Hochberg LR, Serruya MD, Friehs GM, et al. Neuronal ensemble control of prosthetic devices by a human with tetraplegia. Nature. 2006; 442: 164.

16) Fernández E, Greger B, House PA, et al. Acute human brain responses to intracortical microelectrode arrays: challenges and future prospects. Front Neuroeng. 2014; 7: 24.

17) Chao ZC, Nagasaka Y, Fujii N. Long-term asynchronous decoding of arm motion using electrocorticographic signals in monkey. Front Neuroeng. 2010; 3: 3.

18) Crone NE, Sinai A, Korzeniewska A. High-frequency gamma oscillations and human brain mapping with electrocorticography. Prog Brain Res. 2006; 159: 275-95.

19) Yanagisawa T, Hirata M, Saitoh Y, et al. Real-time control of a prosthetic hand using human electrocorticography signals. J Neurosurg. 2011; 114: 1715-22.

20) McFarland DJ, Wolpaw JR. Sensorimotor rhythm-based brain-computer interface (BCI): feature selection by regression improves performance. IEEE Trans Neural Syst Rehabili Eng. 2005; 13: 372-9.

21) Kamitani Y, Tong F. Decoding the visual and subjective contents of the human brain. Nat Neurosci. 2005; 8: 679-85.

22) Yamashita O, Sato MA, Yoshioka T, et al. Sparse estimation automatically selects voxels relevant for the decoding of fMRI activity patterns. Neuroimage. 2008; 42: 1414-29.

23) Yanagisawa T, Hirata M, Saitoh Y, et al. Electrocorticographic control of a prosthetic arm in paralyzed patients. Ann Neurol. 2012; 71: 353-61.

24) Yanagisawa T, Fukuma R, Seymour B, et al. Induced sensorimotor brain plasticity controls pain in phantom limb patients. Nat Commun. 2016; 7: 13209.

25) Hirata M, Matsushita K, Suzuki T, et al. A fully-implantable wireless system for human brain-machine interfaces using brain surface electrodes: W-HERBS. IEICE transactions on communications. 2011; 94: 2448-53.

26) Morris S, Hirata M, Sugata H, et al. Patient-specific cortical electrodes for sulcal and gyral implantation. IEEE Trans Biomed Eng. 2015; 62: 1034-41.

〈橋本洋章　平田雅之　貴島晴彦〉

# 147

# SEEG とは何ですか？

てんかんの診断目的に行われる頭蓋内脳波の記録方法の1つです．
stereo-electro encephalography の略語です．

　てんかんは100人に約1人の有病率だが，多くは薬物治療で発作が抑制される．しかし，2，3割の方が抗てんかん薬を多剤併用しても発作が止まらず，難治性てんかんとされる．その場合，発作症状，頭皮脳波，画像検査などから総合的に判断して，発作焦点が同定され，同部位が切除可能と判断される場合は外科治療が行われることがある．しかし，これらの非侵襲的な検査を十分に行っても発作焦点が絞り込めないことがある．その際に追加する侵襲的な検索手段が頭蓋内脳波である．これは頭蓋内に脳波電極を留置し，脳表あるいは脳内から直接に異常波を検出する方法で，高い時間空間分解能が期待できる．使用する電極には脳表に電極を留置する硬膜下電極と脳内に留置する深部電極の

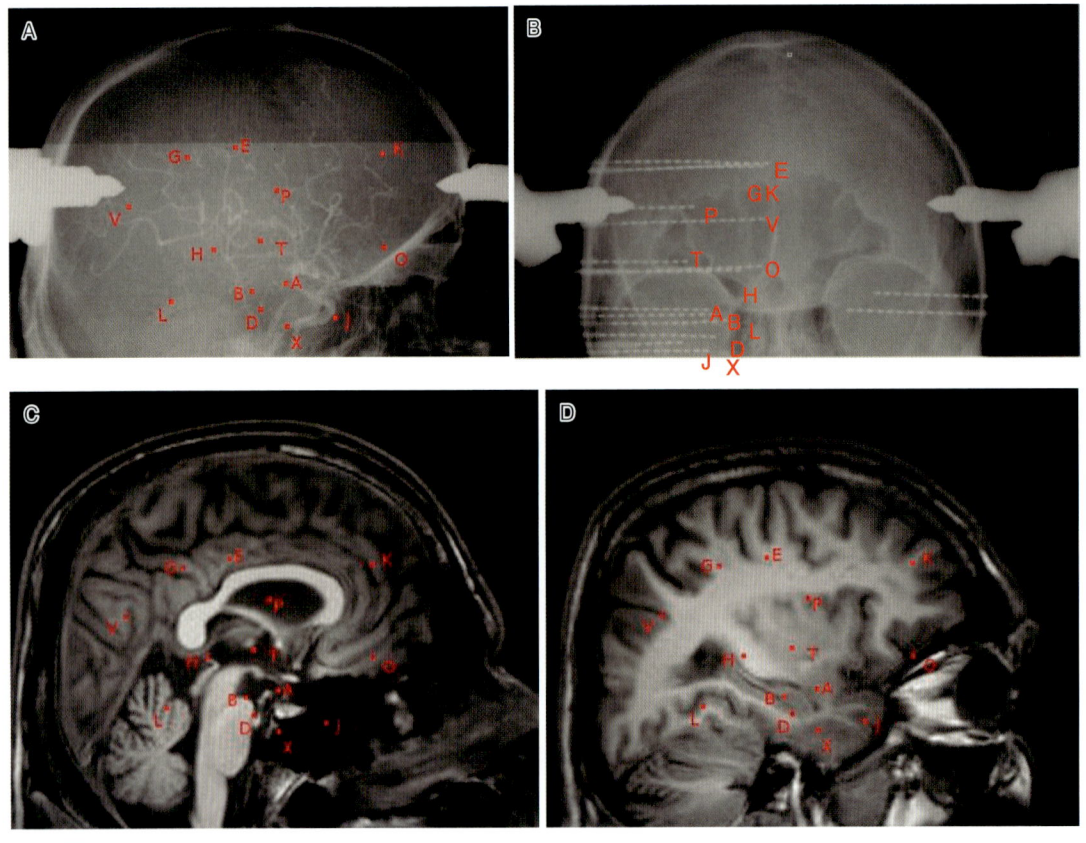

図1　SEEG の写真

2種類がある．北米や日本では前者が主流だが，フランス，イタリアを中心とするヨーロッパでは後者が主流である．深部電極を定位的脳神経外科の手法を用いて，狙った場所に正確に留置する．このように定位的に脳内に留置した深部電極から脳波を記録するのが SEEG（stereo-electro encephalography）である．

SEEG は特に海馬や扁桃体などの側頭葉内側構造あるいは帯状回，シルビウス裂に埋没した島回や弁蓋部のような，硬膜下電極の留置できない脳深部に発作焦点が疑われる症例などに特に有用で，三次元的な発作波の伝播の理解により，硬膜下電極とは違った視点からの解析などに有用とされており，今後のてんかん外科の手術成績向上に寄与することが期待されている．SEEG を行う前提として，非侵襲的な検査により，発作の起始・拡延についてのきちんとした仮説が立てられていることが重要であり，SEEG はこの仮説を立証する目的で行うものである．新しく開発された手法ではなく，1957年にフランスの Talairach および Bancaud らにより考案され，すでに長い歴史がある．

電極留置の手技は手術室で全身麻酔下に行われる．硬膜下電極のように開頭手術を要さず，電極を経皮的に脳内に留置することができる．頭部に装着した定位脳装置を使用して留置を行う（平均 10～15 本/半球）が，体位を変更することなく，離れた部位や両側半球に同時に電極を留置することも可能である．また硬膜下電極に比べて留置後に電極が移動することも少なく，脳萎縮が強い症例でも目的とする部位に正確に留置可能である．

1～2週間の脳波モニタリングにより脳波解析を行う．SEEG での電極抜去は無麻酔で，しかも 15分ほどの短時間で可能であり，抜去後の癒着の影響も少ないため電極抜去と切除手術を同時に施行する必要がなく，脳波解析にゆっくりと時間をかけることができる．SEEG の主な合併症は硬膜下電極同様に出血や感染などがあるが，出現頻度は低く，硬膜下電極よりも安全とされている．ただし，脳内出血をきたすリスクがあり，適応は慎重に検討すべきである．

なお，SEEG に関連した独特な外科治療として SEEG-guided RF（radio-frequency）thermocoagulation がある．これは，推定されたてんかん原性領域に対して行うラジオ波焼灼術であり，SEEGの脳波解析後に引き続いて電極をそのまま利用できるというメリットがある．フランスのリヨンやイタリアのミラノなどで盛んに行われている．焼灼後に発作が軽減すれば，引き続いて行う焦点切除術での発作抑制が期待できるという点で，diagnostic therapy としても有用な手技と考えられている．特に切除困難な eloquent area にてんかん原性がある場合にも治療のオプションとなり得る．その治療効果はあくまで緩和術の域を出るものではないが，疾患別の検討では focal cortical dysplasia や periventricular nodular heterotopia において，比較的高い発作抑制率が得られているようである．

〈近藤聡彦〉

# 148

# 反復経頭蓋磁気刺激（repetitive transcranial magnetic stimulation: rTMS）はどのようなものですか？

頭皮上においたコイルに高電流を一過性に流すと，電磁誘導の原理により大脳に電流が生じ神経細胞が電気刺激されます．この刺激を一定のリズムで反復する手法のことです．

経頭蓋的に大脳を刺激する方法論として 1980 年に Merton らによって高電圧電気刺激によって大脳皮質を刺激する経頭蓋電気刺激法（transcranial electrical stimulation: TES）が報告された[1]が，この方法は電気抵抗の高い頭蓋骨を通し大脳皮質までエネルギーを伝達するために高電圧が必要であり，被験者に剃刀で頭皮をなぞるような痛みを伴うことが問題であった．そして 1985 年に英国の Barker らによって経頭蓋的に磁気刺激を与え間接的に大脳を電気刺激する経頭蓋磁気刺激法（transcranial magnetic stimulation: TMS）が報告された[2]．TMS の原理は英国の科学者 Michael Faraday により発表された電磁誘導（electromagnetic induction）である．頭皮上に置いた刺激コイルにごく短時間で大きな電圧をかけて急速に電流を流すと変動磁場が発生しファラデーの法則に従いコイル電流とは逆向きの誘導電流（渦電流）が生体内に生じる．変動磁場は電気抵抗の高い頭蓋骨でも貫通するため大脳皮質に誘渦電流を生じさせ神経細胞を電気刺激することが可能となった　図1 ．つまり，磁気刺激装置で生み出される電気エネルギーを刺激コイルで磁気エネルギーに変換して，脳組織内で誘導された渦電流で神経細胞を電気刺激するという仕組みである[3]．渦電流は頭蓋骨に平行に誘発され，垂直に線維が走行する錐体細胞よりも平行に線維が走行する介在ニューロン（主に第Ⅱ相）が主に刺激され，介在ニューロンを介して錐体細胞にも刺激効果が現れると考えられている[3]．TMS は大きな刺激音がするものの非侵襲的に皮膚表面から数 cm 以内の脳組織を電気刺激することが可能である．開発当初のコイルでは局所的な刺激が困難であったが，8 の字形コイルの開発でより局所を刺激可能になった[4]．また，従来のコイルでは脳深部の刺激は困難であったが，より深部を刺激可能な H コイルも開発されている[5]．

TMS は当初，運動野を直接刺激し誘発される運動反応，あるいは運動誘発電位（motor evoked potentials: MEP）を記録する運動神経機能検査として開発された[2]．誘発筋電図の振幅は運動野の興奮性を反映しており現在も中枢神経から末梢神経までを総合的に評価する電気生理学検査として使用されている（2002 年に TMS による誘発筋電図検査が保険収載された）．また大脳の体部位局在を調べるためにも利用されてもいる[6]．開発当初，磁気刺激後の再充電に時間を要し数秒に 1 回しか刺激ができなかったが，1990 年代後半の技術の進歩により 3 連発以上の磁気刺激を反復性に与えることが可能となり反復経頭蓋磁気刺激法（rTMS）が誕生した．

rTMS は中枢神経系の興奮性を持続的に変化させることが可能な刺激法であり，運動野の rTMS 研

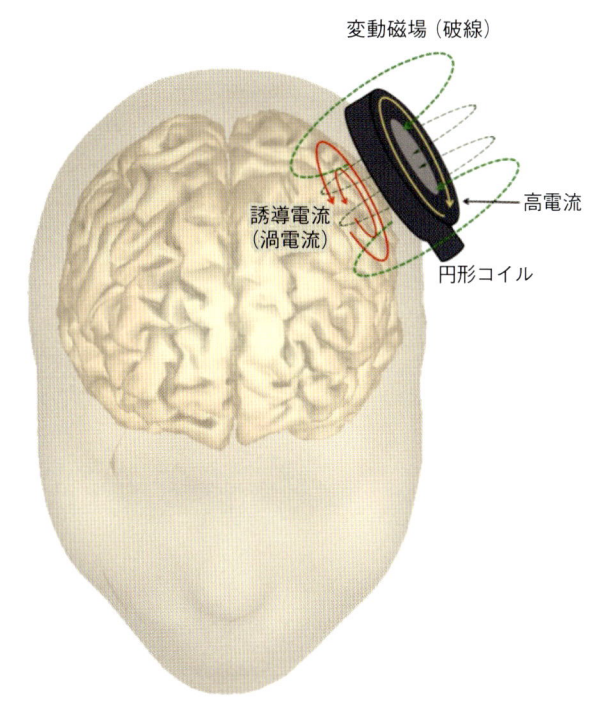

変動磁場（破線）

高電流

誘導電流
（渦電流）

円形コイル

図1 円形コイルによる脳表磁気刺激

究において刺激頻度が 1 Hz 以下の低頻度 rTMS では刺激部位の神経活動が抑制され，5 Hz 以上の高頻度 rTMS では神経活動が促通されることが明らかにされた[7]．rTMS は臨床検査法としてよりも神経可塑性など脳科学研究への応用や治療的応用が期待され，2008 年 10 月に米国 FDA は rTMS の治療的使用の最初の疾患として薬物治療抵抗性のうつ病を承認した．日本では rTMS がうつ病の症状を緩和するとして 2017 年 9 月に厚生労働省により医療機器として薬事承認された．刺激部位は左前頭前野背外側面であり，高頻度 rTMS を行う[3]．

神経障害性疼痛に対し一次運動野電気刺激療法 (electrical motor cortex stimulation: EMCS) は有効である[8,9]が，頭蓋内に刺激用電極を留置する必要があり簡単に行える治療ではない．一方，rTMS は非侵襲的に刺激可能であり，高頻度 rTMS による運動野刺激が同様の除痛効果を示すことがわかっている[10]．機序として，運動野の興奮性を高めることで脳内ペインネットワークを変容させて除痛効果を示すと考えられている[11]．現在日本では神経障害性疼痛に対する rTMS の治験が実施され，今後，薬事承認を目指す予定である．将来的には疼痛に苦しむ人が外来や在宅で rTMS 治療を受けられるようになるかもしれない 図2 ．

パーキンソン病では補足運動野（supplementary motor area: SMA）の活動性低下が運動減少症と関連すると報告されている[12]．SMA に対する高頻度 rTMS が SMA の活動性を増大させ，運動減少症を改善させるのではないかという仮説のもと多施設共同研究が行われ，rTMS が運動症状を有意に改善することが示された[13]．一方で，両側一次運動野の高頻度刺激の方が，SMA よりも効果が優れているという報告もある[14]．

脳卒中により運動線維が障害されると，その運動野の活動性は低下し左右脳間バランスが崩れる．さらに健側から患側への半球間抑制が大きくなり，ますます患側運動野の活動性は低下する[15]．運動

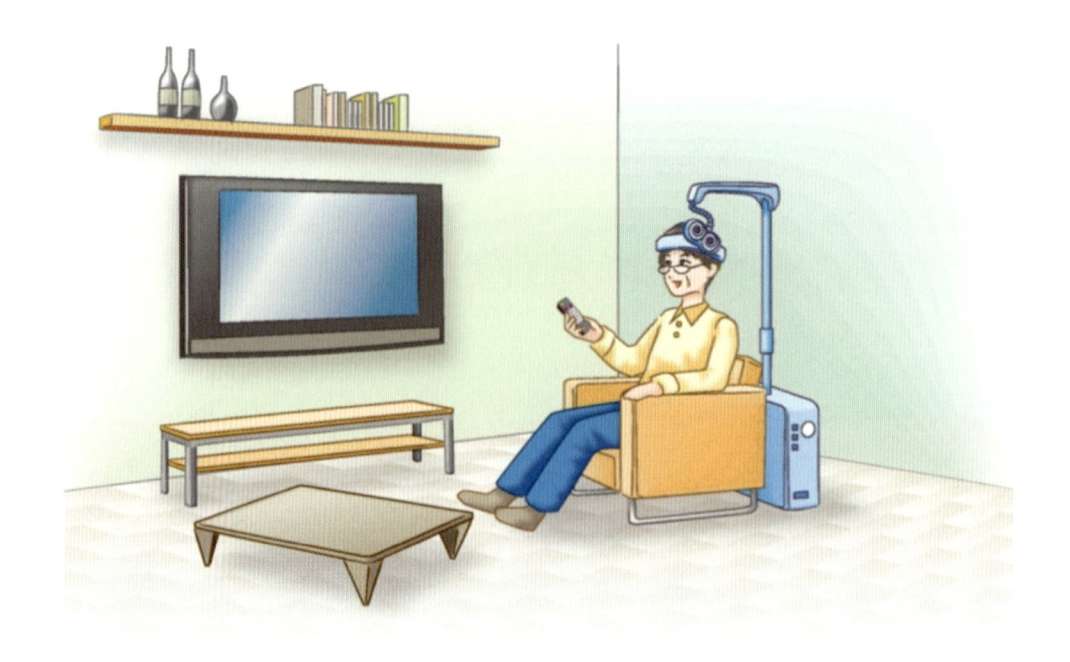

図2 | 難治性疼痛に対する在宅 rTMS 療法 （大阪大学大学院医学系研究科齋藤洋一氏提供）

能力の回復には運動野の活性が重要であることから，リハビリテーション前に運動野の活動を上昇させ，リハビリテーションの効果を最大限引き出すための preconditioning として rTMS が使用されている[16]．片麻痺患者の健側皮質には低頻度 rTMS を行い健側から患側への抑制を弱め，患側には高頻度 rTMS を実施し皮質の活動性を高めてからリハビリテーションを行うことが機能回復に有効であると報告されている[17]．一方，脳卒中後嚥下障害に対しては健側皮質の活動性を高める方が良いと報告されている[18]．

### 🗐 参考文献

1) Merton P, Morton H. Stimulation of the cerebral cortex in the intact human subject. Nature. 1980; 285: 227.
2) Barker AT, Jalinous R, Freeston IL. Non-invasive magnetic stimulation of human motor cortex. The Lancet. 1985; 325: 1106-7.
3) 中村元昭. 反復性経頭蓋磁気刺激法によるうつ病治療. 精神神経学雑誌. 2012; 114: 1231-49.
4) Ueno S, Tashiro T, Harada K. Localized stimulation of neural tissues in the brain by means of a paired configuration of time-varying magnetic fields. J Appl Phys. 1988; 64: 5862-4.
5) Shimizu T, Hosomi K, Maruo T, et al. Efficacy of deep rTMS for neuropathic pain in the lower limb: a randomized, double-blind crossover trial of an H-coil and figure-8 coil. J Neurosurg. 2017; 127: 1172-80.
6) Hamdy S, Aziz Q, Rothwell JC, et al. The cortical topography of human swallowing musculature in health and disease. Nat Med. 1996; 2: 1217-24.
7) Pascual-Leone A, Valls-Solé J, Wassermann EM, et al. Responses to rapid-rate transcranial magnetic stimulation of the human motor cortex. Brain. 1994; 117: 847-58.
8) Tsubokawa T, Katayama Y, Yamamoto T, et al. In: Advances in Stereotactic and Functional Neurosurgery 9. Springer; 1991. p.137-9.
9) Hosomi K, Saitoh Y, Kishima H, et al. Electrical stimulation of primary motor cortex within the central sulcus for intractable neuropathic pain. Clin Neurophysiol. 2008; 119: 993-1001.
10) Hosomi K, Shimokawa T, Ikoma K, et al. Daily repetitive transcranial magnetic stimulation of primary motor cortex for neuropathic pain: a randomized, multicenter, double-blind, crossover, sham-controlled trial. Pain. 2013; 154: 1065-72.

JCOPY 498-32834

11) Hosomi K, Seymour B, Saitoh Y. Modulating the pain network—neurostimulation for central post-stroke pain. Nat Rev Neurol. 2015; 11: 290.

12) Jenkins I, Fernandez W, Playford ED, et al. Impaired activation of the supplementary motor area in Parkinson's disease is reversed when akinesia is treated with apomorphine. Ann Neurol. 1992; 32: 749-57.

13) Hamada M, Ugawa Y, Tsuji S. High-frequency rTMS over the supplementary motor area for treatment of Parkinson's disease. Mov Disord. 2008; 23: 1524-31.

14) Yokoe M, Mano T, Maruo T, et al. The optimal stimulation site for high-frequency repetitive transcranial magnetic stimulation in Parkinson's disease: A double-blind crossover pilot study. J Clin Neurosci. 2018; 47: 72-8.

15) Fregni F, Pascual-Leone A. Technology insight: noninvasive brain stimulation in neurology—perspectives on the therapeutic potential of rTMS and tDCS. Nat Rev Neurol. 2007; 3: 383.

16) 安保雅博. rTMS 治療とリハビリテーション. 臨床神経学. 2013; 53: 1264-6.

17) Sasaki N, Kakuda W, Abo M. Bilateral high-and low-frequency rTMS in acute stroke patients with hemiparesis: a comparative study with unilateral high-frequency rTMS. Brain Inj. 2014; 28: 1682-6.

18) Park JW, Oh JC, Lee JW, et al. The effect of 5 Hz high-frequency rTMS over contralesional pharyngeal motor cortex in post-stroke oropharyngeal dysphagia: a randomized controlled study. Neurogastroenterol Motil. 2013; 25: 324.

〈橋本洋章　齋藤洋一　貴島晴彦〉

# 索　引

ここが知りたい
定位脳手術・電気刺激療法 Q & A　　ⓒ

発　行　2019 年 4 月 15 日　　初版 1 刷

編著者　伊達　　勲

発行者　株式会社　中外医学社
　　　　代表取締役　青木　　滋

　　　〒162-0805　東京都新宿区矢来町 62
　　　電　　話　　03-3268-2701(代)
　　　振替口座　　00190-1-98814 番

印刷・製本／三報社印刷（株）　　　　　〈MS・YT〉
ISBN978-4-498-32834-1　　　　　　Printed in Japan